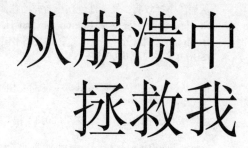

从崩溃中
拯救我

复杂性创伤患者
与治疗师的技能手册

[荷] 苏塞特·波恩
(Suzette Boon)

[美] 史嘉思　　　[荷] 夏安诺
(Kathy Steele)　　(Onno van der Hart)

/ 著

胡素芳 / 译　祝卓宏 / 审订

 中国出版集团有限公司

 世界图书出版公司
北京　广州　上海　西安

图书在版编目（CIP）数据

从崩溃中拯救我：复杂性创伤患者与治疗师的技能手册 / （美）史嘉思（Kathy Steele），（荷）夏安诺（Onno van der Hart），（荷）苏塞特·波恩（Suzette Boon）著；胡素芳译 . — 北京：世界图书出版有限公司北京分公司，2023.5
ISBN 978-7-5232-0200-5

I. ①从… II. ①史… ②夏… ③苏… ④胡… III. ①精神疗法 – 手册 IV. ① R749.055-62

中国版本图书馆 CIP 数据核字（2023）第 026231 号

Coping With Trauma-related Dissociation: Skills Training for Patients and Therapists By Suzette Boon, Kathy Steele and Onno Van Der Hart
Copyright ©2011 by Suzette Boon, Kathy Steele and Onno Van Der Hart
Simplified Chinese edition copyright ©2023 by East Babel (Beiing) Culture Media Co. Ltd (Babel Books)
Published by arrangement with W. W. Norton & Company, Inc. Through Bardon-Chinese Media Agency.
All rights reserved.

书　　名	从崩溃中拯救我：复杂性创伤患者与治疗师的技能手册 CONG BENGKUI ZHONG ZHENGJIU WO: FUZAXING CHUANGSHANG HUANZHE YU ZHILIAOSHI DE JINENG SHOUCE
著　　者	［荷］苏塞特·波恩　［美］史嘉思　［荷］夏安诺
译　　者	胡素芳
审　　订	祝卓宏
责任编辑	余守斌
特约编辑	商亦聪　赵昕培
特约策划	巴别塔文化
出版发行	世界图书出版有限公司北京分公司
地　　址	北京市东城区朝内大街137号
邮　　编	100010
电　　话	010-64038355（发行）　64033507（总编室）
网　　址	http://www.wpcbj.com.cn
邮　　箱	wpcbjst@vip.163.com
销　　售	各地新华书店
印　　刷	天津画中画印刷有限公司
开　　本	880mm×1230mm　1/32
印　　张	14.25
字　　数	330千字
版　　次	2023年5月第1版
印　　次	2023年5月第1次印刷
版权登记	01-2022-5132
国际书号	ISBN 978-7-5232-0200-5
定　　价	78.00元

如有质量或印装问题，请拨打售后服务电话010-82838515

致

我们的患者，他们教会了我们很多，他们是本书真正的灵感来源。

CONTENTS 目录

第一部分

分离以及创伤导致的障碍

001

解决问题的第一步是发现问题、认识问题。

团体技能训练指南

本章为团体训练师提供课程设置指南。在心理健康专业人员带领下，以课程的形式帮助分离障碍患者学习和训练技能，助力治愈。

前　言

本书是第一本专门为患有复杂成长性创伤障碍的患者开发的手册，其中包括分离性身份障碍（Dissociative Identity Disorder，简称DID）以及其他未特定的分离障碍（Dissociative Disorder Not Otherwise Specified，简称DDNOS）等。复杂性分离障碍的治疗已获得了越来越多的认可，因为这些诊断已在众多人群中得到验证，并且基于专家临床共识的治疗和方法也已显示出一致且显著的前景［治疗指南请参阅国际创伤与解离研究协会（International Society for the Study of Trauma and Dissociation，简称ISSTD），2011］。迄今为止的研究表明，虽然在方法上存在缺陷，但分离障碍患者确实能受益于"特别关注病态分离"的治疗，2/3的患者在一系列症状［包括分离、焦虑、抑郁、一般的郁闷和创伤后应激障碍（PTSD）］方面表现出改善（Brand，Classen，McNary，& Zaveri，2009，第652页）。实证验证这些治疗的初步工作已显示出积极的结果（Brand，Classen，Lanius et al.，2009），并且进一步的研究也在进行中。

从20世纪90年代开始出现针对受创伤者和其他心理治疗患者的技能训练书籍，但没有一本是专门针对复杂性分离障碍患者的。许多书籍中的特定理论方法或技术专注于解决与创伤相关的问题，但不是专门针对创伤问题的，因此成为治疗一般受创伤者的有益补充。有些书籍旨在作为个别治疗的辅助手段或供个人使用，而另一些则是为结构化的团体设计的。

这些有价值的手册涵盖了广泛的主题，包括安全感、情绪调节和情感恐惧症、社交恐惧症、成瘾症、自我伤害、抑郁、焦虑和人际关系问题。一些突出的疗法对许多创伤幸存者特别有用，其中包括：边缘人格的辩证行为疗法（Linehan, 1993）；同样也是针对边缘人格的情绪可预测性和问题解决的系统训练（systems training for emotional predictability and problem solving，简称STEPPS；Blum et al., 2008; Bos, Van Wel, Appelo, & Verbraak, 2010）；情感恐惧症的短期心理动力学疗法（McCullough et al., 2003）；以及基于正念和心智化（mentalization）的治疗，例如接纳承诺疗法（acceptance and commitment therapy，简称ACT；Follette & Pistorello, 2007）。

最近十年来出现了专门针对创伤治疗的手册，其中一些已经得到了经验验证。部分手册是针对PTSD的，主要基于认知行为疗法（cognitive-behavioral therapy，简称CBT）和延时暴露疗法（prolonged exposure；如 Rothbaum, Foa, & Hembree, 2007; Williams & Poijula, 2002）。另一部分PTSD手册将CBT与其他方式结合，这些方式包括情绪调节［如创伤适应性恢复团体教育和治疗（trauma adaptive recovery group education and therapy，简称TARGET；例如，Ford & Russo, 2006）；Wolfsdorf & Zlotnick, 2001; Zlotnick et al., 1997］、创伤和成瘾症的人际关系和案例管理［《寻求安全感》（Seeking Safety），Najavits, 2002］，以及折衷（eclectic）的方法［《超越生存》（Beyond Survival），Vermilyea, 2007］。克洛特、科恩和克嫩首先根据CBT和依恋－人际－客体关系专门针对儿童期受虐的成年幸存者的复杂PTSD开发了心理治疗手册（Cloitre, Cohen, Koenen, 2006）。在荷兰，针对

复杂PTSD的稳定课程 "Vroeger & Verder"[1]也已发布（Dorrepaal, Thomaes, & Draijer, 2008），该课程改编自兹洛特尼克（C. Zlotnick）等人的原始手册，并带有一些附加材料。

一些侧重于创伤的手册针对创伤记忆的治疗，但专家的共识表明，患有复杂性分离障碍的患者处于不稳定状态的风险很高，让他们过早暴露于创伤记忆可能会得不偿失。这些患者中的绝大多数需要很长一段时间的稳定和技能培养才能成功地忍受并整合创伤记忆。事实上，对于长期受创伤个体（包括DID或DDNOS患者）的治疗，临床普遍共识是分阶段进行个体化的门诊治疗，包括以下内容：(1)稳定、减轻症状以及技能训练；(2)针对创伤记忆的治疗；(3)人格整合和治愈（Boon & Van der Hart, 1991; Brown, Scheflin, & Hammond, 1998; Chu, 1998; Courtois, 1999; Herman, 1992; ISSTD, 2011; Kluft, 1999; Steele & Van der Hart, 2009; Steele, Van der Hart, & Nijenhuis, 2001, 2005; Van der Hart, Van der Kolk, & Boon, 1998; Van der Hart, Nijenhuis, & Steele, 2006）。

在DID和DDNOS的治疗指南（ISSTD, 2011）以及该领域专家的其他出版物中，都有关于治疗方法的优质概述（例如：Kluft & Fine, 1993; Kluft, 1999, 2006; Putnam, 1989, 1997; Ross, 1989, 1997; Steele & Van der Hart, 2009; Van der Hart, Nijenhuis, & Steele, 2006）。这些出版物还提供了具体的干预措施。尽管如此，治疗师仍然需要从分离障碍领域的文献以及丰富的口头传统中挑选出大量特定的基于第1阶段（Phase I）技能的技术，这使得任何特定的治疗都取决于治疗师的创造力和对文献的熟悉程度。在本手册中，我们尝试为患者及其治疗师收集基本的第1阶段稳定技术，专门用于解决导致并维持许多症状的分离问题。这些技能包括心智化，正念，情绪和冲动调节，内在的共情、沟通、协作，培养内在安全感，以及认知、情感

1　荷兰语，大意为 "过去与前方"。——编注

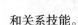

和关系技能。

本手册的作者在治疗DID或DDNOS患者上都有大约30年的临床经验，本书的核心内容就是他们以及许多其他同事（均为本领域的先驱）的出色的基础工作。众所周知，临床创新来自临床医生，而非研究人员（Westen，Novotny, & Thompson-Brenner, 2004），在对复杂性分离障碍的治疗进行足够的随机对照研究之前，我们依赖这种来之不易的临床智慧。本手册首次提供了一个可操作的治疗方案，该方案需要由那些已被排除在其他创伤治疗研究之外的人群进行经验验证，他们也是对此最有需求的人群。

技能训练手册的制作

本手册的一部分基于荷兰过去十年针对DID患者的门诊日间治疗计划的持续学习经验。这些日间计划通常在一周内每天进行半天到一天，它们包括辅助疗法，例如艺术疗法和运动疗法。这使得它们与边缘型人格障碍相关的更多以认知为导向的课程有所不同。事实证明，在治疗早期，这些治疗计划的非语言、体验性的内容对许多患有复杂性分离障碍的患者来说尤其不稳定。这些方式可以重新激活创伤记忆和分离部分，从而导致整个人的人格分裂，尤其是当内在体验的恐惧感仍然强烈时。这些困难促使本书作者之一（波恩）开发了一个有手册指导的课程，该课程与辩证行为疗法（Linehan, 1993）和STEPPS（Blum et al., 2008; Bos et al., 2010）等技能训练相比持续时间比较有限，但它是专为患有复杂性分离障碍的患者设计的。

伊西·多雷帕尔（Ethy Dorrepaal）、凯瑟琳·托马斯（Kathleen Thomaes）和内尔·德赖耶（Nel Draijer）开发了针对复杂PTSD患者的受到经验验证的荷兰语稳定课程（Dorrepaal, Thomaes, & Draijer, 2006, 2008），该课程是本书最重要的已发表的灵感来源。作为研究的一部分，作者之一（波恩）于2005年领导了一个针对复杂PTSD患者的团体，该团体使用本荷兰语手册的早期未出版版本*Vroeger en Verder*（Dorrepaal, Thomaes, & Draijer, 2006,
2008），并且结果显著。然而其中并不包括患有复杂性分离障碍（DID和
DDNOS亚型1）的患者，这进一步激发了他制作专门针对分离障碍的手册
的努力。复杂PTSD团体的成功经验是第一作者（波恩）为复杂性分离障碍
患者制作手册的动力。

　　本手册的格式与*Vroeger & Verder*（Dorrepaal, Thomaes, & Draijer,
2008）和STEPPS边缘型人格障碍情绪调节手册（Blum, Pfohl, St. John, &
Black, 1992）类似，并在部分主题上有重合；它与其他创伤相关技能手册也
有一些相似之处（Cloitre, Koenen, & Cohen, 2006; Harris, 1998; Najavits,
2001）。本手册的独特之处在于，它强调了分离障碍患者和治疗师应如何
有效处理潜在分离人格组织，这也是应对许多众所周知的长期创伤症状的
重要组成部分。

　　在过去6年中，包括作者之一（波恩）在内的几位临床专家使用早期版
本的手册在荷兰、（最近在）挪威和芬兰领导了技能训练团体，从而提出了
进一步的建议来改进手册。最终，在过去3年中，作者们密切协作对手册进
行了完善和扩充。我们咨询了许多其他同事和一些患者，以期获得广泛的
反馈和建议。

　　尽管本手册原本是作为一种结构化的基于技能的群体治疗而制作的，
但我们很快意识到，它也可以在个别治疗中成为患者宝贵的辅助工具，并
可以用作治疗师的手册。因此，本手册可用于团体或个人目的。虽然本
手册是专门为复杂性分离障碍患者制作的，但其中大部分内容也与复杂
PTSD和创伤相关人格障碍的患者高度相关。

　　部分使用本手册作为对患者进行个别治疗的治疗师应注意，第34章
"入门课安排"和第35章"告别课安排"仅供团体使用。

　　此处提醒所有临床医生和患者，本手册绝不能代替分离障碍的综合治
疗，也不能代替治疗复杂性分离障碍的正规训练和监督。我们强烈建议

任何使用本手册的人去了解最新的国际创伤与解离研究协会针对DID和DDNOS的治疗指南（ISSTD，2011）。

有关治疗分离障碍的更多信息，请访问国际创伤与分离研究协会的网站http://www.isst-d.org或欧洲创伤及分离研究学会（European Society for Trauma and Dissociation）的网站http://www.estd.org。

致患者的密语

　　这些话只有我们知道，谁也别说出去：如果几年前有人向我提供这本书，我会尖叫着逃跑——就算没有这么明显地表现出来，我的心里肯定也是这么想的。我承认这并非最好的反应，但是，嘿，当时我没做出应有的反应是很正常的。那时，我感觉自己一直在推着一辆装满青蛙的独轮手推车沿着崎岖蜿蜒的道路前进。青蛙不会老实地待着不动，每当我在路上遇到颠簸或坑洼时，它们都会在轻微移动时发出呱呱声，还会使独轮车危险地倾斜。通常保持这辆独轮手推车直立并继续沿路行驶需要的力量比我想象的要多得多。

　　然而，最糟糕的是，我没有看到其他人在如此特殊的负载下挣扎。我为我的独轮手推车感到羞耻，并尽力确保没有人会注意到它。毕竟，如果有人问我怎么会有这么多青蛙，我该怎么回答？老实说，几乎大多数青蛙我都不认识。我认为它们是绿色的怪物，认为它们不过是我必须承担的负担。我甚至不知道它们中的一些是如何或何时或为什么爬上我的独轮手推车的。

　　然后有一天，当我遇到路上最大、最深的坑洼时，我意识到自己没法再独自完成这件事，我需要别人的帮助才能让独轮手推车在这段路上保持直立。敢于寻求帮助需要很大的勇气和极大的信任——信任那个人，但更重要的是，真正信任我自己。我需要相信我可以寻求这样的帮助，如果有人注视我的那些青蛙，我也不会无助地崩溃，并且我们会一起找到克服、穿越或超越最大障碍的方法。

信任是本书的一个重要主题。你会一遍又一遍地读到它，你和你的全身心都必须学会相互依赖，与你可以依赖的人联系很重要，你要确信治疗师是来支持你的。当然，拥有或感受到这样的信任并不容易。然而，这也许是你能从这本书中学到的最重要（也是最美好）的一课：有些人是你可以信任的，你值得让他们看到。

本书作者就是这样的人。当你阅读他们所写的内容时，你会发现他们是在关心你的最大利益。他们拥有可以帮助你的知识、经验和共情技能。我之所以知道这一点，是因为我已经完成了本书中的每个练习，作为我自己课程的一部分。这本书的作者们知道他们在说什么。当我回顾自己因为受书中讨论的主题的影响而苦苦挣扎的这些年时，我只能说他们所写的是真实的。而且，更重要的是，他们所写的对我有帮助，而且帮助非常大。

我现在知道我的青蛙是什么了。无论从前是什么，它们已经从绿色怪物变成了亲爱的绿色朋友。当我想让它们坐下来时，它们会静静地坐着——如果有时这条路再次变得有些危险，它们也会非常愿意伸出援手并帮我推车。顺便说一下，它们的数量已经大大减少了，不过这似乎也不再重要。总之，无论如何，我的负担都已经变得更容易承载了。

为了达到这一点，我不得不学习许多新技能。这些技能都包含在本书中。当然，这本书不是我写的，但尽管如此，我感觉这本书就像是在写我。如果有人在我治疗之初把这本书推荐给我，这可能正是我会逃跑的原因：它一针见血地陈述了我不想说出来的、揭示了我不想看到的。正如我上面所说，当时我没做出应有的反应，是很正常的。凭着事后诸葛亮的智慧，我现在会双手接受它了。

如果这真的是属于我的书，我会把它献给我的治疗师——因为她教我如何信任她，也因为她对我的信任。然而，这本书不仅属于我，也属于你和你的治疗师。现在你需要做的就是深呼吸，翻页，然后开始跟进。相信你自己，相信你的全身心，相信你的治疗师。

我知道你可以。我相信你。

约兰达·特雷弗(Jolanda Treffers)

给患者的导言

本手册是为那些正在与复杂创伤导致的分离障碍，即分离性身份障碍（DID）和其他未特定的分离障碍（DDNOS，亚型1）作斗争的人写的。这些障碍经常被公众误解，而且关于治疗的出版物也主要是心理健康专业人士写的。除了治疗师提供的帮助之外，患者几乎找不到其他可靠且实用的帮助。许多人都是在心理健康系统中度过多年后，核心的分离问题才被识别和治疗。本手册将为你提供在第一治疗阶段中针对分离问题的实用解决方案。我们用基本语言解释分离障碍以及创伤导致的其他症状，帮助你理解并理性地处理自己的分离障碍。你能从本手册中将了解到有助于从分离和创伤中治愈的基本思想和主题，还能学到有助于你管理日常生活的实用技能。

我们强烈建议你仅在个体治疗过程中或在由训练有素的临床医生管理的结构化技能训练团体中使用本手册，以便充分利用你的经验并获得足够的支持。尽管某些内容可能会有所帮助，但如果不是在接受专业治疗，本手册不适合自行使用。本手册也可能对那些希望更有效地理解和支持你的亲人有所帮助。

本书的每一章都包含一个与创伤和分离相关的教育主题，以及帮助你更有效地应对分离和创伤导致的其他问题的策略。每个主题都包含家庭作业,以帮助你练习新技能。如果你不参与团体,只是在个体治疗中使用本手册,你可以跳过每章开头的课题以及整个第八部分(第33～35章),这些内容都侧重于团体参与。

某些主题看似与你无关,不过你可能会在这些章节中找到一些有用的提示,因此我们鼓励你在决定跳过这些章节之前,至少先读一读这些主题。此时有些主题对你来说可能容易使人崩溃或为时过早,那也无妨,只需跳过这些章节并继续阅读适合你的章节即可。

一定要练习家庭作业,并根据自己的需要进行修改。阅读手册可能会有所帮助,但它不能代替能使你获得新技能的持续实践。确保在使用手册时与你的治疗师协作。

使用本手册时一定要把握好自己的节奏。不论何时,如果你开始感到崩溃,只需停下来进行接地(grounding)练习,专注于当下,并在需要时咨询你的治疗师即可。一方面,治愈需要时间,而过分逼迫自己实际上会减慢你的进步;另一方面,完全不督促自己去克服痛苦的问题或练习新技能也会减慢治愈速度。找到适合自己的步调,如果有需要,可以让你的治疗师帮助你分析什么时候该推进、什么时候该放慢。

参与本手册中的任何练习都是自愿的。我们尽力尝试使练习适合各种类型的人群,但当然,并非所有练习都对你有帮助,而且并非所有练习都适合你个人。尽管分离障碍患者有很多共同点,但他们也有很多不同之处。如果你可以尽可能多地进行练习,你就能从课程中获得最大的收益,但你也应该了解什么对你有帮助,什么对你没有帮助。出于对自己有益,你可以随意修改练习、提出一些你个人定制的练习,或者以其他方式寻求你治疗师的帮助,以便能更好地练习本手册中的各种技能。

在整个手册中,你会经常被问到在完成作业时是否遇到任何困难。意识到障碍的存在是克服它们的第一步。你必须向你的私人治疗师告知这些困难以获得进一步的帮助和支持。

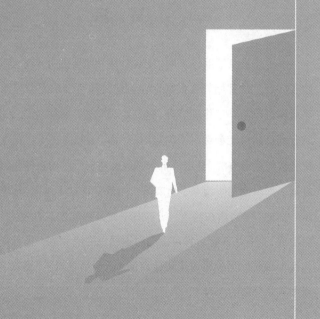

第一部分

分离以及创伤导致的障碍

"我的混乱、崩溃与痛苦——它们从何而来?"
解决问题的第一步是发现问题、认识问题。

第1章 "分离"是什么

导 言

本手册重点帮助你了解、应对分离和主要的分离障碍，以及相关的体验和问题。从开始就要根据你在给定时间可以承受的程度来调整学习本手册和进行治疗工作的节奏，这一点很重要。你可能会发现，专注于自己的分离症状可能会暂时增加焦虑；然而，了解内在正在发生的事情并学习更有效的应对方法，这也将很快帮助你对自己的内在体验感到更加放松和舒适。如果你在阅读本手册的某个时候变得过于焦虑，请停下来去练习本章后面的"学会活在当下"或本书中的其他练习，这些练习将帮助你变得更冷静、更有临在感。你可以随时返回以完成章节。你首先要学习的是如何保持现状。当你练习了所建议的"学会活在当下"练习，就可以阅读本章中有关分离的内容了。

学会活在当下

活在当下，了解周围环境和自己，这对于学习、成长和从分离障碍中治愈至关重要。从你活在当下的那一刻，过去就被你甩在身后了。因此，在介绍其他主题之前,我们先做一个练习来帮助你专注于活在当下,因为它是你在学习本手册和进行治疗的过程中所做的所有工作的基础,而且我们知道,当你有分离障碍时可能很难做到活在当下。

分离障碍患者会遇到许多干扰他们活在当下的问题。当你处于压力之下或面临痛苦的矛盾或情绪强烈时,你可能有多种方法从当下开始重新治疗以避免这些情况。虽然暂时退缩可能会感觉更好,但从长远来看,你会越来越回避活在当下,这会使你的问题变得更糟糕。

有时你可能会感到空虚、迷茫或稀里糊涂。你可能在不知不觉中就失去了与当下的牢固联系,然后才意识到你并没有完全活在当下。也许你会被过去的消极形象、感觉或想法所吞没,或者对未来太过担忧以至于全神贯注于自己对未来的想法而没有意识到当下。你可能有时会意识到自己的行为,就好像作为一个路人在观察自己,但又感觉完全无法自控——看起来就好像你既活在当下又没有活在当下!此外,一些复杂性分离障碍的患者会失去时间概念,也就是说,他们无法解释当下很长一段时间内发生的事情。有些人可能会"昏昏欲睡"一段时间而什么都意识不到;另一些人则在感到生活压力太大时会退回到幻想或白日梦中。

以下集中练习可以帮助你将注意力集中在此时此地。你可以开始通过学习来阻止自己精神恍惚,并最终通过学习保持现状来克服大部分的分离症状。请记得衡量以下练习是否对你有帮助,如果没有,请停止练习或对其进行修改。

练习:学会活在当下

注意你在房间里看到的三个物体,并仔细观察它们的细节(形状、颜色、质地、大小等)。不要让自己匆忙完成这部分练习,让眼睛停留在每个物体上,大声说出物体的三个特征,例如:"它是蓝色的。它很大。它是圆形的。"

注意你现在听到的三种声音（房间内或房间外）。注意它们的特征。它们是响亮的还是柔和的？持续的还是断断续续的？愉快的还是不愉快的？再次大声说出声音的三个特征，例如："声音很大，刺耳，绝对令人不快。"

现在触摸你附近的三个物体，并大声向自己描述它们给你的感觉，例如：粗糙或光滑、寒冷或温暖、坚硬或柔软等。

回到你选择用眼睛观察的三个物体上。当你注意到它们时，专注于此时此地你与这些物体在当下在这个房间里的事实；接着，注意那三个声音，并专注于你在这个房间里听到这些声音的事实；最后，对你触摸过的三个物体做同样的事情。你可以通过重复几次来扩展这个练习，每种感觉三个物体，然后每种感觉两个，然后每种感觉一个，然后再增加到每种感觉三个。你还可以添加新的物体来保持练习的新鲜感。

例 子

视线：环顾房间，寻找可以提醒你身处当下的事物（甚至某人），例如，你喜欢的一件衣服，特定的颜色，形状或质地，墙上的图片，一个小物件，一本书。大声为物体命名。

声音：利用周围的声音来帮助你真正专注于此时此地。例如聆听周围的日常噪声：暖气、空调或冰箱的运转，人们说话，开门或关门，交通声，鸟鸣，风扇吹动。你可以提醒自己："这些是我周围正常生活的声音。我很安全。我就在这里。"

味道：随身携带一小块味道宜人且浓郁的食物，例如含片、薄荷糖、硬糖或口香糖、一片水果（如橙子或香蕉）。如果你觉得没有临在感，就把

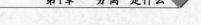

它塞进嘴里,专注于它在嘴里的味道和感觉,以帮助你更真切地体验此时此地。

气味:随身携带气味宜人的小东西,例如你最喜欢的洗手液、香水、须后水或芳香的水果(如橙子)。当你开始感到空虚或不太能感觉活在当下时,宜人的气味是对当下的有力提醒。

触摸:尝试以下一种或多种让你感觉良好的触摸练习。触摸你所坐的椅子或沙发,或是你的衣服,用手指感受它们,并特别注意织物的质地和重量;试着用你的脚推动地板,这样你就能真正感觉到地板在支撑你;双手合十,让压力和温暖提醒你,你就在此时此地;用力将舌头顶住上颚;将双臂交叉在胸前,指尖放在锁骨上,左右交替拍打胸口,提醒自己正活在当下且十分安全[蝴蝶抱(the butterfly hug);Artigas & Jarero, 2005]。

呼吸:我们呼吸的方式对于帮助我们感受活在当下也至关重要。当人们分离或意识飘忽时,他们的呼吸一般会非常浅而急促,或者屏息时间过长。花点时间放慢和调节你的呼吸。用鼻子吸气,慢慢数到三,憋气,然后用嘴呼气,慢慢数到三。这样做几次,同时注意你的呼吸方式。

关注是否有方法能让你真真切切地感受到立足于当下。

了解分离

在接下来的内容中,你将了解从过去的创伤发展而来的分离。这一概念基于多年的仔细观察和研究(Boon, 1997;Boon & Draijer, 1993;Van der Hart & Boon, 1997;Van der Hart, Nijenhuis, & Steele, 2006),包括对关于这一主题最早的19世纪文献的历史性研究,以及20世纪后期的分离障碍相关文献先驱者的经验教训(例如,Braun, 1986;Chu, 1998;Horevitz & Loewenstein, 1994;Kluft, 1985;Kluft & Fine, 1993;Loewenstein, 1991;

Michelson & Ray, 1996；Putnam, 1989, 1997；Ross, 1989, 1997）。**分离**（dissociation）是一个能用于表示许多不同症状的词语，有时，不同专业人士对其会有不同的理解。我们将从解释整合（integration）开始，这也是你为之努力的主要目标。

整　合

要理解分离，首先了解一下它的对立面——**整合**，这会很有帮助。在分离障碍的背景下，整合可以被理解为将人格的所有不同方面（包括我们的自我意识）组织成一个统一的整体，以有凝聚力的方式运作。

我们每个人生来就倾向于将自己的体验整合成连贯的、完整的生活史，并对自己是谁有一种稳定的感受。即使我们正在回忆过去或思考未来，我们的整合能力也能帮助我们区分过去和现在，让自己活在当下。整合能力还可以帮助我们培养自我意识。随着我们的成长，我们的情感和身体环境越安全，我们就越能够进一步发展和加强这种整合能力。

我们每个人都会发展出典型而持久的思维、感觉、行为和感知方式，这些方式统称为我们的**人格**（personality）。当然，人格不是可以看到的"东西"，也不是活着的和能呼吸的"生物"，它更像是一个简写的术语，将我们独有的特征反应描述为复杂的、有生命的系统。通常，人们以一种协调的方式运作，以便在反应模式之间平稳过渡，调整和适应不同的情况，就像在开车时换挡一样。他们可以从家里去公司上班，同时自然地转变他们的思维、感觉、决策和行动，但仍能体验到自己是同一个人。从这个意义上说，我们的人格是稳定且可预测的。然而，为了能在生活中获得最大收益，我们在学习和体验更多事物时总是会巧妙地改变、调整、适应和重组我们的人格。从这个意义上说，我们的人格又是灵活的。

自我意识

在我们的发展过程中,我们逐渐学会将自己的生活体验与自我意识联系起来。然后,我们就能对自己是谁有相当清晰的知觉(perception),我们可以将这些体验作为自传的一个组成部分放在我们的"生活史"中。我们每个人都有一种自我意识,它是人格的一部分,并且在我们的整个发展过程中和不同情况下都应该保持一致:"我就是我,我是我自己,作为一个孩子,作为一个青少年,作为一个成年人,作为一名家长,作为一名工作者。我就是我,在美好的、困难的和崩溃的环境中的都是我自己。这些情况和体验都属于我。我的思想、行为、情绪、感觉和记忆——无论多么愉快或不愉快——都属于我。"

分 离

分离是整合的主要的失败产物,它干扰并改变了我们的自我意识和人格。如果受到创伤,我们的整合能力可能会长期受损。当我们极度疲倦、压力大或病重时,整合也可能会被打断或受到限制,但在这些情况下,中断是暂时的。童年的创伤会严重阻碍我们将自身体验整合到一个连贯的、完整的生活史中的能力,因为儿童的整合能力比成人要有限得多,而且仍在发展中。

当然,并非所有整合失败都会导致分离。整合失败是连续的。分离涉及一种同时拥有体验又没有体验的并存:虽然你的一部分拥有体验,但你的另一部分没有。因此,分离障碍患者不会感到整合,而是感到支离破碎,因为他们有记忆、思想、感觉、行为等,但他们觉得这些记忆、思想、感觉、行为等都是非典型的且陌生的,就好像这些不属于他们自己一样。他们的人格无法从一种反应模式平稳地"换挡"到另一种反应模式;相反,他们的自我意识和持久的反应模式会因情况而异，而且在采用新的应对方式时也并没有发挥太大作用。他们会体验到不止一种自我意识，而且他们体验不到这些自我意识是（完全）属于同一个人的。

人格的分离部分

这些分裂的自我意识和反应模式被称为**人格的分离部分**。就好像一种自我意识与另一种自我意识之间、一组反应模式与另一组反应模式之间缺乏足够的联结或心理联系。例如，一位分离障碍患者有这样的体验——她觉得自己有一些不属于自己的童年痛苦记忆："我没有那些糟糕的体验；我不是那个小女孩。她很恐惧，但不是我的恐惧；她很无助，但不是我的无助。"这种意识的缺乏、这种"不属于我"的体验正是分离障碍的本质。

人格或自我的每个分离部分的功能各异，可能有的极其有限，有的又相当复杂。后者在分离性身份障碍的情况下尤其如此，关于DID将在第3章中进行更详细的解释。分离有多种形式，我们将在下一章有关症状的章节中讨论。许多分离症状在分离障碍患者中很常见，但每个人也可能有自己独特的关于分离的主观体验。

长期分离的起源

当一个人的某种体验在当时太具有威胁性或令人崩溃，以至于他无法完全整合它时，分离通常就会出现，尤其是在缺乏足够的情感支持的情况下。人格或自我部分之间的长期分离可能成为那些体验过童年早期创伤的人的"生存策略"。在某种程度上，分离能让一个人持续避免因现在和过去的各种压力极大的体验而崩溃，从而使他尝试维持正常生活。但不幸的是，分离也能使人的一个或多个部分"陷入"未解决的体验中，而别的部分则会永远试图回避这些未整合的体验。

重要的是要知道,在理解和应对分离的过程中,你不需要立即关注痛苦的过去,相反,你的第一个目标应该是理解自己的分离方面,学习更有效地处理它们,这样你才能在日常生活中感觉更好。你只有在学会应对当下的外部世界和内在世界之后,才能去解决过去的问题。

生物、社会和环境因素都会使人们更容易遭受分离。有些人可能有分离的生物学倾向,或者他们的大脑可能有器质性问题,这使他们通常更难整合体验。与成年人相比,幼儿整合创伤体验的能力较低,因为他们的大脑还不够成熟,无法这样做。他们的自我意识和人格还没有很强的凝聚力,因此更容易发生分离。人们早就认识到,那些没有足够社会和情感支持的人更容易患上长期创伤相关的疾病,尤其是那些体验过长期儿童虐待和忽视的人。最后,许多家庭根本不懂如何妥善处理难解的感情和话题;因此,他们也无法帮助那些已经崩溃的孩子学习有效的情绪应对技能。我们需要这些技能来克服分离并解决创伤体验。你将在本手册中学习这些技能。

分离障碍

当人们的长期分离问题破坏他们的生活时,他们可能会被诊断出患有分离障碍。分离障碍有多种,但重要的是要知道这些种类也不能完全描述每一个个体;事实上,我们仍处在学习和理解分离的过程中。不过,人们普遍认同,主要的复杂性分离障碍通常出现在儿童时期,它们是儿童人格和自我意识整合中断的结果,其影响会持续到成年期。

目前,有两种诊断分类系统,它们在某种程度上彼此不同。一种是《精神疾病诊断与统计手册》(*Diagnostic and Statical Manual of Mental Disorders*,简称DSM),目前已出版第4版〔美国精神病学协会(APA),

1994〕，在本书出版时，该手册的第5版正在制作中[1]。该手册的每个新版本都包括基于心理健康领域进一步研究和其他发展的对心理诊断标准的修改。DSM是美国和许多其他国家或地区使用的主要分类系统。另一种分类系统由世界卫生组织（WHO）发布，称为《国际疾病分类》（*International Classification of Diseases*，简称ICD）。一些欧洲国家和其他国家主要使用ICD最新的第10版[2]（WHO，1992）。如果要考虑创伤导致障碍的连续性，其中PTSD是最基本的，并且会在任何年龄的创伤性事件之后出现，那么复杂的分离障碍就是对于创伤的一种更普遍的发展性适应，它起源于儿童时期，并且一直如影随形附在人身上。

本手册重点介绍两种特定的分离障碍：一种是分离性身份障碍，另一种是针对患者症状与DID相似但较轻的障碍的统称，称为其他未特定的分离障碍亚型1b（见附录A）。后一种分离障碍实际上包括寻求分离障碍治疗的大多数人。这两种障碍的核心困难是人格和自我的分离，其中分离的部分可能会控制行为或体验，或从内在影响人的行为或体验。当然，所有分离的部分构成了整个人的单一人格（ISSTD；Kluft，2006；Putnam，1989；Ross，1997；Van der Hart et al.，2006）。

如果你有问题或疑虑，应该与治疗师一起讨论你的诊断。请记住，诊断不是给你贴个标签告诉你你是谁，相反，它只是对广泛体验进行分类的方法，以便治疗师帮助你。大多数复杂性分离障碍患者首先会因其他症状（例如焦虑、恐慌、抑郁、饮食和睡眠困难、药物滥用、自我伤害、自杀倾向、躯体问题、假性癫痫和人际关系困难）而接受治疗。如果治疗师没有充分筛查潜在的分离障碍，那么这样的患者可能会花费大量时间接受治疗，并且症状也不一定会如愿缓解。通常，当这些问题或症状与潜在人格分裂的关系变得清晰时，它们就会得到解决，因为分离会维持这些症状使之不至

1　本书中文版出版时，DSM5已出版。——编注

2　本书中文版出版时，ICD已更新至第11版。——编注

于恶化,直到它们彻底得到解决。

本手册尝试为你提供实际帮助,让你能应对困扰着你的分离症状,而不是只专注于诊断。当然,诊断很重要,因为它为你和治疗师提供了一张地图,以便你获得适当的帮助。但是因为诊断标准会不时发生变化,甚至业界对这些标准也存在合理的分歧,所以可能最有用的是专注于什么能帮你解决那些影响你正常生活的分离,而不是过多地担心诊断。

进行本章开头的练习:学会活在当下。每天至少练习两次,每次几分钟。你可以尝试在起床后和睡觉前立即进行练习,也可以在白天的任何地方进行几分钟的此类练习。

家庭作业表1.1　对所学内容的反思

反思你在本章中读到的关于分离的内容。

1. 关注并写下可能符合和不符合你的体验的内容。

2. 关注并写下你想到的任何想法、情绪、顾虑、恐惧、问题或其他体验。

3. 关注你是否倾向于回避这个主题,如果是,你是如何回避的。

第2章　分离的症状

导　言

　　分离涉及多种症状，从轻微到严重，从暂时到长期。对于那些患有分离障碍的人，症状通常是长期的，并且至少在一定程度上干扰了他们的日常生活。一些分离症状不仅见于分离障碍，也见于其他精神障碍。专业人士一直在讨论哪些症状应被视为分离症状，哪些可能是其他更常见的症状，这些症状与每个人在某种程度上都体验过的意识和感觉的变化有关。在本章和下一章中，我们将描述分离最重要的症状。

身份或自我意识导致的问题

　　大多数患有分离障碍的人不会因为自己的身份或自我意识的问题而寻求治疗。相反，他们会因为其他问题（例如抑郁、焦虑、睡眠问题或人际关系问题）而寻求帮助。但他们也会出现一些看似奇怪和令人恐惧的症状，这些症状并不合理，这常常导致他们担心自己"疯了"。他们通常很少用语言来描述这些内在体验，除非被问到，否则他们可能不会分享这些内在体验，因为他们感到羞耻。事实上，这些症状通常与人格或自我的其他部分的否认行为有关。一旦人们了解了他们的分离症状,他们通常会开始感到更舒服。

分离的主要症状之一是不由自主的感觉,即一个人能意识到思想、感受、行为、记忆和事件等,但这些体验似乎并不属于他,也就是说这些体验具有"不属于我"的特质。有些人会感觉自己"不止一个人格",或者有不同的"声音"或身份,其中一些身份可能有它自己的姓名、年龄以及其他特征,且与他原来的自身身份的体验都不相同。

人格的每个分离部分都有可能发展出对自我、他人和世界的相对个体化的看法,通常会有与其他部分不同的想法、预测、感受和行为,即使可能非常有限。因此,患有分离障碍的人可能会对他们的真实身份、想法、感受、行为、愿望或体验感到非常困惑。**人格的分离部分实际上并不是在同一个身体中的独立身份或人格,而是单独的个体中尚未以平稳、协调和灵活的方式共同运作的部分。**在下一章中,我们将更详细地描述人格的分离部分。

人格的内在分裂可以表现为一系列症状,这些症状可以用"过少"或"过多"来描述。

体验过少:涉及明显功能丧失的分离症状

一些分离症状会导致某些功能或体验明显丧失,而从理论上来说,你本应该能够拥有这些功能或体验。因此,你的体验"过少"。例如,你可能患有遗忘症,即失去对重要事件或生活中的某些部分的记忆(记忆"过少")。或者,你可能突然似乎失去了一项原本是你生活中很自然的一部分技能或知识,例如开车或理财。通常,有分离障碍的人会描述自己突然无法感受到身体的情绪或感觉:他们在情绪上或身体上变得麻木了。这些损伤不是永久性的,也不是身体状况(例如痴呆症或神经系统问题)造成的。

它们是与你人格相当分离的其他部分的活动导致的。

这些损伤只是"表面上的",因为这些你无法获得的功能或体验实际上可能适用于你的另一部分。例如,虽然你可能不记得小时候的恐惧,但每当童年事件受到提醒而被触发记忆时,你的另一部分就会感到恐惧或害怕。你可以从这个例子中看到,虽然你可能体验过少(情绪麻木),但你的另一部分可能体验过多,例如产生一种崩溃的感觉。我们将在本章稍后讨论体验"过多"的症状。

分离性遗忘症(失忆)

每个人在3岁之前的大部分时间都会自然遗忘,这是大脑不成熟的缘故,人们可能不太记得上学前的几年发生的事情。当然,没有人记得发生在自己身上的一切,每个人都有一定程度的正常健忘和记忆扭曲。但一般来说,人们在上小学时应该对他们生活中的重大事件有相当一致的回忆,足以进行关于自己的流畅自述。

遗忘症的严重程度远远高于正常的健忘。它涉及严重的记忆问题,这些问题不是由疾病或极度疲劳、酒精或其他改变思维的物质抑或是正常遗忘引起的。遗忘症是持续的。患有分离障碍的人可能会回忆起事件的某些方面,但不会回忆起事件的其他重要部分。在某些情况下,某些事件的所有记忆都无法用于有意识地回忆。一些患有分离障碍的人将他们的记忆描述为"瑞士奶酪洞"、"雾蒙蒙的"或"充满了黑洞"。他们可能怀疑发生了什么事,甚至可能被其他人告知发生了什么事,但自己对事件完全没有记忆,甚至经常害怕去回想以前发生的某些事件。在发生正常生活事件的时间段内,人们可能会出现遗忘症,例如,一个人可能说他从五年级或9~12岁开始就无法记住任何事情。

人们可能不仅对过去有遗忘症,而且对现在也有遗忘症。这称为"时间迷失"（time loss），是DID的标志性症状。人们可能会发现自己在一个地方并且不知道自己是如何到达那里的；或者他们可能会说有几个小时甚至几天都不知道自己在做什么；或者他们发现自己显然做了一些事情（例如购物或去图书馆），但却不记得曾经这样做过；他们可能会遇到认识自己的人，但自己却不记得曾经见过那些人；有些人发现别人和他们谈论某个话题时，好像之前有过一些相关的对话，但他们不记得任何对话，而且对这个话题似乎也并不熟悉。

这些症状如果不是由于压力性注意力不集中引起的，那么就通常与这样一个事实有关：人格的一个部分正在进行被另一部分设置了限制的行为或者无意识行为。因此，有的部分去购物或去图书馆，而其他部分不知道这些行为，或者在更夸张的情况下，有的部分可能有自己的朋友而其他部分从未见过这些人。在DID情况下，频繁或长时间的时间迷失比在DDNOS情况下更常见。

时间扭曲

患有分离障碍的人通常有相关的时间扭曲（time distortion）问题（Van der Hart & Steele, 1997）。他们会体验到时间过得过慢或过快，也许过去的时间比他们想象的要长，也许一个小时看起来就像一整天。人格的某些部分常常对他们在空间和时间中的位置感到非常困惑，认为他们仍然在过去。

与你自己或你的身体间离或疏远（人格解体）

许多人在疲倦或有压力时通常会体验暂时的人格解体，这是许多精神障碍的常见症状。专业人士之间关于某些人格解体症状是否具有分离性或是否可以将它们更好地归类为其他类型的意识变化存在一些讨论（Boon & Draijer, 1993, 1995; Steele, Dorahy, Van der Hart, & Nijenhuis, 2009; Van der Hart et al., 2006）。本章的最后一段描述了这些意识的其他变化。

这种与自己疏远的感觉通常涉及人格的分离部分，例如，你的一部分可能会感到麻木、空白或迷茫，但另一部分可能会崩溃。或者你可能有从身体外部观察自己的体验，看到自己的另一部分在做事，就好像在观察别人一样。

一些患有分离障碍的人能够知道和回忆在某种情况下发生的事情，也就是说，他们没有遗忘症，但他们感觉这些事好像并没有真正发生在自己身上，就好像那只是他们看过的一部电影或一场梦境。或者他们可能知道这些事发生了，但他们没有意识到发生在自己身上，就好像他们正看着这些事发生在另一个人身上一样。通过这种方式，他们能够持续与崩溃的体验保持距离。与情绪脱节会使人们觉得自己好像只存在于"头脑中"，死气沉沉，或者像"被裹在棉花里"，又或者感觉自己存在于"纸板"或"一维空间"中。似乎他们并不真正活在当下，他们感到不真实，就像自己并不真正存在或无法控制自己的行为。有些人还说自己有一种处于自动驾驶状态或像机器人一样的感觉。

当患有分离障碍的人与自己的身体疏远时，他们可能会对身体疼痛不敏感或身体某些部位缺乏感觉。有些人说他们并不总是能正确地记录冷热，感觉不到自己是饿了还是累了，或者感到身体麻木。同样，通常情况下，自我的其他部分确实会感受到疼痛、饥饿或其他身体上的感觉。

人格解体有许多不同的症状，但在每种情况下，它似乎都是一种回避或试图调节崩溃的感觉或体验的方式。人格解体症状可能是暂时的或长期的。

与周围环境的间离或疏远（现实感丧失）

除了与自己疏远之外，你还可能有一种令人不安的体验，即周围的环境或周围的人看起来不真实。例如，你可能觉得自己的房子看起来不熟悉、奇怪或不真实，就好像正在参观别人的房子一样。或者一个你熟悉的人可能看起来很陌生。你可能会感觉世界不真实，就好像在梦境或戏剧中一样。有时，你周围的环境可能会显得朦胧、迷茫或遥远。人们的声音可能听起来很遥远，就像在一条长长的隧道里，即使他们其实近在咫尺；或者他们看起来很远，但其实他们就在你身旁。在患有分离障碍的人中，这些感觉陌生或不真实的症状至少在某些时候可能与生活在创伤时期的那部分人格有关，也就是说，他们混淆了当下和过去，因此不能体验真实或熟悉的当下。这些部分可能会影响你对现实的知觉，以至于可能会让你感到困惑。

体验过多：涉及侵入的分离症状

分离侵入是当一个分离部分侵入另一个部分的体验时产生的那些症状。侵入可能发生在任何体验领域：记忆、思想、感觉、知觉、想法、愿望、需求、运动或行为。这就是为什么这么多不同的症状都基于分离。

可能发生的分离侵入包括：对过去创伤性事件的回忆；"突如其来"的感觉、想法、冲动或行为；无法解释的疼痛或其他没有已知医学原因的感觉；一种被他人或其他超出自己可控范围的力量控制身体的感觉；听到有人在背后评论、争论、批评、哭泣或说话的声音；或其他不属于你的不和谐的内在体验。当一个分离部分进入你的意识，并且你起码知道你那个部分正在体验的某些方面时，这些体验就会产生。这些症状可能会时好时坏，具体取决于环境和你承受的压力。

至少在治疗刚开始时，你通常很难知道某个症状是否具有分离性，也就是说是否与人格的分离部分有关。花时间了解症状的起源和含义对你而言很重要。识别分离的一个困难就是人们有时无法描述他们的症状。无论是否分离，练习意识到并描述内在体验对你来说也很重要。这种意识会让你所有的体验更有意义，它会逐渐帮助你更有效地应对你的内在体验。本章末尾的家庭作业旨在帮助你更加了解并能够描述你的分离体验。

意识的其他变化

　　分离与意识的其他变化密切相关，这些变化在每个人中都很常见，也见于其他精神障碍，因此，它们并不是分离障碍所独有的。这些症状很容易因疲劳、疾病和压力、药物或酒精而产生，而且往往只是暂时的。这些症状包括：感觉自己不在当下；被排斥；非常容易忘事和忘记时间；无法集中注意力；过于专注一项活动（例如读书或看电影）以至于没有注意到周围发生的事情；白日做梦；富有想象力的沉迷；精神恍惚，包括"高速公路催眠"——驾驶太自动化以至于你不记得大部分的行程，有时会错过出口；时间扭曲；情绪低落。

　　这些症状从轻微到严重不等，可能只是恶化，也可能严重损害一个人的功能，而且可能是比较暂时的或比较长期的（Steele et al., 2009; Van der Hart et al., 2006）。除了与人格或自我的分离部分相关的症状外，患有分离障碍的人通常还会遭受许多严重的意识变化。事实上，每一个分离部分都可能体验这些意识变化问题，分离部分的侵入或干扰也可能导致意识的一些变化。

"学会活在当下"的扩展练习：
找到将自己与当下连接的"锚"

你可以将第1章的练习扩展到此时此地，并根据你的特定需求进行调整。在你自己家里进行这个练习，在每个房间里找到当下的锚点。你一定要在休息时开始这项练习，最好是在白天，因为光线可以帮你保持更多的身处当下的感觉。事实上，所有新练习都应该在你处于最佳状态时进行，因为这时你学习能力最强。只要你练习得更多，当你有压力时使用它们来放松身心就会更容易。

在家中走动，在每个房间都专注于你能看到的各种事物、听到的声音、闻到的气味、在厨房品尝到的东西、触摸或握住的东西。重要的是，你会发现一些中性的或令人愉悦的体验，即可以看到、听到、触摸到的事物，并将你与当下联系起来。例如，看看墙上的图片或海报，听听喜欢的音乐，品尝厨房里令人愉悦的东西，等等。对于每个房间，选择你可以看到、听到、感觉到或触摸到的三样东西。考虑一下你是否要列出这些锚点的书面清单，以便你在需要时可以使用它们，因为人们经常会在压力下忘记使用他们的锚点。你甚至可以请人在录音带上为你录制这些内容的清单，以便你在感到压力时聆听。关键是要专注于可以帮助你意识到自己处于当下的物体，并且当你需要专注并立足于当下时，也可以用到这些物体。因此，现在你家中的每个房间都应该有锚点、你熟悉的地方或物体，可以让你有临在感，提醒你活在当下。当你遇到困难时，请反复使用这些锚点来帮助你和你的所有部分保持安全。

你甚至可能想为自己买点什么能提醒你活在当下的东西，并在家里给它一个特殊的位置，例如，一张照片、一块石头、一尊雕像，以及任何可以帮助你或你的内在部分与当下连接的东西。每次你看着它或拿起它，你都会提醒自己这个物体来自当下，而你就在此时此地。你人格的某些部分可能会发现一些不同的更重要或更有助于找到临在感的物品。某些部分可能不喜欢你选择的东西。例如，某些体验到自己正年幼的部分可能想要的东西在成人的部分看来可能相当幼稚。然而这些年幼部分通常最难活在当下且最需要帮助。试着包容和尊重，这样你自己的所有部分就都能得到需要的东西，就会让你感到安全和舒适。

注意：当你在家中寻找当下的锚点时，可能会遇到让你想起过去痛苦体验的物品。如果可以，暂时先把它们收起来。你可以在第15章找到关于如何回避或减少这些能使人回想起以往创伤的事物的具体建议。有些物体可能会触发你某个部分的痛苦体验，但不会对另一个部分触发痛苦体验，因此，在决定是否移除或回避某些物品时，尽可能考虑所有部分的需求和感受是很重要的。

家庭作业表2.1　意识到分离症状

1. 阅读有关分离症状的书时，你感觉如何？

(1) 当你阅读有关症状的内容时，请描述你的想法、情绪和（或）身体感觉。例如，你是否感到解脱、困惑、恐惧、羞耻？
(2) 描述其中一些症状是否以及如何符合你的体验。

2. 圈出你在过去一周内可能注意到的任何两个分离症状：

- 自我或人格的破碎感或分裂感（可能包括对分离部分的一些认识）
- 对当下的遗忘症
- 与自我或自己身体的疏离
- 与周围环境的疏离
- 体验过少：功能丧失
- 体验过多：侵入
- 意识的其他变化

3. 描述你对这两种症状中每一种的体验以及它们当时如何影响你的功能。

4. 你过去做过什么来帮助自己处理这些分离的体验？

5. 你最希望接受帮助解决哪些分离症状？

家庭作业表2.2　与当下连接的安全锚点列表

重新阅读关于在你家中寻找锚点的说明。

1. 列出家中每个房间（例如卧室、浴室、客厅和厨房）的锚点。当你想到这些锚点时，请留意你的体验。

2. 列出其他重要的地方，比如车里、治疗师的办公室、工作场所或学校。

第3章 人格的分离部分

导 言

　　复杂性分离障碍患者的人格具有分离组织，由两个或多个分离部分组成，每个部分（至少在某种程度上）具有不同的反应、感觉、想法、知觉、身体感觉和行为。这些人的内在世界影响着人格的各个部分之间的相互影响，无论是否在意识直觉中。正如我们前面提到的，每个人的人格都是一个复杂的动态系统，与所有系统一样，连接它的各个部分的好坏影响着持续的动作和反应。分离部分可能会或多或少地控制或影响整个人。正如我们所指出的，无论你体验到怎样的分离，这些部分都不是其他"人"或完整的"人格"，而是你的单一人格组织方式的体现。你的确仍然是一个人，尽管我们理解你可能并不总是如此。

分离患者的内在世界

分离部分的"内在世界"的意象

　　许多患有分离障碍的人（尽管不是全部）会想象他们的部分所在的内

在空间或内在世界,他们也可能想象特定部分的意象。他们可能会描述内在的场景,例如有门的走廊、有房间的房子,或者部分"生活"的特定场景,例如蜷缩在角落里的孩子或者看起来很生气的头发松散的少年。这些意象很有帮助,因为它们可以通过治疗来加以改变,以增加内在的安全感和交流。例如,房间里可能安装了对讲机以便更好地沟通,或者可以在孩子蜷缩在角落的图片中添加温暖的毯子或毛绒玩具的意象,以增加安全感和舒适感。

人格各部分的基本功能

虽然每个人的分离部分可能有一些独有的特征,但各个部分的基本功能存在一些典型的潜在相似之处。当人们受到创伤时,他们的人格通常会根据功能分为至少两种类型。第一类部分侧重于处理日常生活和避免创伤记忆,而第二类部分则停留在过去的创伤体验中,侧重于防御威胁(Van der Hart et al., 2006)。

构成人格的主要部分通常是在日常生活中起作用的人格部分。大多数患有DDNOS的人只有一个部分在日常生活中起作用,而患有DID的人则有不止一个。这种类型的部分通常会回避处理甚至不承认其他部分,尽管它可能会以各种方式受到其他部分的影响,这就是我们接下来将要讨论的。这些部分可以回避可能唤起创伤记忆的情况或体验。这种回避最初可以帮助人们应对日常生活,同时回避(过去的)痛苦的体验。然而,随着时间的推移,它会导致生活变得越来越受限。

虽然人格中处理日常生活的部分是回避型的,但人格中至少有一个(通常不止一个)部分仍然"陷在"创伤记忆中,其思考、感觉、知觉和行为就好像这些事件(至少在某种程度上)仍在发生或即将再次发生。这些部分通常会陷入在受威胁期间具有保护性的重复行为,即使它们不合时宜。

例如，即使你现在不需要某种保护，有些部分也会拼命想要保护你；即使你很安全，有些部分也想躲避或逃跑，有些部分恐惧地僵住，有些部分则完全崩溃。这些部分往往是高度情绪化的，不是很理性，思维和知觉受限，不专注于当下，令人崩溃。它们主要生活在创伤时期，即它们继续将创伤性的过去体验为现在，并持有与创伤体验相关的情绪、信念、感觉等。

各个部分彼此觉察

分离部分可能对彼此有不同程度的认识。有些部分根本不知道其他部分的存在，或者只知道一些而非全部。某一部分可能知道另一部分，但反之则不然。有些部分可能虽然知道其他部分的存在，但不理解其存在的意义。即使各个部分都知道彼此的存在，它们也常常在对整个人很重要的问题上意见不一致。使用本手册的目标之一就是学习培养在各部分之间达成一致的技能——这并不是强迫其他部分遵从你或是忽视它们的需求。

各部分之间的相互影响

无论各部分彼此了解或不了解的程度如何，它们都一定会相互影响。任何部分都可能侵入并影响日常生活中正在起作用的那个（或那些）部分的体验，而且无须完全控制功能，这种体验被称为**被动影响**（passive influence；Kluft，1987）或**部分侵入**（partial intrusion；Dell，2002）。在前一章中，我们简要讨论了其中一些侵入症状。你可能会受到其他部分对思想、感觉、身体感觉、知觉、冲动或行为的影响。例如，患有分离障碍的人在商店里可能会听到内在有声音说："出去，出去，这里不安全！你该回家了！"即使他们知道自己没错。这不仅仅是一个愿望，而且是一种来自人格另一部分的绝望的内在声音，这个部分可以被看作一个恐惧的小孩。这样的人也可能会听到或感觉到其他来自内在的声音，那些声音可能会让这个孩子闭嘴，或者会抱怨他们去购物是多么愚蠢，因为它们觉得不需要买任何东西。

然后，这些人可能会感到困惑、羞愧和害怕自己内在发生的事情，并且可能会感到厄运即将来临，就好像有什么可怕的事情即将发生一样。他们始终认为自己只是在一家商店里，其他人都在正常忙自己的事。此外，他们可能会听到或感觉到几个内在部分之间的相互影响，因此他们只觉得自己是那些对话或争论的旁观者罢了。

这些侵入与没有分离障碍的人在拥挤的商店中可能体验的典型痛苦（"这家商店太挤了，我急着买完就快点离开"）具有不同的性质。相反，就好像一个患有分离障碍的人（至少）有两个完全不同的思想，彼此不理解或正在谈论完全不同的主题。这些侵入可能看起来非常奇怪或陌生，以至于你可能担心自己疯了，但事实并非如此。即使你可能还没有完全理解，但其实你的其他部分也有它们自己的日程，有自己的知觉、想法、感受、愿望、需求等，而且都是有充分理由的。你的挑战是不加评判地了解和接纳它们，哪怕你并不同意它们。只有从这一点理解，你才能做出改变，支持所有部分更顺利地协同工作。

执行控制

在某些情况下，尤其是在DID中，一个分离部分就可能会完全控制你全部的行为。一个部分被另一个部分接管的过程（通常是非自愿事件）称为**切换**（switch）。如果你体验了切换，那么当你的另一个部分处于控制状态时，你可能会失去时间概念；或者说，你可能知道正在发生的事情，但就好像正在旁观并且无法控制自己的行为。例如，一个人每当身处拥挤的商店里时就会迷失时间。他带着所有的杂货"来到"车里，但不记得买了它们。另一个人在商店里看着自己，就像走在他自己身后，或者在身体之外从上面看着自己，不知道为什么他购物这么慢。这个人会报告说，当他回到车里，才感觉回到了自己身体里。

大多数分离部分会从内在影响你的体验，而不是施加完全控制（通过被动影响）。事实上，许多部分从未完全控制一个人，而只是能在内在被体验到。频繁切换可能是大多数人遭受严重压力和内在冲突的迹象。然而对于一些DID患者来说，切换在日常生活中相当常见。

各部分的阐述和自主性

人格的各个部分可能对其特征和自主性（与其他部分分离的感觉）有非常广泛的阐述（Kluft, 1999, 2006; Putnam, 1997; Ross, 1997; Van der Hart et al., 2006）。有些部分可能有自己的姓名、年龄、性别和偏好，但不是所有部分都有。但至少每个部分都有一组相对有限的记忆、知觉、想法、情感和行为。一些部分可能会变得相当复杂，具有更广泛的行动、技能和更复杂的自我意识，尤其是DID患者。例如，一个部分可能在工作和社交场合中都很活跃，需要非常复杂的情绪、思想、行为和自我意识；另一个部分可能只会无声哭泣，还会感到害怕，而后者所具有的体验、行为、情感、思想和知觉非常有限。当然，大多数患有分离障碍的人都有一个单独的主要人格部分，该部分非常独立且复杂，并负责起到主要的作用。一般来说，人格的部分越多，即人格越碎片化，许多（不是全部）此类部分的体验就越僵硬且有限。一个部分越活跃，与其他人和其他部分的互动就越多，这个部分就越可能延伸自己的生活史和活动。各部分的自主程度——即它们能够在其他部分控制之外自行采取行动（包括获得完全控制或执行控制）的程度——也有所不同（Chu, 1998; Kluft, 1999, 2006; Putnam, 1997; Ross, 1997; Van der Hart et al., 2006）。

部分的数量

人们有时想知道他们可能有多少个部分。实际数字本身并不重要,重要的只有:人格分裂得越厉害,人的整合能力往往越低。这通常意味着拥有"更多"部分的人可能需要在治疗中进行更多工作,以提高他们整合体验的能力。

特定类型人格部分的意义和功能

基于在人的整体内发挥的功能,人格的各个部分都有独有的特征。它们的特征(如年龄、性别、情绪范围、信仰和行为)能表明整个人还需要整合什么。例如,人格中的一个幼童部分会呼唤母亲,它可能怀有对爱和关怀的渴望,但整个人觉得这种渴望是令人崩溃的、可耻的或不可接受的。因为人格部分都是表征,它们可以具有无限多种形式,仅受个人体验和创造力的限制。例如,当一位女性在可怕的情况下脆弱不堪时,她人格中强大的男性部分会保护她,从而回避意识到自己实际上是彷徨无助的。还有人将人格中的一部分描述为一只鸟,这个部分在她的想象中最终被理解为当感到崩溃时试图飞走和逃脱的部分。因此,各部分的特征虽然可以提供信息,但并非治疗的重点,而且不应按字面意思来理解。它们所代表的含义和功能对你(和你的治疗师)至关重要。

在日常生活中起作用的人格部分

如前所述,DDNOS患者的人格中有一个主要部分会在日常生活中起作用,而DID患者则有不止一个人格部分在活跃,例如上班或照顾孩子的部分。在DID的极端情况下,在日常生活中起作用的部分是不知道彼此存在的。更常见的是，它们对彼此的存在有一些意识，至少对许多人来说是这样；但它们对彼此的存在也有一定程度的回避。在日常生活中起作用的大多数部分都对陷入创伤时间的部分心生畏惧。

曾有创伤体验的人格部分

人格中有几种典型的部分被困在创伤时期。这些部分往往代表了难以整合的常见冲突和体验。请注意，以下描述是一般性的，给出的例子可能不适合你。重要的是你要接纳自己的内在体验，不要试图使其符合本手册中的某个描述。

年幼部分。大多数体验过童年创伤的分离障碍患者的人格会有认为自己比实际年龄更年少的部分：青少年、小学年龄的小孩部分，甚至幼儿或婴儿部分。这些部分就好像被封印在过去的各个发展时期。它们往往拥有创伤性记忆、痛苦、心碎的情绪或感觉，但有时也有积极的记忆。它们通常有未解决的渴望、孤独、依赖，以及对安慰、帮助和安全感的需要，还有不信任和害怕被拒绝或遗弃的感觉。这些内容将在第25章中更深入地讨论。

当然，被忽视或虐待的人有这些需求是完全自然和可以理解的。与此同时，他们自己的其他部分发现这些正常的需求令人厌恶或危险也很正常，因为这些部分过去在表达想要或需要的东西时有过消极的体验，所以人格的某些部分排斥表达"需求"的那些部分，并认为没有需求并完全自力更生更好。因此，表达需求的部分和害怕或排斥需求的部分之间就形成了典型的内在冲突。

帮助者部分。一些（但肯定并非全部）患有分离障碍的人，他们的内在世界有"帮助者"（helper）部分来关心其他部分的福祉，这是一种内在的调节形式，可以成为进一步自学疗愈技能的资源和基础。有时，帮助者部分是以过去的好人或书籍、电影、电视中吸引人的角色为原型的。这些部分是受创伤的孩子在试图抚慰和安慰自己。对于某些人来说，在日常生活中起作用的主要部分也可以学会对内在部分共情和帮助它们。

模仿加害者的部分。 通常，人格中有些部分会持有愤怒和愠怒的情绪，而其他部分则无法接受或非常害怕。有些部分可能与过去的加害者相似。这些部分羞辱、威胁或惩罚内在的其他部分，或者可能会将愤怒指向外部世界的其他人。虽然这些部分的行为可能非常可怕、可耻以及不可接受，但重要的是你理解这些部分的存在有充分的理由，并且这只是一种表现形式，因此并不同于曾伤害过你的那些人。它们最初发展出来是为了保护你，所以才包含许多愤怒、无助、有时还有内疚或羞耻的痛苦体验。此外，它们的功能通常是防止其他部分以曾经会引起恐惧或羞耻的方式行事。随着时间的推移，对你来说重要的是了解它们为什么存在，即使它们的"方式"（行为和态度）可能不被接受。你必须克服对这些部分的恐惧和羞耻，才能被治愈。这些部分就像你自己的其他各部分一样，需要成为内在"团队"的一分子，互相协作并代表你整个人和你自己的生活史。一旦它们这样做了，你就会惊讶于它们对你的巨大帮助。这些内容将在第22章中进一步讨论。

战斗部分。 一些愤怒部分被困在对抗威胁的战斗防御中。它们具有通过战斗反应来保护个人的明确功能，无论是针对其他人还是针对以某种方式唤起威胁感的内在部分。战斗部分通常认为它们非常强壮，没有受到过伤害，并且能够对感知到的威胁或不尊重的行为做出强烈的攻击性反应。它们通常认为自己是一个"坚强"的孩子或青少年，又或者是一个强壮的大汉。

羞耻部分。 羞耻是一种维持分离的主要情绪（关于羞耻，见第24章）。人格的某些部分特别容易受到回避和辱骂，因为它们承载了被你或你的某些部分标记为可耻或恶心的体验、感受或行为。你需要特别能共情并接受自己的这些部分。

对于患有分离障碍的人来说，一个核心问题是人格的某些部分会回避彼此以及它们的痛苦记忆和体验，或者它们之间往往会产生强烈的冲突。在文献中，这被描述为**分离部分的恐惧症**（phobia of dissociative parts；Van der Hart et al.，2006）。分离部分通常会感到害怕、羞愧或被其他部分排斥。特别是，在日常生活中起作用的分离部分会尽可能少地与封印在创伤体验中的分离部分打交道；而陷入创伤体验的部分往往又会被那些希望在日常生活中没有它们的情况下继续前进的部分所抛弃和忽视。

这些持续的内在冲突可能是痛苦和可怕的，它们会让分离障碍患者耗费巨大的精力。正如我们之前所说，所有部分都需要学会相互接纳和协作。毕竟，为了适应并处于最佳状态，我们必须学会接纳自我及其方方面面。只有承认和接纳，我们才能让自己做出积极的改变。

然而，能够意识到了解自己并使内在更加团结协作可能是一个漫长而艰难的过程。当各个部分一生都在回避彼此或发生冲突时，你不可能期望自己立即以不同的方式生活。请记住，在这项工作中，你需要很大的耐心和自我接纳，并按照自己的节奏进行。记住要能共情并接纳自己作为一个完整的人。

帮助你活在当下的练习对那些陷在过去的人格部分很有用，尤其是在当下寻找"锚点"。

家庭作业表3.1　识别分离症状

1.圈出你在过去一周内可能出现过的两种分离症状：

- 自我或人格的破碎感或分裂感（可能包括对分离部分的一些认识）
- 疏远自己/感觉不真实

- 与周围环境的疏离

- 体验到的功能过少/甚至是功能丧失,例如遗忘症

- 体验过多/侵入

2. 描述你对这些症状的体验以及它们当时如何影响你发挥功能。

3. 你过去做过什么帮助你处理这些分离体验?

家庭作业表3.2　认识自己的分离部分

你可以通过多种方式注意到自己的某些部分。例如,请考虑以下情况:

(1)你已经迷失了时间,发现有一些只有你才能做的事情已经被完成了,但你却对此毫无记忆

(2)你听到自己在说话,但似乎你听到的想法或话语不是你"自己的":你无法控制自己所说的话

(3)你体验到自己处于身体之外,就好像你在旁观别人一样

(4)你身体的感觉不属于你自己,或者说那些感觉似乎是"突然"出现的,并且与你目前的情况不符,有时,这些感觉伴随着恐惧或恐慌的感觉

(5)你的想法或情绪是突然出现的、不适合当前情况或不属于你的

(6)你会在脑海中听到与你交谈的声音或彼此交谈的声音

(7)你发现自己身处一个地方,却不知道自己是如何到达那里的

(8)你感觉自己的身体、动作或行为不在你控制范围内

1. 描述一个注意到自己另一个部分（内在或外在）行为的例子。你是如何意识到这个部分的？

2. 描述你对自己内在部分组织的理解。例如，如果有，你的某些部分是如何相互影响的？你或你的某些部分回避了哪些部分？你的某些部分有什么情绪？有没有让你感觉更舒服的部分？有没有让你感觉不太舒服的部分？你的某些部分是否相互沟通交流？

第4章　复杂性分离障碍中的创伤后应激障碍症状

导　言

  各类创伤相关疾病在症状上有广泛的重叠,因此一个人可能符合多种类别的诊断。这并不意味着你有更多的问题,而是说明了这样一个事实:目前的理论对创伤相关疾病的描述不是很精确,并且有很多重叠。在本章中我们将讨论一些与创伤相关的疾病,以及PTSD的一些最基本和最常见的症状。分离障碍被认为是形式更复杂的PTSD,当孩子的正常人格发展被创伤性事件影响时,他就会出现分离障碍。事实上,许多PTSD症状都涉及分离,因此,你很可能曾经体验过或目前正在体验PTSD的一些症状。一旦你了解了这些症状,就可以通过一些实用技能来克服它们。

PTSD是什么?

  PTSD涉及在创伤性事件(或许多其他事件)后出现的一系列症状,包括回避、创伤记忆的侵入和生理失调。本章之后将进一步讨论这些症状。PTSD症状会在创伤性事件发生一段时间后出现,例如出现在许多战争、强奸和自然灾害的受害者身上。患有PTSD的人通常也会出现抑郁、药物滥用和身体不适问题。一些专业人士提出了一种被称为复杂性PTSD的诊断类别,该类别介于PTSD和分离障碍之间(Herman, 1992; Pelcovitz, Van der Kolk, Roth, Mandel, Kaplan, & Resick, 1997; Van der Hart, Nijenhuis, & Steele, 2005)。如果你愿意,可以在本章末尾的选读材料中读到更多有关该诊断类别的信息。

PTSD的症状有哪些?

PTSD的基本症状包括三个核心组别:

- 创伤体验的侵入(例如闪回和噩梦)
- 回避、麻木和疏离
- 过度唤醒(惊跳反射、焦虑、恐惧、激动)

侵入症状

- 闪回,即重温创伤性事件的部分或全部,就好像发生在当下一样。闪回可能涉及图像、气味、声音、味道、情绪、思想和身体感觉
- 创伤性事件或类似内容的噩梦
- 与创伤性事件有关的幻觉(hallucination)、妄想(delusion)或错觉(illusion)
- 严重的、反复出现的焦虑或恐慌,伴有心悸、呼吸急促、出汗和颤抖,以及厄运即将来临的感觉
- 因恐惧而麻痹或想逃跑

这些反应主要发生在过去的创伤性事件被提醒(触发)的情况下,或者更确切地说,是你的某些部分"陷入"了过去的情况,即生活在创伤时期

（Van der Hart, Nijen huis, & Solomon, 2010），因此，该部分会用与过去相同的令人崩溃的威胁感来做出回应。

回避症状

- 努力回避任何可能唤起创伤性记忆的想法、感受或情况，例如：过分专注于工作、过度清洁、过度忙碌、吸毒或酗酒、保持距离
- 遗忘症，即无法回忆起创伤性事件中部分或全部的重要内容
- 情感麻木
- 无法享受生活或感受爱
- 感觉自己好像坐在自动驾驶的装置上
- 孤立（isolation），回避他人
- 不愿谈论创伤体验

过度唤醒症状

- 持续的身体紧张症状：紧张、激动、烦躁、不耐烦、总是处于警戒状态
- 跳动，容易受到惊吓，对周围发生的事情警觉
- 易怒、发怒或暴怒
- 情绪爆发
- 严重入睡困难或经常醒来
- 专注力和注意力问题

我们的身心天生就准备通过自动关闭某些活动并增强其他活动来应对紧急威胁情况，例如消化减慢、心率和呼吸加快、血液涌向大脑和四肢、

肌肉紧张以准备逃跑或战斗。我们会从"正常、日常"状态转变为高度警觉状态,在"正常、日常"状态下,我们表达爱、学习、工作和娱乐,而高度警觉状态则涉及过度警觉、战斗、逃跑和/或僵住。从负责思考复杂问题的大脑区域的活动转移到负责在危及生命的情况下做出反应的大脑区域的活动,在这个过程中我们可能没有足够的时间来考虑做出选择。这些自主活动可以使我们在威胁中求生,就像猎物也是靠这些活动从捕食者那里逃生一样。不幸的是,当分离发生时,人格的某些部分可能会陷入或被封印在过度兴奋中,当这些部分被激活时,人就会出现过度唤醒的症状。

低唤醒症状

- 情绪麻木
- 身体麻痹,感觉不到疼痛
- 头脑空白,无法思考或说话
- 深度超脱
- 无法移动或做出反应
- 极度困倦,甚至暂时失去知觉

尽管目前PTSD的症状中不包括低唤醒症状,但人们逐渐意识到并接纳了这样一个事实,即有些人在应对创伤时会体验一种分离性关闭,而不是过度唤醒(Lanius et al., 2010)。事实上,大多数患有PTSD的人会交替出现这两种生理状况,许多专家认为这两种生理状况都属于分离。我们人类对危险的反应与哺乳动物非常相似,除了过度唤醒,我们——就像我们的动物表亲一样——有一道涉及低唤醒的防线。这是一种自主的、无意识的生理策略,可以在没有其他选择时确保我们能生存。心率和呼吸急剧减慢、肌肉变得无力、身心进入一种深度冬眠状态,我们通过进入这种自动

"崩溃"状态来保存能量，这有时在动物中被称为"假死"。负鼠在"装死"时会这样做。

正如过度唤醒一样，出现低唤醒反应可能是由于被某个长期处于这种身体状况的自我部分侵入了。通常，当过度唤醒的部分不再有效或变得疲惫时，这些部分就会触发。

复杂性PTSD——DID和DDNOS

DID和DDNOS被认为是与PTSD连续统一的复杂的创伤相关疾病。因此，大多数患有复杂性分离障碍的人都有一定程度的长期PTSD症状。人格的每一部分都可能陷入一系列特定的PTSD症状，例如，一些固着在创伤记忆中的部分会长期过度唤醒，而另一些则过度关闭（低唤醒）。有些部分，通常是在日常生活中起作用的部分，是回避型和情绪化的，有时会出现易怒、不耐烦、抑郁、做噩梦和其他侵入症状。使用本手册完成的工作将帮助你为解决这些PTSD症状打下坚实的基础。

减压和治疗练习

当你出现创伤后压力症状时，重要的是学习如何减轻压力并逐渐平静下来、活在当下。下面的练习（或你自己由它改编的变体）可能会对你有所帮助。

你需要一个压力球，它有时也称为挤压球，是一种适合你手掌的小软球，可以挤压它。这种球非常便宜，可以在各种商店或网上轻松买到。你还需要一个小物件来握在手中，它代表你的自我疗愈和平静。它可以是你之前发现的锚点之一，也可以是一块石头、一个毛绒玩具或一本书——任何你能拿在手里的、感觉合适的东西。

　　找一个舒服的姿势，最好是坐着或站着，双脚着地。如果站着，双脚稍微分开，与肩同宽，保持膝盖微微弯曲，即不要将膝盖挺直。用非惯用手（对于惯用右手的人，指左手）握住压力球开始练习。将注意力集中在非惯用手上。

　　尽可能用力地挤压小球，同时想象所有的紧张和不愉快从全身汇聚并流向手臂，然后流过手臂、手，再流过手进入压力球。想象这个球像磁铁一样发挥作用，通过肩膀、手臂、手和手指，把所有的压力都吸向它。观察小球并注意你的挤压动作，这可能会帮助你保持专注并处于当下。当球像海绵一样充满了你的紧张和不愉快时，张开手放开小球，让所有的紧张都在这个球里离你远去。一旦你放开球，压力就会离开它并消散到空气中，从房间里消失。你可以多次进行此练习，直到感觉所有消极压力都已从身体中释放出来。你可以告诉自己的所有部分，欢迎它们也使用小球来释放压力。

　　当你感到已经平静下来，压力较小时，最后一次放开小球，将注意力转向惯用手（最常使用的手；对大多数人来说是右手），然后跟着下面的建议做。

　　选择一个你可以轻松握在手中的物品，它象征着幸福感或对你而言的治愈感，也许是你现在的锚点之一。用惯用手握住这个物体。想象这个物体拥有你需要的所有幸福和治愈：安全与满足、和平与平静、精神与情感的清晰感，没有紧张和冲突。现在让这些幸福和治愈的感觉从物体通过手、手臂、肩膀和身体温暖而温和地散发出来，让它轻轻地流过你的身体、你的思想和你的心，你所有部分都能以它们自己的、合适的方式接纳这种幸福和疗愈。随着每一次吸气，让更多的幸福和治愈流过你，每一次呼气，让剩余的紧张感都一起呼出去。

每当你想让自己记起这种幸福感时，你的惯用手就可以自动回忆起握住那个物体的感觉，想起它的形状和质地、温度和颜色，你可以充分体验那些积极的感觉和幸福感并再次被治愈。随着你练习的次数增多，你的惯用手几乎可以自动合拢，就像握住你的治疗对象一样，并且在你希望或需要的任何时候，都可以再次体验那种幸福感和治愈感。

家庭作业表4.1　识别PTSD症状

　　按照上文中的PTSD症状列表，列出你最近可能体验的任何PTSD症状。如果你目前没有出现任何症状，请列出你曾经有过的症状。

家庭作业表4.2　我应对PTSD症状的技能

　　可能你在一生中的大部分时间都有着与创伤相关的症状，并且你可能已经发现了某些可以提供帮助的事情。例如：给朋友打电话、写作或欣赏艺术作品、散步、购物、冥想或锻炼。列出一些你已学会的应对这些症状的有效方法。随着时间的推移，你可以添加更多策略。

家庭作业表4.3　重复练习：学习识别和应对自己的分离部分

　　此家庭作业表旨在帮助你练习更多在第2、3章中学到的内容。

1. 描述一次你注意到自己人格某个部分的体验（可以是一些内在的体验，比如听到某个声音，或者另一个部分出现活跃的情况）。

2. 你对这一部分有什么反应？（例如你的想法、感受、感觉或行为是什么？）

3. 什么可以帮助你更加接纳这一部分？（例如，你可以尝试了解为什么你这一部分会有某种感觉，或者得知你可以从治疗师那里获得有关处理这一部分的帮助。）

选读：复杂性PTSD和分离

　　一些广泛从事PTSD治疗工作的临床医生发现，许多体验过长期人际创伤的幸存者往往比那些只患有PTSD和体验过单一创伤的人有更多的问题和症状。因此，他们提出了一个新的诊断类别，这有时被称为复杂性PTSD或未特定的极端压力精神病症（disorders of extreme stress, not otherwise specified, 简称DESNOS；Herman, 1992；Pelcovitz et al., 1997）。该诊断尚未包含在DSM或ICD中。患有复杂性分离障碍的人通常至少具有一些下一节中描述的复杂性PTSD症状。如前所述，这个诊断在创伤相关疾病的连续体中介于PTSD和DSM-IV中目前公认的分离障碍之间。对于那些患有分离障碍的人来说，人格的各个部分都可能有这些症状，然后可能由你作为一个整体的人来体验。

复杂性PTSD的症状

　　复杂性PTSD由六个症状群组成，这些症状群也被描述为人格分离症（dissociation of the personality；Van der Hart et al., 2005）。当然，接受这种诊断的人通常还会遇到其他问题，并且诊断类别可能会显著重叠（Dorrepaal et al., 2008）。下面将描述这些症状群。

影响（情绪）和冲动调节的变化

几乎所有受到严重创伤的人都在容忍和调节自己的情绪、强烈欲望或冲动方面存在问题。然而，那些患有复杂性PTSD和分离障碍的人往往比患有常规PTSD的人有更多的困难，因为他们早期发展的中断抑制了自我调节的能力。事实上，分离的人格的组织会使人非常容易受到快速的、意外的情绪变化和突然冲动的影响。当你处于压力之下时，人格的各个部分因被动影响或切换（见第3章）而相互干扰，以致处于失调状态。仅仅一种情绪（如愤怒）就可能会唤起你某些部分的恐惧或羞耻，并使其采取冲动行为来停止或回避这种感觉。

注意力和意识的变化

与常规PTSD患者相比，复杂性PTSD患者会出现更严重、更频繁的分离症状，以及记忆力和注意力的问题。除了由于自我各个部分的活动导致的遗忘症外，他们还可能会出现注意力不集中、无法保持专注、其他记忆问题和一般情况下的意识障碍。这些症状通常伴随着人格的分离，但在没有分离障碍的人中也很常见。例如，几乎每个人都可能曾经感到很空虚、沉浸于手头的事务或错过高速公路出口。正如该症状的定义，当人格的各个部分都活跃时，人的注意力和意识就会体验某种突然的变化。

自我知觉的变化

童年受过创伤的人常常被内疚、羞耻和自己的消极情绪所困扰，例如认为自己不讨人喜欢、不可爱、愚蠢、无能、肮脏、毫无价值、懒惰等。在复杂性分离障碍中，通常有特定的部分会对自我产生这些消极情绪，而其他部分可能会以截然不同的方式评估自己。因此,各部分之间的交替可能导致自我知觉发生相当快速且明显的变化(Van der Hart et al., 2005)。

与他人关系的变化

如果你在孩提时代屡遭虐待、遗弃或背叛,就会尤其难以信任他人。猜疑使人很难交到朋友,也很难区分他人的善意和恶意。有些部分似乎不信任任何人,而另一些部分可能非常脆弱和需要帮助,因此它们不会去注意来自不值得信任的人的线索。有些部分喜欢与他人亲近或迫切需要亲近和照顾,而另一些部分则害怕与他人亲近或强烈地讨厌别人。有些部分害怕建立关系,而另一些部分则害怕被拒绝或批评。这自然会引起严重的内在冲突和关系冲突。

躯体(身体)症状

患有复杂性PTSD的人通常会出现医学上无法解释的身体症状,例如腹痛、头痛、关节和肌肉疼痛、胃病和排便问题。不幸的是,这些人有时会被错误地贴上疑病症者的标签或被夸大身体问题。但这些问题是真实存在的,即使它们可能与特定的身体诊断无关。这些人可能会被一些陷在涉及疼痛的过去体验中的分离部分侵入,出现"无法解释的"疼痛或其他身体症状。更普遍的是,长期压力会以各种方式影响身体,就像影响心灵一样。其实,心与身是分不开的。不幸的是,目前的身体症状和过去的创伤性事件之间的联系对于患者本人或医生来说并不总是那么清楚,至少在一段时间内是这样。同时我们也知道,遭受长期创伤的人比普通人更容易出现严重的医学问题。因此,检查身体症状非常重要,以便确保你没有需要医学治疗的问题。

意义的变化

最终，长期受到创伤的人会失去相信"好事总会发生""人们善良且值得信赖"的信念。他们感到绝望，常常认为未来会和过去一样糟糕，或者他们活不了足够的时间来体验美好的未来。患有分离障碍的人，其不同的分离部分可能有不同的意义。有些人的世界观可能相对平衡，有些人可能会感到绝望，认为世界是一个完全消极、危险的地方，而还有些人则可能保持不切实际的积极人生观。

第一部分 技能回顾

你已经在本部分中学到了许多技能，接下来你可以对这些技能进行回顾和进一步延伸。建议你在复习时回到章节中再次阅读并一点点地重新练习作业。记住，定期的日常练习对于学习新技能至关重要。

第1章：

"学会活在当下"练习

第2章：

当下锚点的开发和使用

第4章：

减压放松运动练习(压力球)

关于以上每组技能练习，请回答以下问题：

1. 你是在什么情况下练习这项技能的？

2. 这项技能对你有什么帮助？

3. 你在练习此技能时遇到过哪些困难(如果有)？

4. 为了更成功地掌握这项技能，你可能需要哪些额外的帮助或资源？

第二部分

应对分离症状的基础技能

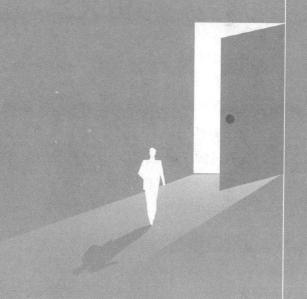

"想要世界充满鲜花,先让自己的内心成为沃土。"
建立自我应对分离的技能基础,对自己的状态有
更好的理解,同时有助于后续的治疗和改善。

第5章　内在体验恐惧症

导　言

　　内在体验就是我们思考、感受、记忆、感知、察觉、决定、计划和预测的体验。这些体验实际上是**心理行为**或心理活动（Van der Hart et al.，2006），我们一直在参与的心理活动可能伴随也可能不伴随行为。你必须能意识到那些影响你目前生活的主要心理行为，并学会容忍和调节它们，甚至改变它们，例如消极的信念、干扰当下的过去的感觉或反应。然而，如果你因为害怕、羞愧或厌恶而回避它们，那么你的内在体验是不可能改变的。对内在体验的强烈回避被称为**经验性回避**（experiential avoidance；Hayes, Wilson, Gifford, & Follette, 1996），或**内在体验恐惧症**（phobia of inner experience；Steele, Van der Hart, & Nijenhuis, 2005；Van der Hart et al., 2006）。在本章中，你将了解内在体验恐惧症，并建立克服恐惧症的技能基础。

了解内在体验恐惧症

　　大多数人认为恐惧症是对外部事物（如蜘蛛、高度或飞行）的恐惧和回避。但有些人可能同样害怕愤怒和悲伤等感觉、想法或愿望，或是对一旦尝试新事物就会失败的预测，甚至害怕伴随恐慌而来的心跳加快和呼吸困难等身体感觉。除了恐惧，这种对内在体验的恐惧症还可能涉及羞耻或厌恶（Hayes, Follette, & Linehan, 2004; Van der Hart et al., 2006）。内在体验恐惧症是一个严重的问题，会导致持续的心理压力以及对愉快或自发活动的抑制（Kashdana, Barrios, Forsyth, & Steger, 2006）。

例如，有些人可能对愤怒感到极度羞耻，因为他们认为这种情绪只能属于"不好"的人，或者因为他们害怕表达它产生的后果。他们感到愤怒后却不能处理愤怒，而是通过给自己贴上消极标签来增加自己的痛苦，他们的痛苦因此变得复杂。随后，他们会回避愤怒和可能引起愤怒的情况。只要开始感到愤怒，他们就会因羞耻和厌恶而退缩。还有些人可能对被照顾有强烈的愿望，但又对这些愿望感到非常害怕、羞愧和厌恶，因为他们有消极的信念，认为"需要"或"依赖"是软弱的、不正常的。这些信念会制造更多的内在痛苦，并阻止他们接受那些重要需求的存在。

许多患有分离障碍的人害怕听到来自自己其他部分的内在声音。他们给自己贴上"疯子"的标签，对这些声音感到羞耻和害怕。如果他们被心理健康专家或是其他不了解这种声音的分离性的人贴上了"精神病"或"疯子"的标签，这种感觉就会加剧。

一些内在体验可能会让人感到相当有威胁性，使人想用任何方式去回避或逃避，无论这些方式的破坏性如何。也许你因为工作太多而回避了内在体验，所以你不必关注自己，正如儿童虐待的幸存者玛丽莲·范德伯（Marilyn Van Derbur）所说的："那是我的生存机制，忙得没时间让我不愿想象的记忆浮现出来。"（2004，第45页）其他回避行为可能包括：吸毒、酗酒或其他令人上瘾的行为，自我批评变多，疏远他人或将自己的内在问题归咎于他人。当然，你自己的每一个分离部分都是你可能回避的内在体验的一部分，你甚至可能会感觉不到或不知道它是"属于你的"体验。

回避可以是有意识的或无意识的。我们将首先帮助你更加了解自己有意识回避内在体验的方式。当你能更自然地注意到自己如何有意识地回避内在体验，你就会逐渐感到更安全，就能专注于一些你可能还没意识到的内在体验。例如，当你听到内在的声音时，你可能会更加意识到自己会畏缩并感到恐惧，但你可能还不太了解为什么该声音会存在或是你的那一部分体验了什么。

产生内在体验恐惧症的原因

一般来说，内在体验恐惧症是由三个不同的起因发展而来的。

首先，许多在生命早期受到创伤的人在学习如何理解和应对典型的强烈内在体验（例如崩溃的情绪）方面并没有得到太多帮助。他们从照顾者那里得到的帮助和宽慰太少，因此很容易感到崩溃，而这仅仅是因为他们不了解这些体验，觉得自己无法控制。

其次，人们倾向于将自己的内在体验评价为"好"或"坏"，并继续以同样的方式给自己贴标签："愤怒是坏的和危险的，所以如果我感到愤怒，我一定是坏的和危险的。""只有不可爱和毫无价值的人才会感到羞耻，所以如果我感到羞耻，那就意味着我是一个失败者，不可爱。"当然，我们都想要好的和愉快的，不想要痛苦的，就像我们想做好人而不想做坏人一样。但是内在体验并不是让我们变好或变坏的原因，它们只是每个人内在世界自然存在的一部分。

最后，某些内在体验会使人们记起过去的创伤体验，或者将其当作可怕的事情即将发生的信号。例如，当人们或他们的某些分离部分感到焦虑时，情绪和身体感觉可能会立即使他们想起（即使只是在无意识的层面上）过去受到伤害时所感受到的恐惧。因此，他们尽量回避焦虑感，以免被迫记起未处理的创伤性记忆。另一些人可能会将内在体验视为即将出现问题的信号。例如，某个感到悲伤的人可能相信或仅仅感觉到这种悲伤一定会出现在绝望、缺乏安慰和孤独等令人崩溃的体验之前，因此他会回避这种悲伤，以防其他预测中的和实际的困难体验发生。令人痛苦的悖论是，如果接纳了当下的悲伤情绪，并冷静地体验它，那些预测会发生且想要回避的可怕事情反而不太可能发生。

克服内在体验恐惧症的必要性

你可能想要回避某些与过去的创伤性事件相关的内在体验，这是完全可以理解的。然而治疗过程中需要你去处理这些内在体验，以便理解和改变它们。你无法改变那些你试图回避或不知道的东西。尽管可能很困难，但学习如何接纳、理解、调节和应对所有的内在体验对你来说至关重要。

内在体验有正当的存在理由，而不应被简单地评判为"好"或"坏"。每个人都有内在体验，有些更符合自己想成为的人，有些则不太符合；有些更舒适，有些则不然；有些能受自己的控制，有些则是自发的。所有人都有广泛的内在体验，每个人都会有生气、害怕、羞愧或无能的时候。如果你能够忍受这些感觉及其伴随的想法和感受，那么你就可以开始学习坐下来了解更多关于它们的信息，从而了解如何处理它们。否则，你仍然是自己内在体验的俘虏，你仍然被它控制。

你接受的治疗和本手册都可以帮助你学会不加评判地接纳自己的内在体验，包括你的分离部分。事实上，整个手册旨在帮助你克服对内在体验各个方面的恐惧，并让你整个人不再那么脆弱、感觉更舒适。在下一章中，你将学到更多关于如何处理内在体验的知识。

家庭作业表5.1　意识到对内在体验的回避

　　试着在本周的每一天都留意自己对某种内在体验有意识回避的时刻。你不必让自己停止回避它，只要注意你在回避的是什么以及在什么情况下回避它。例如，也许你想回避的是愤怒的感觉、认为事情没有希望的想法或者分离部分冲你哭泣或批评的声音。

　　说出一种你有点害怕或羞愧的内在体验（情绪、思想、感觉、记忆、幻想等）。想象一下，将恐惧或羞耻按1～10的等级划分，1表示最低，10表示最高。选择更接近1或2的体验，这样你就不会感到崩溃。

　　在本周的每一天都完成以下问题：

　　1. 你回避或想要回避的内在体验是什么？

　　2. 如果你允许自己接纳那种内在体验，你对可能发生的事情有什么信念或担忧？

　　3. 你做了什么来回避这样的体验？

　　4. 你认为你可能需要哪些帮助或资源来减少对这种内在体验的回避？

示例

　　1. 我回避悲伤的感觉，我不喜欢哭，哭的时候我无法思考。我人格有个部分一直在哭泣，我讨厌听到它哭泣，我只想远离那种声音和感觉。

2. 如果我屈服于悲伤，我担心我会沮丧到无法工作。我想摆脱那个哭泣的部分，没有人喜欢爱哭鬼。

3. 我只是工作又工作，整个星期都很忙，所以我没有时间去思考或感受任何事情。

4. 我需要有人能帮助我，让我在悲伤时感到更安全。我很害怕我永远不会停止哭泣。

第6章 反思功能

导 言

对自己和他人的共情（empathic understanding）需要一种反思的能力，也称为**反思功能**（reflective functioning）。这种技能被更广泛地定义为思考内在体验并理解其意义的能力。有一种特定类型的反思功能称为**心智化**，是准确推断我们自己及他人的动机和意图的能力（Fonagy & Target，1997）。反思是学习克服内在体验恐惧症的一项基本技能。在本章中，你将学习如何反思自己的体验以及如何准确反思他人对你的意图。

反思：对自己和他人的共情

反思能帮助我们了解自己的反应而不仅仅是处于其中，也能让我们从自动反应改为主动选择反应。它还可以帮助我们更准确地预测一个人可能会有什么样的感受、想法，以及他在一段关系中接下来可能会做什么。当我们能够理解和预测自己和他人时，我们自然会感到更安全，与我们关心的人更"和谐"。换句话说，反思技能需要我们有理解自己和他人的思维的能力（Allen, Fonagy, & Bateman, 2008；Fonagy, Gergely, Jurist, & Target, 2002）。

大多数动物只是简单地对情绪和冲动做出反应。它们的情绪会主导它们的行为：愤怒就会战斗或攻击，饥饿就会觅食，恐惧就会僵住或逃跑，等等。除了极少数例外（比如一些灵长类动物、大象和海豚），动物似乎没有自我意识。但作为具有自我意识头脑的人类，我们有机会丰富我们的体验，比如通过理解心理活动的意义、克服狭隘的信念、改变固有观念，以及改变自以为的他人的想法、感觉或感知。我们会根据自己积累的经验、知识和信念以及自己的需求和目标，来接纳所感知到的东西并理解它。

反思可以帮助我们理解感受的本质，理解我们的思维模式、情绪反应和习惯性动作，以便我们能够改变它们并以更有效的方式行事。反思还可以帮助我们意识到其他人也有他们自己的思想、需求和目标，这可能涉及与我们完全不同的知觉、想法、感受、动机和意图。当然，我们无法通过假设自己知道些什么来"读取"人们的思想，但是我们可以根据自己对那个人的经验做出一些相当准确的预测。我们可以权衡不同的选择和观点。

反思功能示例

想象一下，你被一个突然走进房间的人吓了一跳，你的反应是恐惧和恐慌，认为自己肯定会受到伤害。这种反应不是反思的，而是自动的，即前反思（prereflective；Van der Hart et al.，2006）。如果你懂得反思，你就不会只是陷入这种恐惧中，被感觉所控制，还表现得非常胆怯。相反，你能稍微从这种情况中退后一步，并观察到你的恐惧程度与正在发生的事情不成正比甚至不合适。你会注意到你的感受和想法，以及是如何在身体中体验到的、为什么会以某种方式去感受和思考，而不是仅仅在没有意识的情况下感觉或思考。这就是反思功能。你可以学着承认和接纳这种感觉，对自己产生些共情："我现在感到非常害怕。让我深呼吸几口气，让自己慢下来。尽管我知道自己很安全，但还是有这种感觉——那也没关系。"你可以学着观察进入房间的人,发现他没有恶意的表情,事实上,那人甚至没有把注意力放在你身上。你提醒自己,这个人是你认识的,他不会伤害你。你可以有意识地放松你的身体,给自己一些时间来弄清楚为什么你会感到如此害怕。是因为过去的某件事吗?你的分离部分是否在没有太多意识的情况下做出了反应?你可以努力让自己平静下来,并利用害怕的体验来更多地了解自己的情绪、思想和行为模式。

复杂性分离障碍患者的反思问题

反思功能是一种后天习得的技能。当照顾者能充分适应孩子的感受和需求时,孩子就能随着时间的推移学会反思,这可以帮助他们对自己的思想及其运作方式产生好奇心。不幸的是,不正常的和有虐待行为的家庭通常在很大程度上缺乏这样的反思技能,因为在这些家庭中,照顾者通常没有这些技能可以传授给孩子。所以,你也许没有太多自我反思或反思他人的经验,但就像任何技能一样,反思是可以学习的。然而,这并不总是那么容易。反思比自动反应需要更多的精力和脑力劳动,尤其是当你刚刚开始学习的时候。但你要有耐心和坚持,它将成为你处理事务的自然部分。

分离会阻碍反思功能

正如我们在前几章(第2、3章)中所解释的,患有复杂性分离障碍的人会体验自我或人格的分裂,因此,他们对自己和他人的体验及知觉存在冲突和反复转变。他们可能会被自我其他部分的愿望、需要、情绪、想法等影响,而他们自己可能相对没有意识到这些部分的存在。因此,他们的内在体验似乎是任意的、不一致的和令人困惑的,这使得反思比通常情况下更加困难。正如我们之前解释过的,人们可能对他们的内在体验非常恐惧,包括自我的分离部分。这种恐惧反应会严重影响他们的反思能力。

重温之前关于被突然进入房间的人吓了一跳的例子。想象一下，你被吓坏了，一有人走进房间，你就分崩离析，迷失了时间，直到那个人离开后你才再次回过神来。你可能不知道发生了什么，并担心可能发生了不好的事情。你不记得的事实让你害怕，增强了你的恐惧反应。也许你发现自己蜷缩在一个角落里，却不记得你是如何到达那里的，或者你有一种强烈的想要逃跑和躲藏的冲动，虽然这对于作为成年人的你来说是没有意义的。你自己的不同部分可能会被激活，你可能会听到你的脑海里有声音在哭泣、在大喊你是个懦夫，或者在敦促你回去工作，而你却不去想它。你可能会开始回忆过去的创伤体验。也许你会体验矛盾的感觉、冲动、想法和过多的脑内混乱，以至于你发现自己根本无法思考，更不用说思考正在发生的事情以及如何最好地回应。在学习如何反思时，这些就是分离带来的一些额外的负担。

本手册将开始帮助你通过定期反思克服分离。在本章中，你将开始学习如何反思自己的内在体验，包括与自己的分离部分互动（或回避互动）的方式。你还将了解更多有关如何反思他人的知识，以便你更准确地"读取"他们的意图。事实上，你将在本书的每一章内容及治疗中使用反思技能，因此你将会进行很多练习！一开始，你会学着在回顾中反思，也就是说，你可能只能事后反思。渐渐地，它将成为你当下采用的一种更自然的技能。

就像其他人一样，感到相对安全、放松、平静且不受干扰的时候是最容易反思的。你还需要学会对自己更加好奇，比如为什么你总是用僵硬的方式回应批评，并探索肢体语言的不同可能性。你永远不可能了解自己的一切——没有人能做到。第一步只是接受你的体验，不需要评判它，或是急着改变或回避它。你不需要一下子了解自己的一切，事实上，不确定性是每个人体验中非常正常的一部分。

回顾性反思

如前所述,你首先要通过回顾体验来学习反思。在下面的内容中,你将找到一些回顾性反思的例子,它们将帮助你更多地了解如何为自己(包括你所有部分)和其他人使用它。

示例1:对情绪的长期反应进行反思

我们都会根据过去的体验发展出自动(有条件的)反应。例如,当你感到悲伤时,你或你的一部分可能已经学会了自动与他人隔离,因为你相信自己在脆弱时会受到嘲笑或伤害(这可能涉及核心信念;见第21章)。你可能都没有意识到自己很伤心,就直接退缩了,你甚至可能没有意识到自己变得更孤立,就不再与他人共度时光。或许你甚至没有注意到自己感到悲伤,但你会听到持续的哭泣或痛苦的声音,这让你非常不安,或只是有一种不安的感觉,认为有些事情不对劲。

反思可以帮助你发现自己感觉到悲伤,识别出悲伤的身体感觉,并注意到伴随这种感觉的想法。你不一定知道为什么你(或你的一部分)会悲伤,但你可以接受它就是你现在的感觉。如果你听到悲伤或哭泣的声音,不要回避它,而是试着理解和帮助你的那一部分,或者请求其他部分的帮助。然后你悲伤的那个部分可能会感到被安慰和理解,声音会安静下来,让你感觉更平静。你会发现你正在孤立自己,而这可能不是最佳解决方案。你会认出自己退缩倾向的早期迹象,这样你就可以做一些改变。你可以打电话约朋友吃晚饭,即使这么做需要花费精力。你可以提醒自己,与他人的联系对疗愈你的悲伤是有帮助的,一个人的悲伤让两个人担,每个人就只有一半悲伤了。你还可以与自己孤立的部分一起工作,以帮助它们学会与人相处时感到更安全。你将学着通过更好地了解自己的所有部分并考虑它们的所有需求和观点，来更好地掌控自己的体验。你将学着反思自己的内在体验，理解它并使用它，来使自己感觉更好。

示例2：对自己的分离部分进行反思

你经常听到自己内在的声音对你正在做的事情发表消极评论，或者说你很愚蠢。你的反应是害怕自己的那个部分，甚至害怕听到那个声音，因为你相信它所说的都是真的（至少在某种程度上）而感到羞耻。有时，你对声音的反应令你非常痛苦，以至于你会采取一些破坏性行为来使其停止，例如酗酒或吸毒、自我伤害或暴饮暴食。这个循环可能会一直持续下去。你可能会因为听到这个声音而感到非常羞耻（见第24章），因此给自己贴上"疯子"的标签。

反思技能可以帮助你观察听到这个声音时发生的事情的过程，并改变你对它的反应，最终改变你和你挑剔部分之间的交流。当你听到那个声音时，你会开始注意到你的感受：也许是发疯，或者是害怕、羞愧、沮丧。你会注意到，当你听到那个声音时，你会在治疗过程中停止说话，并且可能会惊恐发作。每次听到内在的批评，你都会发现自己畏缩、身体紧绷、垂下头、不想动。当你注意到自己这种不会立即做出反应的倾向时，你就可以开始做出不同的反应。你可能会好奇为什么会有这种声音（你可能一直认为它只是为了说出关于你自己的"真相"，但可能还有其他原因）。你可以开始与声音来源的那个部分对话。你可以请那个部分提供帮助，并开始努力培养内在移情（inner empathy）和协作，就像你将在本手册中学到的那样。你可以对自己感同身受：总是觉得被批评、害怕、比不上别人、绝望等是多么痛苦。你可以对你的那个部分感同身受：工作特别努力，却似乎永远不会得到令人满意的结果。你可以做一些深呼吸，抬起头，然后把肩膀向后放。你可以选择回应以前没有的声音。

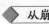

就像我们利用反思能力更好地了解自己一样，我们也可以利用反思来了解他人的思想，即理解他们的动机和意图。

示例3：利用反思来理解他人

你打电话邀请一个朋友出去吃饭，但他没回你电话——你假设他没有回应是因为他不想再做你的朋友，或者你对他来说不重要——于是你决定和他绝交。

这些关于为什么你朋友没有回电的前反思信念通常基于你过去的体验以及你一直以来对被拒绝的恐惧，这样的体验以及恐惧早在你想到他不回电的多种可能性之前就有了。它们是一种含蓄的、错误的反映，是基于某个反应的另一个反应，是你自己（来自过去）的反应，而不是基于你对朋友的真正理解。关于你的朋友，来自内在的各个部分可能有矛盾的想法和感受：有些部分想继续这段关系，有些部分觉得他不值得做朋友，还有些部分认为他很危险，这一切都让你更加困惑。然而，真相其实是你朋友的电话坏了，他没接到你的电话。

每次感到被拒绝时，你都会有同样的反应：你会退缩，会感到受伤，并假设人们不喜欢你或不想和你在一起。但是反思技能可以让你探索朋友对你的意图的许多可能性。我们将从你的那个假设开始，转向能够重新连接并修复这段关系的其他可能性。

你的朋友不喜欢你或不够关心你，他故意不给你回电话（故意伤害你；你假设的原因）。

他生病了，或者在外地（无法回应你，而且不是故意的）。

他没想到你会打来电话，也没有查看他的手机（不是故意的）。

他打算回电话，但因为工作或家里有急事而忘记回电（不是故意的，也不是因为你不重要或他不在乎，但你仍然会很受伤）。

他忘记回电，因为他一向很散漫、健忘且不太可靠（在这种情况下，是因为他自己的原因造成了问题，但仍然不是故意的，虽然这很伤人）。

他确实给你回了电话，但当你不接电话时，他也没有留言（不是故意的，但很气人！）。

反思技能还可以帮助你厘清自己以及其他部分的体验。你可以这样说："当然，他没有回应我，我很失望，所以我很自然地首先假设他不喜欢我或生我的气。但我能理解，也许他没回电话的原因与我无关。我感到很难过，我很难相信别人，而且我总是倾向于假设人们不喜欢我，觉得自己不讨人喜欢，感觉很孤独很丢脸。或许下次，如果有人不接我的第一个电话，我会鼓起勇气再次打电话。"你可能会与自己的某些部分进行内在对话，这些部分可能对同样的情况有不同的解释和感受，要同情每一个部分，但也要提醒你的各个部分，其他部分的行为背后有许多可能的动机和意图。在得出结论之前获得更多信息总是有帮助的。

培养反思技能的提示

为了进行反思，你需要学习如何逐渐对当下、自己的所有部分及其他人有更多的了解。

活在当下

如果你刻意回避或意识不到你的内在体验，就不可能反思它。同样，如果你感觉不到当下，也很难反思目前的状况。反思始于尽可能地活在当下，这需要持续而专注的练习。你可以使用面向当下的锚点（练习第1、2章中有关锚点的练习）。

不加评判地关注内在体验

　　花时间将内在的注意力转向你的思想、感觉、感受和你的各个部分。如果你不明白自己关注的是什么，不需要评判自己，尽你所能并继续前进；如果你没有关注任何事情，也不需要评判自己，只需注意你没关注任何事情并继续前进。这有助于你对自己、对内在发生的事情以及自己为什么以特定方式思考、感受或行为产生好奇心。

　　尽管你可能会尝试了解自己和他人的想法，但你的某些知觉、假设或信念可能是错误的（你将在第19～21章中了解有关错误想法和信念的更多信息）。你的反思可能会受限于与目前情况无关的过去体验（例如，因为父母曾经对你生气地大喊大叫，所以你在反思前认为治疗师也会这样做，虽然他并未这么做过）或错误的信念和预测（例如，你相信自己疯了，会因为听到内在的声音而感到"被抛弃"）。事实上，你的每一个部分都可能对其他人有一套特定的反应，其中许多是错误的。注意这些信念和想法及伴随它们的感觉和行为倾向。把这些写下来，这样你就可以更容易地进行反思。

注意异同

　　这有助于你及你的所有部分去关注内在体验、他人、情况等方面的相同点和不同点。也就是说，你可以开始将过去与现在、内在的恐惧或信念与外部现实分开。你会注意到，每次你感到孤独、被拒绝、悲伤或生气时，你的反应都是相似的；你会注意到，你的这种反应模式可以追溯到你过去的体验，而它已经成了自动的反应；你还会注意到，目前情况的不同可能需要你做出不同的反应（例如，你的朋友永远不会打你，因此你无须预测此类事件发生）。

学会共情

你必须对自己（包括你的所有部分）共情，每个部分对他人都要共情，对他人的弱点和挣扎也要共情。你可以培养对他人和自己的不同部分"设身处地"的能力（例如，当你感到愤怒、无能或羞愧时，要共情地关注自己）。随着时间的推移，你将能够了解更多有关你的所有部分的信息，将学到更多关于成功发展和维持与他人安全关系的知识。

家庭作业表6.1　学会反思

回忆一个反思技能可能会有所帮助的小情况。使用前面提到的示例作为指导。

1. 简要描述你当时所感知的情况。

2. 你的想法、感受、感觉、预测是什么？

3. 在这种情况下你做了什么？

4. 如果你知道自己的某个其他部分直接或通过内在私人的反应参与了这种情况，请描述这些反应。

5. 描述在那种情况下你的分离部分是如何影响你的行为和决定的（如果有）。

6. 你的反应（例如感觉、想法、感受或行为）或你某些部分的反应是否是熟悉的模式？如果是，请描述该模式。

7. 用回顾的形式关注你或你的各个部分，你可能不仅会对情况做出反应，也会对你自己的感觉、想法或行为做出反应。例如，因嫉妒而感到羞耻，因嫉妒而批评自己。

家庭作业表6.2　反思你当下的内在体验

1. 关注你目前的内在体验，包括任何想法、感觉、感受或者你的各个部分，试着带有兴趣且不加评判地承认和接纳这些体验。注意此练习中可能出现的任何消极反应，例如认为这是一个愚蠢的练习或确信你无法成功学习本手册中的技能。你可以写下你注意到的内容。

2. 反思他人的意图和动机。选择一个你认识但不是很亲近的人，他的行为曾在某个时间点困扰过你。描述该行为及它是以何种方式困扰你或你的某些部分的。

(1) 描述你对自己和对方的想法及感受。

(2) 描述你想象的对方的想法及感受。

(3) 想象并且列出可能性，即使你不认同这些可能性，也可以说明为什么这个人可能会以这种特定方式行事。

(4) 你能对那个人和你自己产生共情吗？如果能，请描述你感受到共情的体验（例如你的想法及感受）；如果不能，请（不加评判地）描述你的想法及感受。

第7章 与分离部分协作

导　言

与自己建立联系并反思自己的体验是必不可少的任务,你必须每天参与其中才能发挥其最佳作用。你对自己(的所有部分)了解得越多,你就越能做出更好的决定来改善你的生活。每一天你都需要做出许多选择和妥协。所有人都会有产生相互冲突的想法、愿望、需求和感受的时候,对于分离障碍患者来说,这没有什么不同,只是他们的内在体验碰巧被组成了具有自己"思想"的人格中相对分离或分裂的部分,因此你会更难意识到和克服内在冲突。你必须学会考虑那些似乎不属于你自己的分离部分的各种需求和感受。在本章中,你将学习一些基本方法,以便更多地了解自己的各个部分以及如何使用它们。

与自我分离部分协作的初始难题

与自己的各个部分协作——这说起来容易做起来难,因为有太多的回避和冲突会使分离部分分道扬镳。我们之前提到过,许多人最初难以接受对他们的诊断,部分原因是他们有强烈的回避心理,即**对人格分离部分的**

恐惧症(a phobia for dissociative parts of the personality；Van der Hart et al.，2006)。有的人会发现自己终于被理解是一种极大的解脱。患有分离障碍的人经常发表这样的言论："那(部分)不是我！""那个声音不属于我！"或者："我不想与那些声音或其他部分有任何关系！"这些态度是可以理解的，这是对其他部分所拥有的体验感到困惑、恐惧或羞耻的结果。

人们也害怕失去对其他部分的控制，因为某些部分可能会有相当不同或无法接受的情绪和行为。例如，有的部分想接受治疗，而另一些部分则宁愿回避或认为没有必要；有些部分想专注于工作，而另一些部分则觉得工作很无聊，宁愿开开心心去玩或躺在床上；有些部分希望建立亲密的关系，而另一些部分则害怕亲密；有些部分专注于当下的日常生活，而另一些部分则停留在过去。你越是想回避这些冲突和分离部分，你在日常生活中遇到的困难就可能越多。各部分之间的协作越少，你的内在冲突就越多。

与自我的分离部分协作的第一步

当你患有分离障碍时，认识你的人格和自我如何组织和运作的过程需要几个阶段。在本章的作业中，你会找到对这些阶段的描述，包括从完全不了解或回避到完全接纳。首先，你必须学会承认分离部分的存在，并接受这种分裂的状态以及被撕碎的感觉。你通常需要帮助来克服对自己其他部分的恐惧或羞耻。然后，你可以决定如何有意识地努力与各个部分进行内在沟通。

各部分之间的第一次对话应侧重于建立内在沟通与协作，只为提高日常生活质量。这些内在对话包括以下内容：

- 学习处理触发因素，即唤起创伤记忆(方面)的刺激(见第14、15章)

- 增加内在和外部的安全感
- 在治疗中协作
- 配合完成日常生活任务

此时通常不应在各部分之间共享创伤性记忆、情绪或感觉。 等以后你感觉更平静和稳定，部分之间对彼此更能共情，能够更好地协作、更好地处理情绪时，再来做这项工作。

最后，重要的是要意识到，多年来各个部分实际上经常在你无意识的情况下协作以帮助或保护彼此。这种协作有时几乎是自动发生的（例如在特定情况下，一个部分会自动接替另一部分，或者某些非常麻烦的部分不会在你工作时添乱）；在其他时候，这会是一个深思熟虑的、有意识的选择。

当你的某些部分不能协作、不能以协调和有效的方式运作、各自强调不同的优先事项时，内在的冲突、混乱和困惑就会随之而来。解决问题的第一步是帮助你的所有部分专注于现在正在做的事情，尤其是与治疗和日常生活任务相关的事情。

内在意识和沟通的形式

你自己的各部分之间的协作需要你学会接纳并与所有的部分交流。我们现在将重点讲基本的内在沟通。

逐渐承认并接纳自己的各个部分

如果你在生活中不经常反思，你就会不习惯去关注自己的内在。要作为一个完整的人，承认和接纳自己及所有的想法、情绪、身体和行为，首要的任务就是要意识到自己具有某些部分。我们已经在家庭作业表2.3中讨论了一些让你开始关注自己各个部分的方法。承认和接纳自己并不总是那么容易，即使对于没有分离障碍的人也是如此。起初可能很复杂，有时甚至令人生畏。但每次你意识到自己的一部分时，你就能开始意识到你对自己那部分的看法和感受，而这些想法和感受对你的治疗工作极为重要。

一旦你注意到自己的某些部分，你就可以开始不加评判地接纳它们。当你不那么挑剔时，你会感到不那么害怕或羞愧，不那么受到威胁。当你不那么焦虑时，你可能会对自己的某些部分及它们的功能更好奇，并且你的工作方式会更有效。

倾听自己的各个部分并与之交流

一旦你能够承认和接纳自己的各个部分，你就可以学习交流，其中包括倾听和分享。许多患有分离障碍的人会听到代表各种分离部分的内在声音，它们能够进行内在对话。还有的人可能会通过"感知"或某种方式间接地体验到这一点，"知道"哪些部分正在尝试交流。有人发现，在学习与某个部分交流的过程中，想象自己是在与一个真实的人交谈会很有帮助。当然，你自己的各个部分并不是外人，想象练习只是让你更好地了解自己其他部分的一种方式。有些人发现从不同部分的观点出发进行写作的方式就很有效。找到适合自己的交流方式很重要。倾听脑海中的声音并与之交谈，而不是试图让它们消失，实际上这才是最快、最有效的治愈方法。

但最初你可能会发现内在交流很困难。在最初的几次尝试中，请不要犹豫，向你的治疗师求助。很多人都发现了，每天留出一个特定的、安静的、平静的时间进行内在交流是很有帮助的。起初，你很可能很自然地感到害怕或为自己的某些部分感到羞耻，可能想回避交流，有些部分可能也想回避你。有时你的所有部分好像在同时说话，人们将其称为头脑中的混沌噪声或不断的杂音。这些声音令人感到崩溃又困惑,难以思考。通常,当你(或你的某些部分)感到特别焦虑、受到威胁或羞愧时,就会有这种体验。

当你尝试与自己的某些部分进行交流时,刚开始的一个常见困难是潜在威胁(inner threat),它通常来自你的一个占主导地位的、非常关键的部分。如前几章所述,一些部分只是试图按照它们熟悉的有限而僵化的反应模式做出反应来保护你,这些部分需要帮助来学习更有效、更能共情的方式来保护你以及处理恐惧、愤怒和羞耻。如果可能,最简单的方法是从你感觉与之相处最舒服的那个部分开始内在对话。

开始沟通的一种方法是找到所有部分都能达成一致的共同点。例如,你的所有部分应该都希望能感觉更好,无论它们的感受或表现如何。通常每个部分都会同意这个目标,即使它们不太可能从一开始就想着怎样能实现一致。但这可以是一个起点。

当日常生活变得更顺利时,我们都会感觉更好。你的首要目标之一是专注于学习,以帮助你的各个部分在日常生活中变得更加协调、更加乐意交流。例如,你可能会进行内在的讨论,比如怎样一起工作以便按时赴约或更有效地完成家务,或者怎样最好地利用空闲时间。你可能无法立即与自己的每一个部分进行交流,这是正常的,也是意料之中的。你可能需要一些时间才能感到舒适和安全,以进行更多的交流。

内在沟通的方法

以下是"内在对话"的一些可选方案,可能会对你有所帮助。

书面沟通形式

试着给自己的各个部分写信，将你采用的疗法当作治愈途径加以介绍，并分享你的善意。强调即使感到害怕或羞愧，你也仍然希望努力以步调一致的方式了解自己的所有部分——你愿意尝试。还要强调的是，你应该暂时遏制创伤性记忆，直到各部分开始感到彼此更安全和舒适，并能够在日常生活中更有效地协作。很多人喜欢在电脑上写东西。在电脑上打字速度更快，并且如果你担心有人可能会阅读你所写的内容，你可以很快就删除已经写出来的东西。最重要的是，你要开始学着能接受对当下自己的各个部分再多一点了解。

内在对话

另一种交流或联系的方式是"内在对话"（talk inwardly），换句话说就是对人格的某些部分单方面讲话，即使你还没有准备好让它们回复你。如果你看起来内心焦躁、焦虑、困惑或害怕，就可以使用这个方法。你并不总是非要立即知道内在混乱的原因或者哪一个部分有问题才能提供帮助。你只是悄悄地向心中自己的所有部分讲话，让这些部分平静和放心：你是安全的，你愿意学着更有效地照顾自己，你正在获得帮助。通过环顾四周并注意周围环境来提醒当下的所有部分。使用你在前两章的安全当下找到的"锚点"，目标是连接自己的各个部分，让它们知道你愿意予以关注和帮助。

内在会谈

有些人可能准备举行"内在会谈"，即内在各个部分聚集在一起讨论问题。有些人可能觉得这会令人崩溃或是不合适。如果你已经准备好现在练习这个方法,我们在第27章中描述了相关细节。慢慢来,按照自己的节奏前进是很重要的。

家庭作业表7.1　认识和接纳分离的阶段

下面是一份承认、接纳、沟通和协作的步骤列表。按照你自己的节奏工作,不要期望一次完成所有步骤。圈出现在适用于你的所有陈述。在治疗过程的后期,你可以重新回看这些步骤以检查你的进步。

- 我不想承认我有分离部分
- 我知道有些部分与我没有交流
- 我知道我的(某些)部分的存在,但我回避它们
- 我接纳我的(某些)部分的存在
- 我开始与我的(某些)部分进行交流
- 我可以就日常生活中的一些问题与我的(某些)部分进行协商和协作
- 我能考虑到我的(某些)部分的需要
- 我理解并接纳我的(某些)部分的功能
- 我对我的(某些)部分能产生共情
- 我能够帮助我的(某些)部分感觉更安全和舒适
- 我经常与我的(某些)部分沟通,讨论日常生活中的事

家庭作业表7.2　意识到自己的分离部分

你可以通过多种方式关注自己另一个部分的存在。阅读以下例子,看

看它们是否与你的体验相符。按照例子，描述一种意识到自己某个部分的体验。

- 你已经迷失了时间，发现你做了一些你不记得的事情，但你知道自己一定做了
- 你听到自己在说话，但似乎那些话不是"你自己"说出来的
- 你在身体之外体验自己，就好像你在远处看着别人一样，你无法控制自己的行为
- 你有不属于自己的想法、情绪、感觉和记忆
- 你会在脑海中听到与你交谈的声音或彼此交谈的声音
- 你发现自己身处一个地方，却不知道自己是如何到达那里的
- 你感觉自己的身体、动作或行为不受你控制

家庭作业表7.3　练习内在沟通

记录你这周每一天的内在沟通尝试。

针对一周中的每一天回答下列问题。

1. 描述你为了与自己的某个部分进行共情的交流而说过或做过的事情。

2. 描述你的那个部分的反应。

3. 是什么让沟通变得困难？

4. 是否有什么东西可以帮助你进行沟通？

第8章 内在安全感

导 言

在外部环境中保持安全是治疗创伤患者的主要初始目标,这些患者在他们的日常生活中仍然受到威胁。在第28～31章中,我们将讨论关于在生活中选择安全的人以及当你对某人感到不自在时设定界限的主题。如果你在目前的外部环境中感到不安全,则必须与你的治疗师讨论这个严重的问题以获取帮助。然而,即使许多受创伤的人在他们的环境中(相对)安全,他们仍然没有安全感。因此,治疗的一个主要目标是建立一种内在安全感(sense of inner safety),即一种使你、你的所有部分、你的内在体验都觉得安全的感觉。内在安全感,也称为**安全状态**(safe state; O'Shea, 2009),是在没有实际威胁或危险的当下时刻感到放松和平静的意识。

培养内在安全感

人能够活在当下的此时此地,以及在与他人的至少一两种信任关系中感到安全,这都与内在安全密切相关。如果小孩子在安全和信任的关系中长大,被提供了一个安全的环境,他们自然会产生内在安全感。许多有早期创伤史的人都没什么机会体验安全的环境或关系，因此他们无法培养内在安全感，甚至可能很难想象安全是什么感觉。他们可能在认知上知道自己当前的环境是安全的，但他们根本感觉不到安全或舒适，就好像可怕的事情随时会发生一样；即使他们目前的情况是安全的，他们的某些部分仍然停留在创伤时期，无法体验安全的当下。此外，受创伤的个体通常对自己的内在体验感到不安全，即对自己的一些情绪、思想、感觉和其他分离部分的行为感到不安全。随后对内在体验的回避使他们难以活在当下，又引发恐惧、批评和羞耻的内在循环，这进一步加剧了内在安全感的缺乏。

即使你无法想象完全安全的感觉，但可能有时你会感到比其他人更不安全，你可以从那时开始学习培养安全感。如果"安全"的概念对你来说太陌生，你可以想一个愉快和平静的地方，一个你感到能被理解和接纳的地方，或者一个只有你自己并且你知道自己不会被打扰的地方。

接下来，我们将描述创造内在安全感的方法，包括安全空间的意象，你与你的各个部分可以在这些地方找到安全和平静的避难所，远离日常生活的压力和痛苦的过去，直到你能够获得更加充分的疗愈。

活在当下

首先，我们将专注于培养当下的内在安全感。一旦你能够确定当前时刻实际上是安全的，就必须使你的所有部分都感到平静和放松。你可以训练自己有意识地释放内在的紧张，让你的所有部分都注意到这一刻的安全、幸福、放松和内在的平静，即使起初这些时刻可能很少而且相距甚远。你可能会发现你的某些部分比其他部分更容易体验到内在安全感。对于某些部分，与信任的人在一起可能更容易找到这种安全状态；对于其他部分来说，可能在独处或和心爱的宠物在一起，听着最喜欢的音乐，或者在大自然中一个特殊、安静的地方时，会更容易找到这种安全状态。

最能确定的是,只有当你的环境真正安全时,才能体验到内在安全感。即使现在有些情况让你感觉受到威胁,但仍有一些时刻你实际上是安全的。正是在这些时刻,你可以开始专注于培养内在安全感。

当你的所有部分都同意至少暂时放下内在的冲突和批评并专注于当下时,安全感就会产生。这可能很难实现,一开始可能也不会持续很长时间,但你会发现你的所有部分都会喜欢这种状态,并且你练习得越多,就越容易实现。

开发想象中的内在安全空间

内在安全空间(inner safe place)是你可以安全、放松并受到照顾的地方的意象。这些意象已被证明对许多人都有帮助,不仅仅是那些患有分离障碍的人。众所周知,这种想象活动会给经常使用它的人带来放松和幸福的感觉。如果你的内在体验相当不和谐、不安全和令人恐惧,就像在分离障碍患者身上经常发生的那样,那么想象这些空间的能力就变得尤为重要和有用。

当你患有分离障碍时,你的某些部分仍然停留在创伤时期,因此不会体验到安全感,它们可能对潜在危险保持高度警惕,因此无法放松到足以感到安全。患有分离障碍的人通常会在内在体验愤怒、羞耻、恐惧和绝望的恶性循环,从而导致缺乏内在安全感。有些部分是愤怒的、挑剔的,而另一些则是受伤的、害怕的或羞愧的。这些不同的部分之间往往存在强烈的冲突。表达痛苦的部分越多,其他部分就变得越愤怒、越伤人,因为它们无法忍受被认为是"弱点"。愤怒和挑剔的部分对其他部分越愤怒,这些部分受到的影响就越大。这造成了内在痛苦和缺乏安全感的无休止循环。

当你能够为自己处于痛苦或恐惧中的部分创造一个或多个想象中的安全空间时,你就为缓解这种消极循环的可能性打开了大门。愤怒的部分一旦知道受惊吓或受伤的部分在感到更安全时会更安静,它们就会感到一些解脱。因此，你可以通过同时帮助两种类型的部分来减少冲突。一旦你能够开发出一个想象的内在安全空间，就能让你的所有部分都可以体验它，并在你需要或想要的时候随时为你所用。例如，当人格的某些部分感到崩溃时，你需要完成一项重要的任务，这些部分可以在你完成任务的时候去安全空间休息。这些部分可能会在想象中的安全空间感觉更平静，直到它们能在治疗期间专注于治疗。或者，它们可以在某些会引发过去痛苦体验的情况下保持不受干扰，例如去看医生或参加工作中存在冲突的会议。

有些人发现某个想象中的空间足以容纳自己的所有部分，而另一些人则觉得需要不同的空间来满足各部分的不同需求。当然，内在安全空间应该始终与努力确保你与他人以及世界的安全相结合。没有真正的安全，你就不可能有内在安全感！

想象中的内在安全空间的示例

- 宜人的户外场所：湖泊、草地、溪流、水池、岛屿、森林、山间、大海
- 建筑物：树屋、小木屋、门廊、山间和海滩小屋、安全屋
- 专门符合每个部分的需要的房间
- 安全洞
- 宇宙飞船
- 你自己的特殊星球
- 潜艇或水下之家
- 热气球
- 虽然技术上讲不是空间，但有些人喜欢有保护力的装束：太空服、盔甲套装、隐形力场、隐形斗篷（有关此类意象的更多信息，请参阅第14章中的"商店"练习）

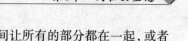

　　你可能想要一个安全（或安静）的空间让所有的部分都在一起，或者某些部分可能想要有它们自己的空间。密切关注你各个部分想要或需要的是什么。请记住，想象力是无限的，空间可以随着你需求的变化而不断调整。

　　如果你想象不出一个地方，请不要犹豫，直接向你的治疗师求助。有时，画出来或找一张你喜欢的地方的图片会有所帮助。正如我们之前提到的，从相对没那么不安全的感觉开始。你可以列出希望在安全空间采取的所有舒适措施。还要记住一个主要规则，不要因各个部分的想象以及它们想要或需要的东西来批评或评判它们，即使这些与你的观点或看法不同。也许不是所有的部分都会参与，那也没事，就从你力所能及的地方开始。

　　安全空间应该是一个只有你知道的私人空间，没有你的许可，没有人能找到或侵入它。如果你觉得特别不安全，你可以想象这个地方被栅栏、墙、特殊的隐形场或警报系统包围。你可以决定是否允许其他人在那里，也可以与所有部分协商，尊重彼此的空间，不得擅自侵入或"参观"。

　　你的安全空间可以保护你或你的特定部分免受当前任何令人崩溃的刺激，它应该是舒适和愉快的。这是一个满足你对安全、舒适、休息等方面需求的地方。随意在这个空间中添加任何你想要的东西，以提高你的舒适感、幸福感和安全感。你可以想象舒适的床，你最喜欢的食物、游戏和电影，你喜欢的动物。你的空间可以住着动物或其他人，也可以只有你自己；你可以让附近有人，但不要太近。这个空间是你建造的，而且只属于你一个人。

　　你的任何部分都可以随时前往安全空间。如果内在各部分协作并同意这能够起到临时缓解或抑制的效果，某些部分可能会自愿去到安全空间。但是，切勿尝试关闭或隐藏某个部分以摆脱它们！监狱不算安全空间，试图以这种方式回避某个部分只会增加你内在的不安全感。重要的是让你的各个部分都看到安全感和使用安全空间的价值，并尽最大努力共同创造这种治愈的意象。

家里有一个真正的安全空间对许多人来说也很重要。你可以创建一个特殊的房间或房间的角落作为你的安全空间。你可以向这个空间里添加代表安全和平静的物品。选择令人愉快或安静的颜色和质地,对你有积极意义的物品,关心你的人的照片或你觉得愉快的地方。

练习:体验内在安全感

你现在可以使用以上部分的内容和家庭作业表8.1作为指导,练习培养内在安全感和建立安全空间。在团体中,你可以根据需要互相帮助,也可以使用团体训练师作为资源。

家庭作业表8.1　培养内在安全感和建立安全空间

1.练习感受内在安全感或平静感。

(1)首先,描述一种你可以体验到内在的安全和/或平静的情况。这种情况是一个人在家、和另一个人在一起、在大自然中,还是听音乐?

(2)接下来,让你和你的所有部分都体验到那种内在安全感。描述你对它的体验,即你的想法、情绪、感觉。

(3)请注意是什么扰乱了你的内在安全感(如果有),并描述出来。它是一种思想、一种感觉、一种感受,还是一种远离当下的转变?你的另一个部分是不是目前还无法共享这种安全感?

(4)现在想象一下那种内在安全的体验,并再次注意它的感觉。

(5)尝试每天创造内在安全的时刻。定期练习可以提高你创造内在安全感的能力。

2. 如果你感觉舒适，请描述你的安全空间。如果你不想分享出来，就
尝试描述你在那个空间里的感受。描述一下安全空间里的什么内
容对你或你的某些部分有所帮助。

3. 如果你的某些部分需要自己独特的安全空间，请努力创建这些意
象。密切关注这些部分在安全性和舒适性方面想要或需要什么。
如果你觉得这样做很舒服，请描述这些空间。

4. 如果你在培养内在安全感或建立安全空间方面遇到了困难，请描
述受到干扰的因素。建议你向治疗师寻求针对这些暂时性困难的
帮助。

第二部分　技能回顾

　　你已经在本部分中学到了许多技能。接下来你可以对这些技能进行回顾和进一步延伸。建议你在复习时回到章节中再次阅读并一点点地重新练习作业。记住，定期的日常练习对于学习新技能至关重要。

　　第5章：

　　克服内在体验（思想、感觉、情感等）的恐惧症

　　第6章：

　　反思内在体验

　　第7章：

　　就日常生活中目前的问题（并非过去体验）与自己的各个部分进行内在交流

　　培养对自己各个部分的共情能力

　　使自己各个部分互相协作以完成日常生活中的共同任务或目标

　　第8章：

　　培养内在安全感和建立安全空间

　　关于以上每组技能练习，请回答以下问题：

　　1. 你是在什么情况下练习这项技能的？

　　2. 这项技能对你有什么帮助？

3. 你在练习此技能时遇到过哪些困难(如果有)?

4. 为了更成功地掌握这项技能,你可能需要哪些额外的帮助
或资源?

第三部分

改善日常生活

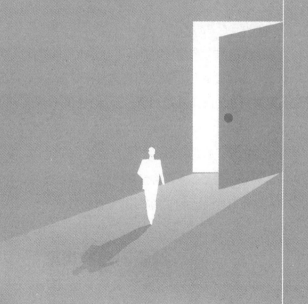

"积攒生活中的一点一滴，浇灌我心中的花园。"
要想解决心理问题，日常生活中的健康习惯是必不可少的。

第9章 睡眠问题

导　言

　　患有复杂性分离障碍的人几乎总是由于各种原因而遭受睡眠问题的困扰。有些可能是生理性的,有些则与各个分离部分的活动有关。他们甚至可能有潜在的睡眠障碍。因此,与你的初级保健医生讨论你的睡眠问题很重要。你睡得越少,你就越累,这会使你在日常生活中越发觉得挣扎,因为你精力不足,所以更容易变得情绪脆弱,难以思考。在本章中,我们将讨论睡眠问题的类型以及改善睡眠的方法,包括如何应对夜间闪回和噩梦,以及如何应对可能在夜间造成干扰的自我部分。

睡眠问题的类型

　　对于你本人、你的治疗师和你的医生来说,了解你目前遇到哪些类型的睡眠问题以及你过去体验过哪些困扰非常重要。当然,睡眠问题可能会随着时间的推移而变化,甚至随着时间的推移会有不同的原因。以下是分离障碍患者常见的睡眠问题列表。检查目前你的问题有哪些。

- 难以入睡

- 难以保持睡眠状态

- 频繁醒来

- 早醒

- 过度嗜睡（例如，在白天睡着了）

- 紊乱的睡眠-清醒模式（例如，白天睡觉，晚上清醒）

- 噩梦

- 夜惊（night terrors）[1]

- 梦游

- 磨牙

- 尿床

- 不安腿（restless legs）[2]

- 夜间恐慌

- 睡眠呼吸暂停（睡眠期间短暂的不呼吸；通常与肥胖有关）

- 感觉睡得不深或没有睡好，随后感到疲倦

- 夜间分离部分的活动

- 由于害怕睡觉或上床而推迟入睡时间

- 入睡或醒来时的闪回

- 入睡或醒来时的错觉和幻觉

- 难以醒来或被他人唤醒

- 发作性睡病（清醒时突然的、无法控制的深度睡眠发作；发作性睡病应与昏厥发作区分开，如手册先前所述，并且必须通过睡眠研究进行诊断）

1　指突然从深睡中发生的觉醒，并伴因强烈恐惧产生的尖叫、异常行为和交感神经功能亢进症状。——编注

2　不安腿综合征（restless legs syndrome，简称RLS），指小腿深部于休息时出现难以忍受的不适，运动、按摩可暂时缓解的一种综合征。——编注

导致睡眠问题的原因

导致分离障碍患者睡眠问题的原因或促成因素有很多。通常涉及的因素不止一个，因此对严重的睡眠困难进行全面评估非常重要。

创 伤

受到创伤的人更难睡好觉。当天色变暗并且安静时，你的大脑有时会开始加班。如果你倾向于回避创伤性记忆，一旦你不再专注于工作或其他活动，它们就很容易浮现出来。因为一些创伤性事件可能发生在晚上、黑暗中或床上，许多人害怕黑暗或害怕睡觉。这些恐惧在生活于创伤时期的部分中可能表现得很明显。在黑暗中或睡觉时，你或你的某个部分也可能会感到更加孤独、脆弱或不受保护，会变得更加神经质、恐惧和高度警觉，因此，你可能会睡得更轻，并且在夜间经常醒来。

患有分离障碍的人经常遭受与外伤有关的噩梦、夜惊、闪回或夜间恐慌发作。因此，他们倾向于回避上床睡觉或只在外面天亮时才睡觉。梦游以及在睡着时哭泣、呻吟、喊叫或肢体剧烈运动都很常见，少数人可能偶尔会尿床。尽管这可能令人尴尬，但重要的是要了解自我的某些分离部分可能会体验自己非常幼小、害怕的时刻。这些部分可能因为害怕下床而不敢上厕所，或者可能吓得不由自主地小便。如果发生这种情况，不要对自己太苛刻。你只需更换床单，并继续为这些部分获取临在感、培养内在共情能力和保证当下的安全。你越能安抚和宽慰自己的所有部分，你在晚上遇到的问题就越少。

分离部分之间争抢时间

患有复杂性分离障碍的人,尤其是DID患者,他们自己的各个部分之间可能会在内在争夺控制权。某些部分可能希望或要求自己有特定的时间,因为它们觉得没有足够的时间进行自己的活动。这可能会成为一个主要问题,不仅会打断白天的活动,还会打断睡眠。有时,分离部分可能在晚上更活跃,此时人格的主要部分更加疲劳,不那么"戒备"。一些分离部分可能只在夜间活动。第二天早上你可能会感到筋疲力尽,不明白为什么。你可能会发现你做过活动的证据,例如使用电脑、吃饭、做清洁或画画。有时某些部分会很忙,因为它们害怕睡觉或闭上眼睛,可能是因为害怕会失去控制或做噩梦。

其他情绪问题

睡眠障碍在体验中度至重度焦虑或抑郁的人群中很常见。许多受创伤的人都体验过这两种情况。解决这种由额外生物学因素影响的睡眠问题最好的方法就是将用药、治疗和改善生活方式相结合。

刺激过多

过多摄入咖啡因或酒精、吸毒或吸烟都会对睡眠产生不利影响。睡前剧烈运动或进食,阅读有刺激性的书籍,或观看刺激的、令人不安的电影,也会影响睡眠。有些人可能没有意识到自己的其他部分正在进行这些行为。如果你最近感觉到失去时间概念并怀疑有这种可能性,请与你的治疗师讨论。

刺激不足

另一方面,白天睡眠或休息过多、久坐不动、运动不足也会导致睡眠不佳。

改善睡眠质量

对生活方式的一些调整以及内在的共情、沟通和协作可以改善睡眠。

让卧室成为一个舒适的睡眠场所

让你的卧室或你睡觉的地方成为令你全身上下都感觉安全舒适的地方。在卧室里设置合适的温度,一般来说最好稍微凉一点。如果你在夜间醒来,确保有足够的光线,例如安装夜灯或昏暗的灯。让卧室相对整洁,保持床单的干净整洁,这对你很有帮助。如果你愿意,可以睡前在房间里喷上一种好闻的香水。使用你在第1、2章的练习中开发的锚点,并让它们在卧室中尽收眼底,以提醒你活在当下。确保你的所有部分都有对它们有帮助的锚点。你还可以为自己制作一个"睡眠工具包"(见家庭作业表9.3)。从卧室中取出可能触发过去体验的物品,比如可能让你想起过去的物体或颜色,或是某些声音或气味。有些人发现从房间中取出所有会影响睡眠的东西很有帮助,包括电视、收音机和电子游戏。还有人发现背景噪声有助于睡眠,例如轻柔的音乐或电视节目。但是,如果你需要噪声,则最好使用稳定、单调的"白噪声"(white noise)[1]来促进睡眠,例如风扇声。

---

1 指在较宽的频率范围内,各等带宽的频带所含的噪声功率谱密度相等的噪声,物理上称为白噪声,这种声音有一定治疗作用,是一种"和谐"的治疗声音,可以帮助人放松或睡眠。——编注

如果你或你的某些部分在夜间感到害怕，请确保你家尽可能安全。例如，如果你觉得有必要，可以锁上门并安装安全系统；有些人觉得家里有宠物更安全；将你所在地的紧急电话号码预先存在手机中，并将手机放在床边。这些是常识性的预防措施，但也可能为你的某些部分提供额外的安全感。

让你的所有部分都为睡眠做好准备

花时间与自己的各个部分进行交流，以便最大限度地了解自己对睡眠的担忧和需求。就你（的所有部分）每晚的正常睡眠时间达成内在的一致至关重要。有些部分可能会在夜间活跃，因为它们认为夜间这种不需承担日常生活责任的时间段就是"它们的时间"。这种活动表明你在白天没有给自己足够的个人时间。如果你可以与这些部分进行沟通和协商，并在白天留出一些固定的个人时间，夜间活动可能就会急剧减少了。

某些部分可能有与其他部分不同的睡眠偏好，请尊重你自己的所有部分，并关注你能想到的关于改善睡眠的一切。例如，你可能非常希望在床上放一只毛绒玩具，但作为成年人，这会让你感到不舒服。如果你的有些部分觉得自己更年幼，那你可能需要共情并满足它们的需求，找到让所有部分都可以接受的妥协办法。请记住，虽然某些部分可能会陷在过去，扮演着小时候的自己，但你自己作为成年人的任务是帮助现在的你感到安全且活在当下。

养成睡眠习惯

每个人都知道，规律的作息很有帮助。设定一个合理的睡觉时间，并争取每天晚上在那个时间段睡觉。睡前进行安静和放松的活动会有所帮助，这些活动不要太刺激。例如，读一本好书、看一个有趣的电视节目、听你最喜欢的音乐、洗或泡一个放松身心的澡、喝一杯不含咖啡因的饮料、吃点健康的小零食。做有规律的活动，慢慢地让自己进入睡眠状态。

有些人喜欢想象自己年幼的部分聚集在一起讲故事，或者想象把它们塞进被窝里。有的人喜欢抱着一个枕头，就像抱着一个孩子一样，在内在对年幼的自己说："别忘了我在照顾你，你很安全。"确保你以自己的方式与各个部分进行交流，以提醒自己你是安全的，可以睡觉了。

大多数人在睡觉时更喜欢穿一些东西，睡衣可能会提供一种安全和保护的感觉。不要穿着白天的衣服睡觉，因为它可能让你不舒服。换上睡衣是一种很好的仪式，能够提醒你现在是睡觉时间了。

如果你卧室里有一台电视并且你需要声音来帮助入睡，请确保不要观看可能会让你或你的某些部分感到不安的节目。关键是要确定什么能帮助你按时入睡且保持睡眠状态。有些人更喜欢音乐，只要是能让人放松和舒缓的就行。有些人则喜欢录制的自然声音，例如海浪声或吹过树木的风声。如果你喜欢阅读并且它能帮你入睡，可以在床上安静地阅读一会儿，但要确保你正在阅读的内容令人愉悦且不会过于刺激。但如果你读书是为了回避睡觉，就尽量不要带着书睡觉。睡前尝试短暂的放松或冥想练习。有一种很好的冥想方式是反思三四件你在生活中特别感激的事情。

解决特定睡眠问题的提示

如果你不能放慢你的思想

1. 检查你的所有部分。

问问你的某些部分是否需要内在交流，如果需要，询问它们是否可以等到第二天。重要的是能够暂时延迟那些会干扰你现在正急需的睡眠的担忧和想法。查明你的某些部分是否需要做些不同的事情才能入睡。关注并尊重自己的所有部分。

2. 分散自己的注意力。

数羊(或你最喜欢的动物)或者从100开始慢慢倒数,尽管听起来很愚蠢,但要专注于这种心理活动。它可以防止你的思绪误入会让你保持清醒的问题领域。每次你忘记计数时,就重新集中注意力从头开始数。

想象每当你开始思考某事时就出现一个大的"停止"标志。看到停止标志后,就重新将注意力集中在缓慢呼吸上。吸气数三个数,然后屏息数三个数,再呼气数三个数。重复几次,只专注于你的呼吸。

当你躺着无法摆脱脑海里的问题时,想象你的思想在一条小溪中,问题一个个地从你身边流过,顺流而下。你知道它们就在那里,但只需观察它们在你的脑海中流动,不需要做任何其他的事情。

有些人发现起床写下困扰他们的事情很有帮助,并对自己的内在承诺将在第二天处理这些事情。

想象将你的问题放在一个安全的容器(计算机文件、银行金库、盒子等)中过夜。你可以在第二天的适当时间回来处理它们。

想象以下任一情况:(1)温暖的白光笼罩着你,让你感到完全放松和安全;(2)一个漂亮的气球,你可以给它充气,当你向气球吹气时,想象把你所有的紧张和问题都吹进气球里,当你感觉变得放松时,系上气球并让它飘向天空,如果你愿意,你可以用一根绳子牵着它;(3)靠在一个非常安全和有爱心的人身上;(4)进行第11章中的放松想象练习之一。

如果你过了合理的时间仍无法入睡

把时钟扔到一边,这样你就不能一直看几点了。如果你无法入睡,你就只会执迷于时间,这会使问题变得更糟。

提醒自己有时确实会无法入睡，但你第二天总得工作。如果你今晚睡不着，可以吃一些东西来帮自己第二天晚上入睡。你的身体最终总会睡觉。

不再试图让自己入睡。起床去另一个房间（或卧室的另一区域），做一些安静的事情来分散自己的注意力（例如，看书或看不太刺激的电视节目、听安静的音乐、做一些伸展运动），在你感到困倦时回到床上。在夜间可以根据需要多次这样做。

如果你会在噩梦后醒来

如果你做了令人不安的梦或噩梦后在夜间醒来，或感到焦虑和恐慌，重要的是要能够冷静下来并安抚自己和其他焦虑的部分。自己努力，并和治疗师一起制订各种帮助自己的方法。

第一步始终是把握当下。使用你放在卧室里的所有与当下有关的锚点。安静地自言自语，大声告诉自己你在哪里。

打开灯，起床。可以喝点东西、找点东西来分散你的注意力。

将凉水或冰水泼在脸上、手上和颈背上。这能帮你更加清醒。

有意识地放慢呼吸。尝试一些呼吸练习。

做一些温和的伸展运动，帮助身体专注于当下。

如果你有宠物，花一点时间抚摩或拥抱它。

如果你的身体出现症状，例如口腔有异味，或疼痛和不适，可以做一些安抚自己的事情（例如，刷牙、喝不含咖啡因的饮料、含薄荷糖或硬糖、按摩疼痛的肌肉），同时对自己说："我现在就在当下。发生在我身上的一切都结束了。我很安全。我的嘴、我的腿、我的身体等，都在当下。我正在尽我所能帮助自己的各个部分。"尝试意识到可能有帮助的任何内在感觉。

有些人发现，如果他们把令人痛苦的梦境或意象写下来或画下来，然后把它收起来、撕掉或带去治疗，会有所帮助。这不是为了进一步深入体验，而是要将其记在纸上并留到更合适的时间来控制它。

你可以尝试"改变"你的噩梦。在梦中添加一个支持你的或强大的人，发明一种摆脱困境的方法，或赋予自己特殊的力量来克服梦中的任何无力感或恐惧感。你的治疗师可能会帮助你使用这种技能。

有些人从噩梦中醒来，发现他们无法动弹。虽然这非常不舒服，甚至令人恐惧，但它不会持续很长时间。这只是一种被恐惧麻痹的状态。如果你遇到这种情况，请确保从床上的各个角度都可以看到当下的一些锚点：在你的左侧、右侧，甚至在天花板上。即使你还不能移动，你也可以开始看到锚点并逐渐感知你正处于当下。这种知觉将帮助你的身体摆脱那种麻痹状态。尝试从一个微小的动作开始，例如眨眼，或者只是动动脚趾或小指。当你可以这样做时，再动动对侧脚趾或其他手指。然后用你的手或脚做轻微的动作，接着是你的手臂或腿，缓慢而耐心地继续，直到你的整个身体逐渐能够活动自如。

适当服用安眠药

如果你尝试了以上这些解决方案后仍有持续的睡眠障碍，就必须接受医生的检查。你的睡眠问题可能有医学上的原因，睡眠障碍通常伴随着创伤相关的障碍。询问医生你是否需要安眠药。在服用任何非处方药或草药之前，请咨询你的医生，因为它们可能会影响处方药的效果。许多安眠药会让人上瘾，因此只能按规定服用，且不能与其他类型的镇静剂、酒精或药物混合。通常，服用安眠药一两个晚上就足够让你的作息有规律，之后停止服用，直到下一次遇到问题。

家庭作业表9.1　睡眠记录

使用下面的表格来记录你在接下来一周中的睡眠问题。

	入睡时间	起床时间	如果有，你在睡眠时遇到了什么困难？	如果有睡眠问题，你是如何尝试帮助自己的？	睡眠时长
星期一					
星期二					
星期三					
星期四					
星期五					
星期六					
星期日					

家庭作业表9.2　让你的卧室成为舒适的睡眠场所

1. 检查以确保你的卧室让你的各个部分都感到舒适。当你环顾房间时，描述你的想法、情绪和感觉。

2. 列出为了让卧室更舒适你可以改变以及想要改变的任何卧室里的东西。你或你的某些部分想改变什么？

3. 描述关于你的卧室的任何内在冲突。

4. 关注任何可能触发你内在冲突的物品。如果可以，请去掉或改变它们。如果不能，就贴一张小纸条，上面写着"此时此地一切都好"，以提醒你关注当下。此外，有意识地注意当前物品在不同背景环境下的差异。例如："这张床让我想起了我小时候的床，但它在我房间里，铺着我的床单，放在我的地板上。它只是一张床，床不会伤害我或吓到我。这只是一件物品。"

家庭作业表9.3 开发睡眠工具包

开发一个"睡眠工具包"，它是一个真实的或想象的装满东西的盒子，可以使你以及你所有的部分安心和平静，并带你回到当下。你可以在睡前使用睡眠工具包，或者当在夜间醒来感到焦虑或激动时使用。工具包可能包括轻松舒缓的音乐或声音、锚点物品、特殊的枕头或毯子、夜灯、一件你最喜欢的衣服、玩偶或毛绒动物、一本好书、曾照顾过你的人或让你感到安全放松的地方的照片、紧急联系人名单、愉快的体验，甚至是可以使你感到安全的宠物。请记住，在开发睡眠工具包时考虑到所有部分的需求和偏好非常重要。列出你睡眠工具包中的物品。

家庭作业表9.4 养成睡眠习惯

1. 描述什么可以帮助你和你的所有部分放松并准备睡觉。

2. 列出睡前应该避免的活动。

3. 描述你已经或想要建立的上床后的例行程序（例如，短暂的冥想、呼吸练习、想象、阅读一个好故事）。

4. 描述一种最佳方式，能让你在睡眠时检查自己的所有部分，提醒自己：你是安全的，现在是安全舒适地入睡的时候了（例如，对内讲话、询问内在、想象所有部分围成一个圆圈或蜷缩在漂亮的床上）。

5. 你是否愿意且能做到每天大约在同一时间睡觉和起床？列出你大概的入睡时间和起床时间。如果你不愿意或不能，请描述原因。解决妨碍有规律睡眠的障碍是很重要的。

第10章　生活结构

导　言

平衡分配每天以及每周工作、活动和休闲的时间对每个人都非常重要。想要过上令人满意的生活,就要懂得如何享受工作以及如何最大限度地享受和利用空闲时间。每个人都是在一种规律而不过于僵化的日常生活结构中能过得最好。固定的生活结构有助于人们把握时间和他们正在做的事情,因而可以更加专心、集中注意力,而不用担心或困惑接下来会发生什么。固定的生活结构可能有助于降低人格某些部分被侵入或切换的风险;还可能有助于降低长时间闪回或陷入抑郁的风险。每个人都需要及时开始和完成某些任务、料理家事,并在如何度过空闲时间方面做出相对平衡的选择。

每天和每周的生活结构应该包括规律的作息、健康的膳食、必要的家务(例如,购物、烹饪、支付账单、清洁)、人际关系和社交时间、私人时间、内在检查、体育锻炼、娱乐和其他安全刺激的活动,等等。在本章中,我们将重点介绍建立日常生活结构的方法,包括记录时间、健康的工作习惯及充分利用空闲时间。

复杂性分离障碍患者在日常生活结构方面的问题

由于以下多种原因，分离障碍患者通常难以建立日常生活结构：

- 时间观念紊乱，内在世界经常混乱和冲突

- 分离部分可能会争抢时间，并在如何打发时间方面有许多相互冲突的愿望、需求和偏好

- 因此不同部分可能会开始某些活动，但无法完成，因为其他部分会干扰或将其转移到另一项任务

- 难以集中注意力和完成任务

- 冲动控制方面有问题，难以完成一项不易集中注意力的任务，例如清洁、支付账单、学习

- 生活结构和规律通常不是从你儿时起就成型的，因此你从未学过如何建立和保持健康的生活结构，也没有体验过它的好处

- 你可能建立了一个夸张且僵化的生活结构，一项活动接着又一项活动，不停地工作，从不休息，使你自己筋疲力尽（另见下面的讨论）

在日常生活结构中找到平衡可能是一个巨大的挑战。过密的生活结构安排和忙碌可能是你逃避感受或了解更多关于你自己或内在世界的一种方式。也许你是在尝试通过"包揽一切"或不让其他部分插手来感受自己的能力，但是过度忙碌会使你消耗的精力超乎你的意料。

另一方面，如果你的生活结构太简单，那么问题症状会急剧增加。也许你很难具体地决定想要做什么，或者你不知道想要或需要做什么，因此每天都没有计划。你可能会注意到，在完全非结构化的日子里，尤其是在周末，你会过得更加艰难。你会在完不成任何事情的情况下开始和停止许多不同的任务。这种"起起停停"的行为，通常是某些部分的干扰导致的，

它使得你的各个部分都被更多未完成的事情所累,进一步消耗你的精力。或者,你可能会觉得做任何事情都没有动力,所以只是坐着、看电视、玩电脑游戏或睡觉。

对于DID患者来说,某些部分可能会牺牲其他部分的活动,浪费时间去做一些它们本不打算做的事情,例如画画或看电视,而不是去做需要完成的任务,例如打扫房间。如果没有内在的沟通与协作,某些部分的活动和计划可能会重叠并干扰其他部分的活动和计划。然后你可能会发现自己过度投入增加了一种令人崩溃和自相矛盾的感觉。

对建立健康日常生活结构的反思

列出你的基本日常任务,例如,工作或做志愿者、照顾孩子、清洁、购物和其他差事、烹饪、洗衣、支付账单、照顾宠物、园艺或庭院工作等。如果你有不止一个部分参与这些任务,请留出一些时间静下来沟通和协调合理的安排。作为你内在反思的一部分,以下问题可能比较重要:

是否存在导致部分之间产生内在问题的特定任务?例如,某些部分的问题是照顾孩子引发的,还是因为被杂货店里的众多选择搞得崩溃,或者是由于过于冲动而无法处理消费问题?

如果某项任务引发了内在问题,哪个看起来最容易解决?从那个问题开始,当你通过内在的沟通和协作获得更多的信心和经验时,你就可以转向下一个问题。记住要有耐心:你不能一下子改变一切,也没人期望你做到。

你或你的某些部分是否有生活结构过密和精疲力竭的倾向?如果是,看看你是否能找到原因,例如,回避感觉或记忆、觉得实现目标有压力、害怕停下来,等等。

如果你的日常生活结构更加灵活，可能对你和你的各个部分有什么好处？例如，更好的容忍情绪的能力、可以不那么努力工作，等等。

作为一个完整的人，哪些活动对你很重要？与内在的各个部分协商，每周计划一定数量的活动，这些活动对你和你的所有部分都舒适且合理，不要过多或过少。如果你过于活跃和忙碌，请确保你计划好了在工作之间的休息时间。并且一定要计划好从一项任务到另一项任务所需的时间，不必太着急。

你或你某些部分的生活结构是否太少？如果是，看看你是否能找到原因。例如，有些人太沮丧或太累，无法为自己做的任何事情建立生活结构；有些人可能不知道从哪里开始或如何使用生活结构；等等。

为了建立更多的生活结构，你可能需要哪些部分？例如，来自其他人或部分的更多支持、对生活结构的一些建议，等等。

你愿意鼓励自己每天做一两项活动吗？

当你决定开发一个新的生活结构或规律，如果你不能一直保持，也不要批评自己或自己的其他部分。再试一次！你不一定要完美才能成功。对于大多数人来说，让新的生活规律成为一种更自然的习惯需要几个月的时间（有时甚至更久）。

附加提示

每个人都需要放松和愉悦的时间。每天为自己和自己的部分腾出这些时间，最好是在白天或傍晚，而不是在睡觉时间（见第11章）。

每个人都需要进行个人反思和内在深思的时间。一些患有分离障碍的人发现与自己的某些部分进行内在会谈来讨论日常生活规律、计划等很有帮助（见第27章）。

每天进行某种类型的体育锻炼（骑自行车、步行或其他形式的活动）。

尝试每天到户外晒15～20分钟的太阳。

尝试每周至少与他人接触几次，尤其是当你独自生活时。孤立自己通常是一种无益的习惯。当你想与朋友或熟人隔离时，就有意与朋友或熟人一起制订计划，或者就在附近有人的地方走走，例如公园或商场。

如果你容易在某项活动中迷失自我，请尝试设置闹钟让自己能把握时间。现在几乎每种个人电子设备都有可以设置的提醒闹钟。

如果你与其他人住在一起，关于谁做哪些家务做出明确且固定的安排对双方都有好处。模糊和不透明的安排会引起刺激和不满。你可能需要自信，以确保你有用于自己和各个部分的私人时间，以及任务公平分配。

许多书籍和网站都致力于提供有关条理、规律和生活结构的实用提示，可以根据需要选择使用。大多数地区都能获得来自个人组织者、训练有素的人员的对日常条理规划的帮助。

掌控时间

时间观念对于维持生活结构和日常规律至关重要，但是当你患有分离障碍时，准确的时间观念和充分的时间管理往往就成了问题。就好像你的某些部分没有生活在时间里，甚至无法理解时间的概念（Van der Hart & Steele，1997）。时间可能看起来太快或太慢，时间迷失的空隙使人们难以把握这一整天，可能根本就无法体验时间，并且各个分离部分的时间观念可能也有所不同。这些关于时间观念的问题都会导致混乱。此外，许多分离障碍患者由于有执行功能上的问题，即计划、组织、排序和优先选择能力的问题，他们在时间管理方面存在困难。

掌控时间的提示

使用日记、日历或计划板，或三者都使用（即使你觉得计划存在内在冲突）。将日历放在每天都能看到的地方。标记过去的日子，以便你可以轻松找到日期和时间。

如果你患有DID并且会失去时间概念，书面交流可能会帮助你协调。做一个简单的时间表。邀请各个部分使用相同的规划工具。你内在越赞同这个时间表，你就越能遵守它。尝试一次计划一个星期。

将重要的提醒放在你的日历上，例如，账单和税款的到期日、约会及一周内要做的差事。

戴上手表，这样你就可以把握时间。最好使用带有闹钟的手表，这样你就可以用它为约会或任务设置提醒。有些人更喜欢用手机而不是手表来把握时间，这也很好，但手腕上的手表是检查时间的视觉提醒，可能比手机更重要。

当你有约会时，在开始时间之前15分钟设置闹钟。例如，如果开车到治疗师那里需要30分钟，就设置闹钟在预约时间前45分钟提醒你。在你出发之前，不要让自己着手另一项任务。

将要做的事情和约会的清单放在冰箱或日历上，这样你每天都会看到。

将彩色发带戴在手腕上，提醒你需要做某事。

如果你容易弄丢清单，就将它们保存在一个仅用于记清单的笔记本中，并始终将笔记本放在同一个地方。在各部分之间达成协议，不要隐藏或破坏笔记本。

在去商店之前，列出你需要的东西，并且让你的所有部分都满意，这样你就不会花费数小时购物或超支。只买你清单上的东西，然后离开。

如果你不记得自己是否服用过以及何时服用过药物，请购买一周分量的药丸收纳盒,这种药丸收纳盒可在任何药房买到。每周,将你的药物放入适当的盒子中,你可以检查该盒子以查看你是否服用了药物。如有必要,设置闹钟来帮助你按时服用药物。

如果你患有DID,你可能会发现你的某些部分能够保持良好的时间观念,还可以提醒你。

养成健康的工作习惯

无论是出门上班,还是在家干活、抚养孩子或做志愿者,人们每天都需要健康的工作习惯,这包括集中注意力、组织工作、按时开始和停止活动及平衡工作与其他重要生活优先事项的能力。工作过多的人会形成一种长期疲劳、僵化和失衡的生活方式,这使他们更容易受到切换、闪回和功能不良时期(periods of poor functioning)的影响。无法工作的人通常会觉得自己没什么价值,并且可能无法在经济上自给自足。由此产生的压力会导致症状和困难的增加。

人们通常有个特定的分离部分会处理工作,而其他部分可能意识不到工作这件事。有些部分可能会破坏或干扰工作和项目,或者更喜欢玩而不是工作。生活在创伤时期的部分可能会被工作中的各种情况触发,例如生气或恼怒的老板。

只专注于工作的那个分离部分通常不能充分了解你的身体,无法知道你何时感到疲倦或有压力,因此,它们容易做得太过。整体来看,这些部分可能对"协作"和放慢速度不是特别感兴趣,而往往只专注于一个需要完成的工作目标。这不足为奇,因为这些部分可能会利用工作来保护自己免受痛苦记忆的侵入或痛苦体验的再现,或是不用去处理其他那些可能不适合工作的分离部分。

所有人都需要在工作中能有成功的感觉,无论是什么方面的成功,因为成功能使我们觉得自己有能力和优秀。正因如此，分离障碍患者不想承担失去该领域能力的风险，因此他们不愿意让相关的障碍减少，以保护那些能一直工作的部分。这是可以理解的，但如前所述，过度工作会使你无法处理和面对自己的内在世界。因此，"保持忙碌"并强迫自己做越来越多的事情是一种很常见的不健康的应对方式。要想治愈，你必须培养内在的协作以平衡生活和做出更有效的应对。

对建立全新的健康日常生活结构的反思

反思你希望如何理想和现实地度过时间。请注意你的各部分之间是否存在关于如何打发时间的冲突。

在所有你想花时间做的活动中（例如，工作、与朋友相处、玩耍、阅读），优先顺序是什么？

你什么时候需要更复杂或更简单的生活结构？周末？晚上？白天？假期？

一天中是否有对你来说特别困难的特定时间？如果有，想象你可以在日常生活结构和规律中做出哪些改变来帮助你自己（见第16章中应对困难时期的计划）。

思考在一天中你可以或应该花多少时间在工作或任务上。

关注你对工作/家务、休闲/社交、娱乐和休息时间及私人时间的分配方式。

反思如何给自己有意义的私人时间来满足你的内在需求（包括你各个部分的需求）。其中应该包括内在反思和与自己各部分接触的时间。你会如何安排这段时间，让自己的所有部分都觉得公平和愉快？

思考哪些活动能给你提供能量或消耗你的能量。考虑到你的能量水平以及活动能够提供或需要消耗的能量，尝试与自己的所有部分协作，以设定一个能够实现的每日计划。

思考其他平衡生活的方式,例如锻炼、社交、走出家门、享受爱好。

家庭作业表10.1 你目前的日常生活结构

描述你目前的日常生活结构和规律,以便评估哪些对你有效,哪些可能需要有所改变。包括你在下列四个类别中分别花费的大致时间。你不需介绍细节。

1. 工作/任务/家务/约会/用餐

2. 休闲和社交时间,例如爱好、与朋友或家人在一起

3. 属于自己的私人时间,包括内在反思和与各个部分的交流

4. 什么都不做,随便看看电视、上网、玩电子游戏、盯着墙壁、睡觉,等等

家庭作业表10.2 建立现实且健康的日常生活结构和规律

现在描述一个你想在接下来的几个月里建立的现实且健康的生活结构和规律。在开始之前,你可能需要回顾前面关于反思的章节,以帮助你建立新的生活结构和规律。记住一次只改变一件事,这样你就不会感到崩溃或气馁。

1. 工作/任务/家务/约会/用餐

2. 休闲和社交时间，例如爱好、与朋友或熟人在一起

3. 属于自己的私人时间，包括内在反思和与各个部分的交流

4. 什么都不做，随便看看电视、上网、玩电子游戏、盯着墙壁、睡觉，等等

第11章 闲暇与放松

导　言

我们都需要时间来安全地放松自己，做自己喜欢做的事。治愈的一个重要内容是学习利用空闲时间来放松、恢复活力、享受乐趣和产生新的兴趣。学习、欢笑、享受乐趣以及产生好奇都有助于在日常生活中保持平衡和判断力。与平衡工作一样，分离障碍患者需要正确地分配空闲时间，包括与内在部分交流和协作的私人时间。然而，对于受创伤的人来说，许多因素可能会阻碍他们使用本该有治愈作用的放松和休闲时间。

复杂性分离障碍患者 在空闲时间和放松方面的问题

你可能会发现自己在回避空闲时间、放松或休闲活动，即使其他人通常认为它们有助于恢复活力因而不可或缺。这种自由的时间可能会使那些你一直在回避的内在混乱和痛苦又出现在你的意识中。也许你会对空闲时间或放松产生消极的信念和恐惧感。因此，你可能会遇到以下困难：

如果你试图放松，你可能会害怕失去控制、变得崩溃或害怕自己的其他部分控制住自己。

不同的部分可能对空闲时间有不同的需求和愿望，导致你在如何度过空闲时间方面产生冲突。有时，某些部分可能认为某个特定活动（例如放松）是危险的，因此会阻止其他部分参与其中。持续的冲突有时可能会导致"僵局"，于是你根本什么都做不了。

空闲时间（例如周末、假期）可能会引发对过去痛苦体验的回忆，使你更难享受现在的时光（见第16章）。

你的内在感受或声音可能会阻止愉悦、享受或玩耍。也许这些信息是基于羞耻的，来自一种认为你不应该感觉良好或你很懒惰的信念。它们也可能基于担心你会"遇到麻烦"或"当你感觉良好时总是会发生坏事"。

你或你的某些部分可能害怕"放松警惕"。也就是说，你强烈需要始终保持高度警惕，因此无法放松。事实上，试图放松可能会增加一种脆弱或不安全的感觉。

解决关于如何利用空闲时间的内在冲突的最有效方法是反思自己所有部分的内在担忧、信念和需求，然后与所有其他内在冲突一样，对于空闲时间，你也要学着去同情、协调和协作。当然，重要的是要对自己能做的事情保持现实和合理的态度：工作、娱乐、人际关系和放松必须平衡，并且在你作为一个完整的人的能力范围内。例如：你不能既想熬夜疯玩得尽兴，同时还想第二天上班能保持最佳状态；你也不能既想每天工作很长时间，同时还想让自己有充足的时间进行内在反思和照顾内在部分。在规划空闲时间时，请始终考虑你的任务、预算时间和精力水平。

解决关于放松和空闲时间的内在冲突的提示

如果你遇到前文或家庭作业表11.2（本章末尾）中描述的一些关于空闲时间和放松的冲突，请尝试利用以下建议来帮助你解决这些冲突：

花时间思考为什么你可能会在空闲时间或放松方面遇到困难，并列出这些障碍。

不要对这些冲突进行评判，只需要关注它们。

尽最大努力将列表中的冲突从最不困难的到最困难的进行排序。从最简单的开始解决，然后逐步到最困难的问题。当你能够解决不太激烈的冲突时，你和你的所有部分都会变得更加自信和相互信任，就会更愿意采取下一步行动。

使用内在安全空间、内在会谈或通过对内讲话，确定是否你的所有部分都同意：如果你完全安全且被允许放松，那放松可能是一件好事。如果是，那很好，你可以进行下一步；如果不是，请停下来思考为什么你的某些部分认为即使放松是安全且被允许的也依然不会有所帮助。

想象你的所有部分都在异国他乡，在这里，放松和空闲时间被当作每天的自然组成部分；在这里，每个人都在努力工作，但他们也很努力地玩乐；没有人行色匆匆，没有人批评别人，没有人受到惩罚。想象自己看着这里的人们在下班后放松、休息、欢笑、玩耍和享受。关注这些画面是如何影响你的所有部分的。

你可以进行内在对话以提醒你的所有部分，当你（整个身心）在安全的环境中感到安全和放松时，内在的混乱和噪声就会减少，所有部分都可能受益。挑剔的部分或愤怒的部分可能会发现，如果年幼的部分感到安全和放松，甚至玩得开心，那就可以不用花费太多精力来管理它们了。

提醒所有部分，享受放松和空闲时间并不意味着你偷懒或没有完成工作。众所周知,花时间放松和休息的人在工作时会更高效。

提醒所有部分,它们可以同时保持警觉和放松。

如果你在放松过程中仍然感到不安全,询问你的某些部分是否会在休息的同时保持警惕。各个部分可以轮流承担"守卫"的职责,这样每个部分都能有休息时间。

确保你花了时间让所有部分都专注于当下,并向它们保证放松和空闲时间是被允许且健康的,你并不会因为给自己多花了时间而惹上麻烦。

如果你在拥有空闲时间的情况下触发了创伤性记忆或强烈的情绪,在此期间要让易受伤害的部分留在安全的地方,保证你在不久后会来照顾它们,继续让它们专注于当下。一定要遵守你的承诺,因为所有部分都必须相互信任。

就空闲时间该做什么进行内在的讨论和协商。如果有冲突,就尝试轮流进行,这次做一项活动,下次做另一项活动。或者尝试寻找让你所有部分都满意(或至少可以接纳)的活动。在内在商量一种健康的"交易"。例如,如果挑剔的部分能允许你有一小时的空闲时间而且不抱怨,那么你可以同意在空闲时间后去做一项特定任务作为回报。一定要坚持到底。

目标设小一点。例如,如果10分钟太久,就练习放松1分钟;如果1分钟也太久,就改为30秒。和你最慢的部分一样快就可以,同时也要帮助它们,为它们提供采取行动所需的资源。最重要的是,不要批评你自己或你的各个部分。

下面将介绍一些有关安全放松和有效利用空闲时间的提示。

管理空闲时间的提示

每天为自己安排一些空闲时间。开始可以短一些,例如30分钟或1小时（如果这个时长也无法忍受，还可以更短）。

更多地了解你和你的各个部分可能喜欢做哪些活动，或者想学习做什么以享受乐趣。不要用"你为什么不能这样做"之类的争论来消除这些想法。尝试对新的可能性持开放态度，并帮助其他部分也对尝试新事物持开放态度。

列出你可能喜欢做的事情。撇开差异不谈，是否有某些活动能让你的所有部分都喜欢？从其中的一项活动开始。

如果你在回避空闲时间和放松，请反思并问问自己（或可能相关的你的其他部分）你害怕或感到羞耻的事情是什么。

如果你有很多非结构化的空闲时间，那么就随心地添加更多活动并将你的时间用于治愈，例如关注需要你照顾的那些部分。

如果你不知道自己想做什么，就关注其他人的行为，看看是否有什么吸引你的地方。尝试参加艺术课程、志愿服务、徒步旅行或合唱团。不要等到你确定某项活动了才去做，先尝试一下，如果你不喜欢，可以随时停下来。记住，尝试新事物是了解你是否喜欢它们并在此过程中获得乐趣的好方法。

尽量不要担心失败。你的任务是享受学习的过程，即使你做不好也不要紧。

持之以恒，对自己有耐心。

学习如何安全地放松

受过创伤的人往往很难放松，因为他们，或者至少他们的某些部分，几乎总是处于高度戒备状态。他们可能会觉得放松不安全，因为在放松时他们无法注意到危险。但实际上，各种意识和警觉水平都可以达到放松状态。一个人能够在极度放松、活在当下的同时又保持警觉，或是能够以一种昏昏欲睡的方式放松。大多数情况下，同时保持警觉和放松实际上是最具适应性且最灵活的方式，你的某些部分可以互相帮助来做到这种状态。在第8章中，你学习了如何培养内在安全感，这种安全感是让你学会更有效、更容易地放松的基础。

要练习放松，请在没有需要做某事或去某地的压力，且头脑相对平静的情况下尝试下面的练习。

一旦你习惯了练习并能够放松，就可以在疲倦、有压力或情绪低落时开始练习。你越早地干预，让自己感觉更平静，练习就越有效。以下意象练习旨在帮助你和你的所有部分感觉更好、更强大，并重新获得更高程度的情绪平衡。

尝试制作这些练习的音频文件，以便你可以选择收听。你可以自己做，也可以请你的治疗师、朋友或合作伙伴为你制作。首先调整措辞，使其完全适合你和你的所有部分。

尝试以下一项或多项练习。首先通读一遍，看看它们是否对你特别有吸引力。如果你愿意，你可以更改设置（比如想象一座山而不是一棵安全的树；想象一片森林而不是疗愈池）。

放松练习

树

在安静宜人的地方坐下或躺下，安静地呼吸，安然地闭上眼睛。提醒你的所有部分：你是安全的，你正在努力帮助自己的每个部分感觉更好。邀请你的各个部分参与。如果某些部分不想这样做，它们可以从远处观看或进入自己的安全空间。逐渐将所有想要参与的部分引导到一个想象的场景中。这个地方是一个安静而安全的露天场所，风景优美，温度适中，处在一年中你最喜欢的季节。在你周围，你会看到壮丽的树木，宽大的绿色叶片熠熠生辉。慢慢环顾四周，寻找一棵最吸引你的树，它似乎在邀请你去结识它。它可能是一棵孤独的树，高大而骄傲；它也可能在森林中，是智慧而强大的树群中的一棵。你的树可能矮或高，粗或细，年轻或年老，坚挺或柔韧。花点时间选定你的树，并记住，如果你愿意，也可以随时换成另一棵树。你的某些部分可能想选不同的树，每个部分可能都想要自己的那棵树，当然都是可以的。当你和你的所有部分对独属于你的那棵树有了一个清晰的图像后，花点时间仔细观察它。关注它的形状和质地，它温暖的木香和色调。关注它伸展开来的为你提供庇护的枝叶，舒缓的绿色在邀请你放松和休息。把你的树带进心田，直到它成为一种自然的记忆，在你的脑海中不可磨灭。

走到你的树前，认识它。首先探索树干及其所有角落和缝隙。把手放在树皮上，关注上面的每一个节孔或空洞。把你的手臂放在树上，看看你的手臂是可以直接环抱它，还是因为它太粗而无法环抱。靠在你的树上。感受它的力量：坚强不屈，给予保护，脚踏实地。如果你愿意，你可以坐在树下，让背部舒适地靠在树上，相信无论你多么用力地靠着它，它都会支持你。现在关注你的树，它不是单独挺在那里的，它有强大的根，可以向下扎得很深，将其固定在地面上，并从下向上吸取营养，穿过树干，到达顶端。你的树永远扎根于当下，它的年轮记载着悠久历史，它的树枝准备着迎接强风。无论何种天气它都不惧，若风暴过境，它弯腰承受；若微风轻拂，它舒展摇曳；若万里无风，它就静立于天空之下。不管是阳光灿烂还是风雪交加，它始终稳稳地扎根于大地。在你的思想、你的身体和你的心中感受这种坚定而忠实的存在，让你和你的所有部分都与树一起扎根于大地，感受这股力量，脚踏实地，准备好迎接现在和即将到来的一切，坚定不移。让自己感受树与大地相连的巨大根系的力量。

现在把你的注意力向上移到树枝和树叶上。树枝的每个分支都是独一无二的，它们互相交织，设计出日复一日、年复一年从未完全相同的美丽树冠。叶子吸收光并生产能量，为你提供庇护和阴凉、安全和舒缓。树叶在你耳边发出柔和悦耳的沙沙声，树枝移动时的光影变化令你的眼睛感到愉悦，让你感觉世界的一切都很好。你甚至可能想爬上你的树，坐在其中一根树枝上，兴高采烈地摇晃你的腿，或坐在那里若有所思地审视你的世界。也许你会在树下的阴凉处小憩。你和你的树在一起有一种很舒服的、脚踏实地的、安全的感觉。

你的树是一个庇护所，鸟类可以在那里安全筑巢，小动物可以在那里避风，也可以建造树屋，或者在树枝上荡秋千。这是一个谁都找不到的藏身之处，只为你而设，你可以随时逃到这里。壮丽的树的力量、这里的美丽和宁静都给你一种保护和坚固的感觉。你和你的任何部分都可以随时到这里来，你可以根据自己的意愿或需要，在脑海中想象它并观察它，你可以靠在它上面，也可以隐藏在其中。

疗愈池

想象一个美丽的水池，周围环境恰到好处。它也许坐落在安静的森林中，或是群山之中，或是草地中。它周围的空气清新、干净，而且温度正合你意。这里正处在一年中你最喜欢的季节。或许是春天，生机勃勃；或许是夏天，慵懒倦怠；或许是秋天，凉爽清冽；又或许是冬天，雪地松软。池水很美，很诱人。水可能是静止的，受到深层泉水温柔的滋养，映着你头顶的天空或树木；也可能是在瀑布的底部流动和冒泡；或者从小河、小溪中注进来。水池或浅或深，也可能两者兼而有之。这里赏心悦目，清新的气味令人愉悦而舒缓，你会被它的安全感和舒缓感所吸引。你周围的声音也令人愉悦：树木或草地的沙沙声、水流动和气泡的声音、小动物快乐的叫声和欢快的鸟鸣。看看有什么是适合你的。花点时间关注你的水池，它的形状、周围环境、深度，池里有鱼还是只有干净的淡水。它可能是闪闪发光的蓝色或绿色，还可能像水晶一样清澈。光在水面上起舞跃动，然后又回到你身边，邀请你深深融入这一切。这里的水让你放松，让你感到全方位的满足和安全。这是治愈之水，它能抚慰酸痛的身体，让干涸的灵魂感到满足；它使疲惫的心灵恢复活力，是心灵创伤的止痛良药。当你准备好后，让自己所有的部分去探索这个疗愈池，吸收它的疗愈能量。有些部分可能想坐在水边沉思；有些部分可能想摇晃着脚，让水从脚趾间流过；有些部分可能想坐进水里，甚至在水上漂浮。事实上，你会发现这个池中的水是你见过的最特别的水。它能让你浮起来，不会下沉。当你坐着时，它会支撑着你，就好像你靠在爱的怀抱中一样。它滋养着，抚慰着你，让你冷静和恢复，给你温馨的和平与灿烂的光明，你将它深深地融入内心，融入自己的每一个部分，融入痛苦、压力和悲伤的每一个角落和缝隙。让你的紧张和恐惧，你沉重的羞耻和担忧从身上被吸引到水里，然后被水带走。让水围绕着你流动，感受它正洗涤、放松、恢复你的每个部分；感受它正抚慰你的身体、思想和心灵。你可以想待多久就待多久，直到你的每个部分都能感受到它温和的治愈力量。这是你自己的疗愈池，你所有的部分都可以随心所欲。它是你感受治愈和希望、抚慰和安全、解脱和释放的专门的地方。幸福的源泉就在你的内心，它属于你，并且只属于你。

如果你很难用意象来放松，试试下面这个练习：

身体放松

舒适地坐着或躺着。用鼻子深吸一口气，慢慢数三个数，再屏息数三个数，然后嗷起嘴慢慢呼气，数三个数。重复三遍。现在深吸一口气，尽可能绷紧从头到脚的每一块肌肉，屏息数到五，然后尽可能深地呼气，并有意识地尽量放松肌肉。刚开始练习时，可以先重复三次深呼吸，然后再次深呼吸并绷紧所有肌肉数到五，放松一下，再重复三次深呼吸。一直做到你感觉身体放松。

渐进式肌肉放松技术

以下练习是一种众所周知的技能，可以帮助你逐渐放松整个身体（Jacobson, 1974）。当你焦虑或恐惧时，身体会变得紧张，可能会出现颈部、肩部或背部的疼痛，紧张性头痛，下巴紧绷，腿部或手臂肌肉紧张等症状，有时可能整个身体都会瘫痪。要练习让自己逐渐放松，首先要拉紧特定的肌肉群，然后释放压力，专注于每组肌肉的紧张与放松之间的差异。一次练习身体的一个部位：头部和面部、颈部、肩部、背部、骨盆、手臂和手、腿和脚。如果你受了某种伤，视情况需要跳过那个部位。你的某些部分可能想参与，也可能不想。与往常一样，调整自己的节奏，不要强迫任何部分。花一些时间进行内在协作，以达成一个让你所有部分都能够接纳的协议。

在安静、安全且不会被打扰的地方舒适地坐下或躺下，每个肌肉群绷紧和放松两次，每组动作之间短暂休息约30秒，然后换到下一个部位。绷紧肌肉群时，保持约5秒，然后放松，休息约10秒。如果你愿意，可以将此练习与前面描述的练习或你的内在安全空间结合起来。

首先专注于手部。握紧拳头，感受肌肉紧张5秒，然后放松10秒。专注于紧张和放松之间的差异。重复一次。

专注于手臂。将前臂拉向肩膀，感受肱二头肌的紧张5秒，然后放松10秒。专注于紧张和放松之间的差异。重复一次。

伸直手臂并固定肘部，绷紧肱三头肌——上臂下方的肌肉。感受肱三头肌的紧张，然后放松。专注于紧张和放松之间的差异。再重复一次。当你的手臂放松时，可以搭在身上或椅子上。

专注于面部。尽量抬高眉毛，绷紧前额肌肉，感受面部和眉毛的紧张，保持然后放松。专注于紧张和放松之间的差异。重复一次。

紧闭眼睛，使眼睛周围的肌肉紧张，然后放松。专注于眼睛紧张和放松时的差异。再重复一次。

尽量张大嘴巴，绷紧下巴，保持然后放松。重复一次。

专注于颈部。低头，将下巴放在胸前，然后将头慢慢向左转，回到原位；将头尽可能向后倾斜，回到原位；将头向右转，回到原位。慢慢地、小心地重复这个动作，因为脖子通常会很紧张。专注于紧张和放松之间的差异。

专注于肩膀。抬起肩膀，像要触碰耳朵，保持并感受紧张，然后放松。专注于肩膀紧张和放松之间的差异。重复一次。

专注于肩胛骨。把肩胛骨向后拉，像要让它们接触在一起。紧张然后放松。专注于紧张和放松之间的差异。重复一次。

坐直，伸展背部，绷紧再舒展，然后放松。重复并专注于紧张和放松之间的差异。

通过夹紧臀部来绷紧肌肉，保持，然后放松。重复一次。

屏住呼吸，收紧腹部，然后放松。重复并感受胃和腹部感觉的差异。

专注于腿部。伸展双腿，感受大腿的紧张，保持然后放松。专注于紧张和放松之间的差异。重复一次。

伸展双腿，将脚趾指向自己。感受小腿的紧张，放松后感受放松。重复一次。

最后专注于双脚。脚趾尽量向下，感受脚部肌肉的紧张，绷紧然后放松。专注于脚部肌肉紧张和放松时的差异。

现在用思想扫描你的整个身体并寻找任何残余的紧张。如果某个特定的肌肉群仍然紧张，请再次回到该部位。

现在想象一下，放松感正蔓延到你的整个身体，你的身体可能会感到温暖，有点沉重，并且非常安全和放松。

家庭作业表11.1　开发放松工具包

与你在第9章中开发睡眠工具包的方式相同，你可以设计自己的"放松工具包"。

1. 首先列出活动和锻炼、音乐及其他令人愉快或有趣的项目和体验。列出你认为会令人愉快和放松的事情，即使你还没有尝试过。一定要考虑到你自己各个部分的不同需求和愿望。标出可能适合你所有部分的活动，也就是说，你可以作为一个完整的人享受它。

2. 就像使用睡眠工具包一样,你可以制作一个特殊的盒子或篮子,里面放着各种让你放松和舒适的物品,例如音乐CD、放松的视频、特殊的浴盐、令人愉快的乳液、舒适的披肩或毛衣、一双旧拖鞋、温暖的袜子、蜡烛、特制的茶或咖啡、健康零食、一本好书、最喜欢的照片或纪念品。

3. 列出一两个你愿意尝试的放松或娱乐的新活动。

4. 描述尝试这些活动时存在的任何内在障碍。

家庭作业表11.2 探索空闲时间和放松的内在障碍

你可能会发现很难享受空闲时间或放松。从下面找到造成这种情况的常见原因。勾选或圈出任何符合的选项,然后完成最后的问题。

你(或你的某些部分):

- 对"玩"感到不自在或不知道如何"玩"
- 不喜欢移动身体,所以回避需要任何体力消耗的休闲活动
- 对兴奋的感觉感到害怕或羞愧
- 对享受的感觉感到害怕或羞愧
- 相信享受是危险的或坏的
- 相信自己不应该放松或感觉良好
- 当兴奋或享受自己时,会感到失控
- 害怕在任何休闲活动中失败
- 害怕被人们嘲笑
- 害怕有人批评自己的所作所为

- 感觉人们不把自己当回事

- 相信有空闲时间意味着自己很懒惰或工作不够努力

- 担心玩得开心会受到惩罚

- 担心如果玩得开心就会乐极生悲

- 担心如果放松就将无法注意到危险

- 发现某些词（例如"放松""享受""愉悦""玩耍"）是触发因素

- 一旦开始放松就体验闪回

- 一旦开始放松，就会感到恐慌或严重焦虑

- 当你试图放松时立即变得沮丧

- 工作压力太大，以至于如果想放松就会感到内疚或心烦意乱

- 关于放松和空闲时间，某些部分之间有内在的冲突

- 难以独处，因此更难放松

- 其他？如果有，请描述

1. 使用上面的列表，并思考其他可能的原因，描述两到三种阻碍你放松和享受空闲时间的恐惧、担忧或信念，这些东西阻碍了你或你的某些部分放松并享受空闲时间的能力。你也可以参考之前家庭作业11.1的第4个问题，在那里你列出了尝试新休闲活动的障碍。

2. 使用本章中"解决关于放松和空闲时间的内在冲突的提示"，花时间确定放松和空闲时间的内在共同点。（例如，可能所有部分都同意在本周每天进行15分钟的放松练习，看看是否有帮助。如果有，就可以协商下一步；如果没有，各个部分可以讨论是哪些方面难以达成一致以及为什么难以达成一致，并重新谈判。）描述你内在的沟通和谈判，以及什么对你有用，什么对你没用。

第12章 生理健康

导　言

照顾好自己、保持身体健康是治愈和健康生活的重要方面。你的身体与你并没有分开，即使你有时感觉它像是一件你不想打扰的"东西"。但你的身体就是你，你就是你的身体。你的情绪涉及你身体的生理变化，从而产生身体感觉和动作；你的信念和知觉也反映在你的姿势、动作和身体唤醒水平上。你的身体健康会影响你的心理健康，反之亦然。许多体验过童年虐待和忽视的人回避与自己的身体打交道，甚至觉得自己的身体令人作呕或可怕。更有共情地去接纳身心合一才能得到治愈。这种接纳并不一定能容易或快速地完成，但对你和你的某些部分来说是一个重要的目标。在本章中，我们将讨论一些基本的方法，用于照顾自己的身体以及克服不愿应对自己的身体的心理。

影响身体意识和身体自我保健的因素

患有分离障碍的人可能有很多逃避自己身体和忽视身体自我保健的理由。在接下来的内容中，我们将讨论一些你也许能自己意识到的主要因素。

从未学过基本的身体自我保健

一些家庭既不练习也不教孩子基本的身体自我保健技能。这些孩子可能从未被教导要照顾自己的身体、预防疾病、健康饮食和锻炼、进行常规的医疗和牙科检查，或判断出现哪些症状需要去看医生。这些技能可以通过练习、关注和坚持来获得，并且你也可以找到大量关于身体自我保健的现成资源。

认为身体是恐惧、仇恨、厌恶或羞耻的对象

许多患有分离障碍的人，或者至少是他们的某些部分，会觉得自己的身体令人厌恶。他们无法享受自己身体的存在，身体对他们来说是陌生的，是一种负担，也是别人认为他们不受欢迎的理由。他们倾向于回避某些身体感觉、动作或姿势。他们经常将自己的身体视为物体，而不是存在的组成部分。此外，如果他们感觉不舒服、不能按照他们想要的方式行事，或者发现他们的身体比希望的更虚弱或吸引力不足，就会引发控制问题。当你期待身体能完美无瑕且像机器一样运转不歇时，它可能看起来就像个敌人了。

当人们被虐待时，他们往往会体验身体上及情感上的痛苦。当然，情感上的痛苦也可以在生理层面上被强烈体验到。因此，创伤幸存者有时会调整自己以回避自己的身体，从而回避疼痛和痛苦。

其他人倾向于认为自己的身体就是受到虐待的原因，因此感到非常羞耻。例如，人们可能会认为，如果他们的身体足够强壮，也许就不会遭受虐待。他们将发生的事情归咎于自己的身体，而不接受是因为自己还太年轻而无法阻止事情的发生。有时，人格的某些部分可能持有这种信念，而另一些部分则并没有。

一些被性虐待的人可能被告知他们的身体很漂亮,因此他们为所发生的事情责备自己:"如果我没有那么漂亮就好了!"他们可能会对自己的身体产生羞耻和仇恨。例如,一些女性(或她们的某些部分)开始讨厌自己身体的所有女性化特征。她们将女性与被虐待联系起来:"女孩会被虐待,因此,我讨厌做女孩;我的身体不'好',因为它是女性的身体。"

分离涉及变化的身体感觉

分离不仅涉及精神症状,还涉及身体症状,其中一些是强烈且令人不适的。另一方面,分离可能还涉及身体感觉麻木或疼痛敏感度降低。你可以在第2章中回顾部分有关症状。陷在过去体验中的人格的分离部分可能会在当下又重新体验与过去创伤有关的一些身体感觉,例如疼痛或寒冷。这种看似"无法解释"的侵入性感觉可能令人恐惧和困惑,因此人们可能会越来越回避、不了解自己的身体。有些人难以区分当下受伤或疾病导致的身体疼痛和重新体验的过去的疼痛。如果你不确定某个症状是源于创伤体验还是目前的身体问题,请不要犹豫,直接与你的治疗师和保健医生讨论。

许多患有分离障碍的人报告说自己有一定程度的身体感觉麻木,因此可能无法体验到正常水平的感觉和疼痛。例如,他们很难确定洗澡水是太热还是太冷,或者注意不到自己受伤。他们还可能容易忽视疲劳、饥饿、口渴和其他身体需求,从而损害身体健康。因此,他们会疏于照顾自己的身体。

虽然有些部分过于迟钝,但其他部分可能对最轻微的身体变化也非常敏感,并会发现难以忍受的不适或疼痛。它们充其量也就像是将自己的身体当作一个持续的刺激物,可能会对身体感觉越来越敏感和恐惧。

当然,你体验到的每一种情绪都伴随着一系列身体感觉、肌肉紧张、姿势和移动倾向。如果你对某种情绪（或某个特定想法）感到害怕或羞耻，那么你很可能也已经学会了回避这种情绪的身体体验。

总而言之，随着时间的推移，你或你的某些部分也许已经了解到身体疼痛可能是无法忍受的（在被虐待期间）；你可能会将你的身体与这种虐待联系起来；随后在你体内出现的侵入性分离体验令你痛苦或恐惧；情绪（或思想）的身体体验可能会让你感到崩溃。由于这些原因，你可能已经学会了鄙视、害怕自己的身体或为其感到羞耻，从而难以好好照顾自己。

某些部分无法接受身体是自己的一部分

在DID症状中，一些认为自己与个体相对分离的分离部分可能不会认为身体属于它们。这些部分可能认为自己有一个不同的身体，因此不会体验到其他部分的身体感觉，甚至可能想"摆脱"或伤害身体，就好像它是异物或属于另一个人一样。如果个体有身体问题，这些部分可能会否认其存在，因为它们感觉不到身体。它们甚至可能"看到"自己的身体与现实中的完全不同。有时，这些部分可能会伤害身体而不受惩罚，因为它们坚持认为这身体不是它们的；或者它们可能会从事危险的行为，因为它们不相信个体会受到影响。

身体自我保健可能引发内在体验恐惧症

身体自我保健至少涉及一定程度的身体意识。患有分离障碍的人经常会回避自己的身体，以回避特定的内在体验，例如创伤性记忆、令人不安的想法或痛苦的情绪。他们的身体外形、对感觉或运动的意识可能会突然唤起创伤性记忆。例如，有些人发现在尝试进行呼吸练习或在正常做清洁的过程中关注自己的身体会唤起困难的记忆、感受和感觉。对一些人来说，照镜子可能会立即引起羞耻或自我憎恨的感觉。

害怕医生或体检

许多患有分离障碍的人发现去看医生和接受体检会让自己非常焦虑；因此，他们在有需要时也不会去寻求治疗。有些部分可能害怕被触摸，或者发现"被看着"是它们的一个触发因素。它们可能出于各种原因不信任医生或护士，或者害怕失控、被困。有时它们害怕自己夸大其词被嘲笑，或者不被人认真对待，或者被告知有什么不对劲，觉得自己无法处理"坏消息"。

因为患有分离障碍的人通常会有很多没有明显原因的身体症状，他们可能会被告知症状发生"在他们的脑海中"，导致他们感到羞耻和被贬低。实际上，他们的身体症状既存在于思维中，也存在于身体中，就像每个人的所有症状一样。心灵和身体是分不开的。这些人不会去想象他们的症状；相反，这些症状可能是分离部分侵入和身体对长期压力的反应结合的产物，随着时间的推移，后者往往会导致更严重的身体问题。

注意：确保你找到一位称职且善解人意的保健医生。列出你希望医生具备的品质清单，并多与几位医生进行面谈以找到最适合你的。可以拜托朋友推荐。你可以要求你的治疗师和医生保持联系，以确保你拥有一个综合的健康团队——如果你觉得这样做会有所帮助。

管理酒精、非法药物和处方药

许多受创伤的人倾向于用药物进行自我治疗，因为他们有长期的内在混乱、抑郁、焦虑、闪回、孤独或其他情绪上的痛苦。他们可能会通过滥用非法药物、酒精或处方药来使自己放松、麻木或在短期内感觉好一点。在某些情况下，一个人的特定分离部分会滥用药物，并且可能会在使用上产生内在冲突。在少数情况下，患有DID的人可能几乎意识不到他的一个部分正在使用药物或酒精（遗忘症）。随着时间的推移，自我药疗很容易上瘾。

虽然本书不涉及成瘾治疗，但如果你依赖或滥用药物，最重要的还是与你的治疗师讨论这个问题并使其成为你目前治疗的焦点。任何成瘾都会使创伤的影响严重复杂化并影响治疗。如果你不确定自己是在自我药疗还是药物上瘾，请与你的治疗师讨论。记录你用药的种类、数量、频率以及是什么促使你用药。你可以利用本书中的技能来帮助自己学会比用药更有效地处理问题。

除非另有规定，否则大部分抗精神病药物（psychiatric medication）都应每天定期服用。你应该知悉你正在服用什么、为什么服用，并对其作用原理有基本的了解。也许你的各个部分之间关于服药会有内在冲突，有些部分可能认为服药是"虚弱"或"无能"的标志。事实并非如此。抗精神病药物通常可以帮助你更有效地发挥大脑功能，就像心脏病药物可以使你的心脏更好地工作；或者如果你患有糖尿病，胰岛素会促进产生你的胰腺无法产生的物质。要确保按规定服药。某些药物（例如抗抑郁药）需要数天甚至数周才能生效，不能只在感觉不舒服的时候才服药。其他见效迅速并产生短期影响的药物不应经常服用，这些药物通常被规定为"根据需要"服用。例如，你可能会得到一些缓解焦虑的药物，但只有在感到特别焦虑时才能服用。无论是在服用此类药物之前还是服用时，都要使用技能让你和你的各个部分平静下来。例如，进行内在对话以引导和平复自己的某些部分，倾听可能需要哪些部分，退一步反思自己的内在体验，进行放松或安全空间的练习，去散步或打电话给朋友。最后，请随时与你的医生讨论药物治疗的事情，并与你的治疗师（如果适用，也可以和你的医生）讨论相关的内在冲突。

调节体能

身体自我保健涉及能量水平的调节。几乎所有患有分离障碍的人都难以调节自己的能量。有些人把自己逼到了不合理的地步，例如过多地工作或花太多时间为他人做事，以致不断地精疲力竭甚至神经衰弱。另一些人则太不活跃了，进一步导致嗜睡、抑郁和对生活不感兴趣。你必须学会关注身体发出的饥饿、口渴、疲劳和患病的信号。你的身体一方面需要补充营养和休养生息，另一方面也需要活动。在你的各个部分之间达到一定程度的协作是必不可少的，这可以确保你有适当的休息和活动来促进你的治愈（见第10、11章）。

解决关于身体自我保健的内在冲突的提示

花时间思考并列出为什么你可能会在身体自我保健和/或身体意识方面遇到困难。

不要对这些冲突进行评判，只需要关注它们。

尽最大努力将列表中的冲突从最不困难的到最困难的进行排序。从最简单的开始，然后逐步解决最困难的问题。当你能解决不太激烈的冲突时，你和你的所有部分都会变得更加自信和相互信任，并且将更愿意采取下一步行动。

使用内在安全空间、内在会谈，或通过对内讲话，确定是否你的所有部分都同意这个观点：如果完全安全且被允许，进行身体自我保健可能是一件好事。如果是，那么很好，你可以进行下一步了；如果不是，请停下来思考为什么你的某些部分会认为即使安全且被允许进行自我保健也还是不行。

你可以进行内在对话以提醒你的所有部分，当你（的所有部分）进行自我保健时,身体会感觉更好,也有助于在情感上感觉更好。所有的部分都可能受益。

提醒你的所有部分,你的身体目前是安全的,身体感觉是帮助自我保健的正常信息。

如果你的某些部分认为自己不值得进行自我保健,请提醒它们,自我保健与值不值得无关。就目前而言,这些部分可能更愿意将自我保健视为类似于汽车保养的事情。你的汽车需要汽油才能带你去你想去的地方,也需要维修才能运行,你不能只是忽视它。你需要休息和补充营养才能做你需要做的事情且保持健康,从而继续做事。

确保花时间让所有部分专注于当下,并向它们保证你不会因为自我保健而遇到麻烦。

如果你在意识到自己身体的存在时触发了创伤性记忆或强烈的情绪,在此期间(例如淋浴或洗澡时)让易受伤害的部分留在安全空间,向它们保证不久后会去用心照顾它们,并继续让它们专注于当下。一定要遵守承诺。

就身体自我保健的方式进行内在讨论和协商。如果有冲突,请尊重并听取另一种观点,并尝试找到共同点,即你所有部分都同意的那些自我保健活动。

改善身体自我保健的提示

学会理解身体给你的信息。当你疲倦、饥饿、口渴、寒冷、炎热、疼痛或生病时,你能识别吗?

你是否能够(至少在某些时候)分辨出,那是过去体验闪回的感觉或症状,还是当下疾病或受伤的感觉或症状?如果你有疼痛或其他身体不适,你可以检查自己的内在,看看你的某个部分是否能够帮助你更好地理解。

每天早上起床时,你不仅要检查自己的情绪,还要检查自己的身体。

你的身体感觉如何？疲劳吗？生病了吗？精力充沛吗？肌肉酸痛吗？关节酸痛吗？胃痛或头痛吗？感觉放松吗？这些身体感觉都是有关你身体和情感需求的信息。

如前几章所述，每天练习身体放松。就这些练习的内容和时间达成内在协议。长期的身体紧张会增加精神和情绪的压力，并对你的身体造成伤害。

定期锻炼，即使只是一点点。

确保你得到足够的休息。大多数人每晚需要7～8个小时的睡眠；有些人需要多一点或少一点。患有分离障碍的人通常睡眠时间要少得多，如果睡眠有问题，请确保你至少在白天有时间短暂休息。你的所有部分都需要同意为睡眠留出特定的时间（见第9章）。

如果你很难自己去看医生或牙医，请尝试与亲朋好友一起去，并与医生或牙医谈论你的焦虑，练习放松技能，并想象你在问诊期间处于安全的地方，甚至可以在问诊期间睡着（见第8章关于内在安全空间的内容）。如果需要，请在出发前按规定服用抗焦虑药（如果有）。这样可能也会有所帮助：写下你的恐惧，包括你的某些部分的恐惧，挑战它们或思考如何帮助自己觉得看医生没那么可怕或可耻。

如果有帮助，可以想象在内在照顾自己的年幼部分。例如，想象给它们洗热水澡，呵护它们的身体，给它们一种被关心和照顾的感觉。或者想象你的所有部分都在体验你进行的自我保健，需要提醒它们：自我保健是日常生活的一部分，是治愈的必要条件。

家庭作业表12.1 身体自我保健问卷

以下问题旨在帮助你更多地了解自己在身体自我保健方面的优势和成长需求。这不是考试，没有及格或不及格。对于同一个问题，你的不同部分可能会有不同的答案，如果有，请记下来，以便你了解并帮助那些部分。完成此问卷能帮助你选择一两个目标领域，作为更好地进行自我保健的起点（见家庭作业表12.3）。

对于每个问题，圈出目前最符合你的数字：

0   我不符合

1   偶尔符合

2   有时符合

3   经常符合

4   几乎总是符合

1. 我很少注意自己的身体健康。　　　　　　0　1　2　3　4

2. 我的身体状况很差。　　　　　　　　　　0　1　2　3　4

3. 我害怕看医生。　　　　　　　　　　　　0　1　2　3　4

4. 我没有初级保健医生。　　　　　　　　　0　1　2　3　4

5. 即使我有严重的症状，我也从不去看医生。　0　1　2　3　4

6. 我在感觉身体的疼痛或冷/热方面有困难。　0　1　2　3　4

7. 我害怕去看牙医。　　　　　　　　　　　0　1　2　3　4

8. 我从不看牙医。　　　　　　　　　　　　0　1　2　3　4

9. 我不吃健康的饭菜。　　　　　　　　　　0　1　2　3　4

10. 我经常忘记吃饭。　　　　　　　　　　　0　1　2　3　4

11. 我吃饭的时间不规律。　　　　　　　　　0　1　2　3　4

12. 我体重过低。　　　　　　　　　　　　　0　1　2　3　4

13. 我的体重经常波动。　　　　　　　　　　0　1　2　3　4

14. 我经常暴饮暴食。　　　　　　　　　　　0　1　2　3　4

15. 我经常饭后呕吐。 0 1 2 3 4

16. 我经常服用泻药。 0 1 2 3 4

17. 我有暴饮暴食的倾向。 0 1 2 3 4

18. 我的体重超重。 0 1 2 3 4

19. 我每天运动超过2小时。 0 1 2 3 4

20. 我经常锻炼。 0 1 2 3 4

21. 我没有得到足够的锻炼。 0 1 2 3 4

22. 我有身体问题,我羞于讨论。 0 1 2 3 4

23. 我不遵医嘱。 0 1 2 3 4

24. 我害怕服用处方药。 0 1 2 3 4

25. 我服用药物治疗所有的疼痛。 0 1 2 3 4

26. 我每天都会疼痛,我非常困扰。 0 1 2 3 4

27. 人们告诉我说我有时喝酒喝得太多。 0 1 2 3 4

28. 我心情不好的时候就喝酒。 0 1 2 3 4

29. 我有时喝到昏倒。 0 1 2 3 4

30. 我在社交场合使用非法药物。 0 1 2 3 4

31. 当我心烦意乱时,我会使用非法药物。 0 1 2 3 4

32. 我感觉不到饥饿或口渴。 0 1 2 3 4

33. 我累的时候都不知道累。 0 1 2 3 4

34. 我有身体问题,但医生说我没有任何问题,或者说问题是出在"我脑子里"。 0 1 2 3 4

35. 我没有得到足够的休息。 0 1 2 3 4

36. 我一直很忙。 0 1 2 3 4

37. 我精力不足。 0 1 2 3 4

38. 我睡太多。 0 1 2 3 4

39. 我失眠。 0 1 2 3 4

40. 我不知道我是否真的身体有病。　　　　　　　0　1　2　3　4

家庭作业表12.2　在身体自我保健方面做出健康的改变

翻看之前的问卷。选择一两个你想要克服的目标领域,完成以下内容。记住采取小目标的步骤来改变你的行为和习惯。改变习惯需要几个月的时间,争取治疗师和其他可以帮助你的人的支持。

例子

项目编号(来自问卷):
22. 我有身体问题,我羞于讨论。

描述你在这方面的问题:
我感到羞于谈论我的身体。如果我的身体出了问题,我觉得是我做错了什么。我听到一个愤怒的声音告诉我什么也别说。有时我不知道是我在夸大症状还是症状本来就是这样的。

我的目标(我想对此问题做出改变):
告诉我的治疗师至少一个身体问题,这样我就可以与自己的各个部分一起解决对这个问题的恐惧和羞耻感。

关于改变自身行为的内在冲突或担忧:
如果我提到身体上的某些事情,我的某个部分会认为我很弱小,以为我是在抱怨。如果我开始告诉医生我所有的身体症状,我担心他会认为我有疑病症。

实现我的目标的步骤：

（1）我会选择一个身体上的小问题：提举重物导致的背痛使我夜不能寐。

（2）我会询问是否所有的部分都意识到了疼痛以及它在多大程度上干扰了我的睡眠。

（3）我会询问是否有某个部分能意识到我是怎样移动和提重物的，从而提出些建议来帮我照顾背部。

（4）我会再休息两天。如果没有改善，我会去看医生。

（5）同时我会和治疗师讨论当身体出现问题时我感到的羞耻和恐惧，以及我在沉默中自闭而痛苦的反应。

按照上面的例子，完成你想在自我保健方面做出的改变。

第13章 饮食问题

导 言

　　本章旨在帮你解决与创伤和分离有关的饮食问题。饮食是健康生活不可或缺的一部分，但在创伤疗愈过程中经常被忽视。当你患有分离障碍时，你的身体会处于长期压力之下，而科学、健康的饮食可以滋养并帮助治愈你的身体。当身体感觉更好时，整个人也会感觉更好。但是，如果你从小生活的家庭在进餐时总是气氛紧张、有压力，或者食物不健康、不易获得、被用作额外奖励或惩罚，那么饮食的很多方面对你来说可能都会很困难。我们首先了解食物和饮食的多种意义，然后讨论如何处理可能与你的分离障碍有关的任何饮食问题。

食物和饮食的多种意义

　　对于大多数人来说，食物和饮食通常与积极的想法和感受有关。在婴儿时期被喂食是我们体验关系的最早方式之一；饮食是我们关心自己以及接受他人关心的一种方式，因此，它与给予和接受、养育和关怀有关，即与人和关系有关。在社交聚会上，食物通常是核心。我们以多种方式体验食物：通过视觉、嗅觉、味觉、触觉，甚至听觉（某些菜肴的嘶嘶声和爆裂声），因此对食物的认识可以影响我们所有的感官。某些食物还会唤起情绪，因为它们与特定的记忆联系在一起。

饮食也是生活必需的，能够为我们提供生活所需的能量和营养。不良的饮食习惯会导致生理症状和心理症状的出现。吃得太少会导致体重严重低下、维生素和矿物质缺乏、骨骼脆弱、牙齿问题、贫血、记忆力差及难以清晰理性地思考；暴饮暴食会导致肥胖，增加患心脏病、糖尿病、哮喘、关节和骨骼问题的风险，甚至会导致某些类型的癌症。除了生理症状外，饮食问题还会引起许多心理症状，例如羞耻感和自我厌恶、抑郁和焦虑、被扰乱的身体意象及离群索居的倾向。

对健康饮食习惯的关注和了解因人而异、因家庭而异、因文化而异。如果你需要基础营养指导、烹饪技巧、高效采购食物的帮助或规划健康膳食的提示，有许多关于这些主题的网站和书籍都随时可用。如果需要更个性化的指导，建议咨询营养师，你的治疗师或初级保健医生可以帮助你找到合适的营养师。

复杂性分离障碍患者的饮食问题

大多数患有分离障碍的人都多少有一些饮食困难（例如，Boon & Draijer, 1993；Goodwin & Attias, 1993；Vanderlinden & Vandereycken, 1997）。人格的不同部分可能有不同的饮食偏好或问题，从而导致不稳定或混乱的饮食模式。你的某些部分可能有理由尽可能回避食物，而其他部分则可能有暴饮暴食的倾向。

如果你还不太了解自己的分离部分，你可能很难理解由于这些部分的活动而发生的某些饮食问题。例如，你可能会发现有证据表明你在夜间不知不觉地进食；在厨房里发现你不喜欢但一定是你购买的食物；有强烈的暴饮暴食或催吐欲望；不合理地节食。你可能会在没有先兆的情况下突然感觉到一种食物偏好或渴望的出现或消失。意识到你的某些部分实际上已经在你意识之外购买、准备或食用了食物，这可能会令人不舒服，甚至可能会令人恐惧。但是，当你对自己的某些部分感觉更舒服时，你会感到没那么害怕，并且更加愿意去协调与饮食相关的基本活动。

下面列出了患有分离障碍的人经常遇到的饮食问题。查看或圈出可能符合你或你某些部分的几项。

- 暴饮暴食（一次吃过量食物，超出健康范围，以至于感到胃胀和恶心）
- 催吐（强迫呕吐，使用利尿剂或泻药来排出食物，以减轻体重）
- 节食（与普通人消耗的食物相比，吃的食物太少或种类非常有限）
- 被特定食物或一般饮食触发，并将食物与消极的情绪、信念或记忆联系起来
- 缺乏基本营养知识
- 食物采购困难症
- 食物选择困难症
- 食物准备困难症（例如，认为做饭太复杂或太令人崩溃）
- 突然不知道该如何准备食物或突然不熟悉如何使用厨房用具
- 建立健康且规律的饮食习惯方面存在问题
- 由于时间管理问题和/或注意力不集中而忘记吃饭
- 由于身体麻木和回避身体感觉而意识不到饥饿或口渴
- 想要保持不在健康范围内的体型，因为觉得那样的体型能保护自己（例如，觉得超重就能免受骚扰；觉得消瘦就不容易成为他人欲望的对象，或者不会怀孕）
- 关于是否吃、吃什么和何时吃的问题，各个部分之间存在冲突

- 觉得食物和饮食与羞耻和自我厌恶有关

- 吃饭时难以与他人相处

- "情绪化"饮食，即用食物来应对情绪

- 节食或抑制食欲作为惩罚

解决关于健康饮食的内在冲突的提示

学会识别和理解你在食物和饮食方面的困难。反思关于饮食方面的任何内在冲突（例如，关于购物、保持预算、准备食物、食物类型）。列出所有问题并检查你想开始处理的问题。记住先易后难：从较简单的问题开始，然后再处理更复杂的问题。

认识到自己的某些部分可能会陷入创伤时期，并且它们过去可能找到了通过饮食习惯（饮食不足或暴饮暴食）调节强烈情绪的解决方案，而另一些部分可能会被某些食物或进餐时间触发。首先要认可这些饮食问题的目的和意图，而不是责怪自己的某些部分。

与许多其他问题一样，饮食问题需要时间来解决。对自己所有部分都要有耐心和共情能力。让自己满足于一次一小步。

首先选择一个关于食物和饮食的小问题，例如购物或烹饪，或不规律的进餐时间。这些任务通常由你或你某个在日常生活中起作用的部分完成。列出你需要付诸实施的小而非常具体的步骤。花时间进行内在沟通，了解自己各个部分应该如何参与计划。

如果你的某些部分被食物触发到无法进食的程度，就在准备食物和进餐的期间让这个部分处于内在安全空间，作为暂时的抑制。等你做好准备后，可以帮助这个部分克服触发因素。

你可以花点时间思考你喜欢哪些食物，以及你各个部分是否有不同的偏好。如果有帮助，可以使用日记本或在电脑上创建一个文档，让所有部分都可以列出它们的食物偏好。你可以学着以合理的方式考虑其他部分的愿望,而不是忽视或批评它们。

关注当你想到饮食问题时会发生什么,例如购物或饮食不规律。你会产生什么信念?有什么情绪和感觉?你是否意识到自己有任何部分可能有不同的饮食体验?当你变得更加清醒时,要对自己共情。

尽力让自己每天至少进食三次,以养成健康的饮食习惯。与其他部分达成内在协议来这样做。如果需要,你可以制订计划,使用计时器或闹钟提醒自己进食;约几个朋友出去吃饭;在冰箱上放一张餐单,吃完后划掉。

如果你每天都因做饭而内心挣扎,或是由于工作或其他原因而没有时间做饭,可以一次烹饪大量食物,将它们分成几份,然后冷冻或冷藏在冰箱中,这样当你不想做饭或没有时间做饭时,还有一些健康的东西可以拿出来热热就能吃。

如果你的某些部分对食物有强烈的偏好或厌恶,请尽量灵活应对。如果它触发了你某个部分,或许你可以暂时回避这种食物。或者你可以为你的某个部分提供适度的偏好食物。

对各部分想吃的食物设定健康限度很重要。例如,如果你听从只想吃冰淇淋或饼干的部分,那对你是有害而无益的。毕竟,你所要做的是为自己(的所有部分)提供健康的生活方式。

饮食模式通常有一个潜在的情感目标:你可能会在疲倦、无聊、生气、沮丧等情况下进食。当你感到饥饿但又不需要进食时,关注你的情绪或想法,是否有任何感觉或情况是你想通过进食来回避的?还要关注你的某一部分是否需要某些东西,例如来自你的安慰或注意。

当你已经吃好了,但你的某些部分仍然觉得需要进食时,确定这个部分的感受是否专注于当下。如果没有,试着引导这部分专注到当下,这样你就可以将满足的生理感觉分享给它。你还可以想象一个内在安全空间,那里有充足的食物提供给可能感到长期挨饿的部分。

暴饮暴食通常是调节难以忍受的情绪的一种方式。如果你患有（夜间）暴食症（并伴有遗忘症），内在沟通及与各部分的协作可以帮助阻止这种行为。例如，也许一些部分会同意夜间是仅用于睡觉（关于睡眠，见第9章）而不是进食的。一个拥有丰富食物的内在安全空间可能足以阻止你在夜间进食。在治疗师的帮助下，你可以开始更多地了解自己参与此类行为的部分，然后尝试帮助它们做出积极的改变，其中可能包括找到合适的替代方案来充分满足它们的需求。

尝试建立更多涉及饮食的社交联系。如果你平时自己吃饭有困难，那么可以和朋友或同事达成协议，每人每周都做一顿大餐与大家分享，这样你就不必经常做饭。这种活动和分享还可以帮助你更习惯于边吃边社交。

如果你或你的某一部分觉得难以进食，可以将进食与某种所有部分都认为令人愉快的事情搭配。例如，在愉快的远足中野餐；坐在户外，一边吃一边享受微风；将食物整齐地摆放在盘子上并添加特殊的装饰品；摆好桌子，加上鲜花、蜡烛和音乐。

如果有一天你真的无法进食了，请使用液体营养补剂。

如果你有严重的饮食问题，请诚实地告知你的医生、营养师和治疗师，让他们帮助你制订适合你的分阶段计划。

家庭作业表13.1 记录你的饮食习惯

1. 列出你和你的各个部分已经采用并希望保持的健康饮食习惯。

2. 列出你在饮食方面的成功和挑战。成功可能包括按时吃饭、吃健康的食物、做一顿饭。挑战可能包括忘记吃饭、拒绝吃饭、暴饮暴食、吃垃圾食品，或是购物或做饭有困难。记录你的饮食。

家庭作业表13.2　改善饮食问题的计划

　　根据下面的例子，列出一个饮食问题、你想要改变的目标、你的各部分之间的内在冲突，以及帮助自己的具体步骤。目标应该始终是可衡量的、定义明确的、具体的，并且包括简单的步骤。

例子

饮食问题	问题描述
饮食不健康	垃圾食品和快餐吃得多；蔬菜摄入不够；喝太多苏打水；讨厌做饭
进食时间不规律	忘记吃饭；吃个不停；全天吃零食；找到了自己在夜间进食的证据

我的目标（我想做出的改变）：

　　每天至少在固定时间吃一顿健康餐（包括新鲜水果、蔬菜或沙拉），午餐（12:00～13:00）或晚餐（18:30～19:30）。

关于改变行为的内在冲突或担忧：

　　(1)我的某些部分喜欢垃圾食品，这对它们和我来说都是一种安慰。

　　可能的解决方案：购买一种垃圾食品来吃，但数量要有限，比如只有一份。慢慢地、用心地咀嚼食物，细细品味，这会让你感觉更充实和满足。请注意，你已经款待了自己。

　　(2)我不喜欢改变，我害怕额外的内心挣扎。

　　可能的解决方案：尝试与自己的某些部分进行交流（可以在治疗师的帮助下），更多地了解对改变的恐惧。找到自己的各个部分并与之讨论。

从小事做起,一次改变一件事,如一次介绍一种健康食品,从一顿包括健康食品的常规餐开始。

实现我的目标的步骤:

(1)花时间进行内在沟通、协作、协商,共同决定计划的每一步。

(2)更好地了解哪些食物是健康的,哪些是不健康的。

(3)每天设置特定的吃饭时间,设置闹钟提醒。

(4)选择一些健康、简单的食谱,或者寻找可以在预算范围内购买健康食品的地方。

(5)去杂货店前列好清单,考虑到自己各个部分的不同喜好。

(6)请朋友陪同一起购物,这样你就会照着清单买。

(7)每周只去一次杂货店。

第三部分 技能回顾

你已经在本部分中学到了许多技能。接下来你可以对这些技能进行回顾和进一步延伸。建议你在复习时回到章节中再次阅读并一点点地重新练习作业。记住,定期的日常练习对于学习新技能至关重要。

第9章:

建立就寝习惯;开发和使用"睡眠工具包"

第10章:

建立现实且健康的日常生活结构和规律

第11章:

放松练习(树、疗愈池和肌肉放松)

开发放松工具包

第12章:

在身体自我保健方面做出健康的改变

第13章:

改善饮食问题的计划

关于以上每组技能练习,请回答以下问题:

1. 你是在什么情况下练习这项技能的?

2. 这项技能对你有什么帮助?

3. 你在练习此技能时遇到过哪些困难(如果有)?

4. 为了更成功地掌握这项技能,你可能需要哪些额外的帮助
   或资源?

第四部分

创伤性记忆与触发因素

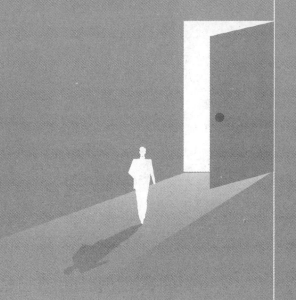

"解铃还须系铃人。"
学会识别触发因素与创伤性记忆，从根源解决创伤带来的影响。

第14章　有关创伤的刺激与记忆

导　言

患有复杂性分离障碍的人所体验的不稳定通常与重温过去的创伤性事件有关，这也称为**闪回**或**重新激活的创伤性记忆**（Boon, 2003; Van der Hart et al., 1992）。在本章中，你将更多地了解创伤性记忆及它们与日常的、正常的记忆有何不同；为什么它们如此令人崩溃；它们如何与分离部分相关联。创伤性记忆通常是由当下的刺激（**触发因素**）引起或触发的，这些刺激（触发因素）会使你再次体验过去创伤性事件的某些方面；你将了解更多有关触发因素及如何识别它们的信息。在下一章中，你将学习如何减少和应对触发因素。

自传体记忆和创伤性记忆

一般来说，人们能够回忆起他们过去体验过的重要事件。他们意识到这件事已经在他们身上发生过，而现在并没有正在发生。可以说，记忆是他们"自传"的一部分。但是，正如你有时可能会痛苦地体验到的那样，创伤性记忆并非如此。当你或你的分离部分重新体验创伤性记忆时，你会觉得它（或至少它的某些部分）正在当下真实地发生。

创伤性记忆可能包括：强烈的或令人崩溃的感觉，如恐慌、愤怒、羞耻、失落、内疚、绝望；相互矛盾的信念和想法；身体感觉，如疼痛；视觉图像、声音和气味；逃跑、战斗、僵住或关闭等行为。这些方面中的每一种创伤性记忆都可以同时、相继或在不同时间分别发生。通常，这些反应是不适合目前情况的，或者它们比情况本身要强烈得多。你可以在第4章中回顾创伤性记忆的内容（闪回）。

了解触发因素

触发因素（或重新激活刺激）是一种与未解决的创伤体验的某个方面在表面或象征性上相似的东西。它可能是当下的情况、与另一个人或物体的互动，甚至可能是一种内在体验，例如一种特定的感觉或感受、一种气味或身体的某个部位。然后，你的某些部分可能会自动以与过去创伤情况相似的方式做出反应，也就是说，你的某些部分会做出无法有意识地控制的条件反应。

接受创伤体验是你自己的体验并不容易，你在准备好之前可能需要一些时间和准备工作。本书旨在让你学习和练习所需的技能，以完全了解发生在你身上的事情。与此同时，你可能会发现自己仍然会时不时地被触发，因为你的一些分离部分仍然停留在过去的创伤时期，因此很容易再次体验过去的体验。因此，能够识别触发因素和你对它们的反应从而改变这些条件反应（conditioned response）是很有帮助的。

识别触发因素

除非做出极端的反应，否则识别你何时被触发可能很难。但极端的反应确实有助于识别你被触发的一些可能性：

- 你对某种情况的反应似乎比应有的更强烈，或者与你通常的反应有很大不同
- 你无法退一步反思当前的情况，而是感觉滞留在自己的反应中
- 你的内在部分被激活到你能意识到它们的程度
- 你有防御反应，即逃跑、战斗、僵住或崩溃
- 你似乎在看着自己做出反应，但感觉反应不受控制，就好像是你的另一部分在做出反应，而与你无关
- 你切换到自己的另一部分，迷失了时间
- 你会突然闪回；这几乎总是由当下的事物触发

有时，你可能能够识别触发因素与过去创伤性事件之间的联系。例如，一个人可能意识到汽油的气味会引起恐惧和恐慌，因为他过去曾有过涉及汽油的创伤体验；但是他在其他时候可能不知道是什么触发了他。可能你对事件没有清晰的记忆，因此无法与触发因素建立联系；或者虽然你知道它，但可能没有（完全）意识到自己被触发的部分；或者你可能根本不了解它们之间的联系。正如之前提到过的，你在日常生活中起作用的部分很擅长回避那些陷入创伤时期的部分及它们所持有的创伤性记忆，所以你可能会发现自己并不想知道为什么会被触发。不幸的是，这种回避有严重的缺点：当你无法理解和接纳你的内在体验时，它们就会变得混乱和可怕，看起来随意且失控——这只会增加你对内在体验的恐惧，让你的生活圈子变得越来越小，以回避与自己打交道（关于内在体验恐惧症，见第5章）。因此，你需要学会反思触发因素及它们引起你和你的某些部分做出的反应。

尽管有时看起来好像"生活中的一切"都是触发因素，但区分出特定触发因素会大有帮助。然后你会注意到，并非所有情况都同样让你感到不

安,而且你已经学会成功应对某些触发因素。

你可能会对这样一个事实感到困惑,即你可能会在某个时间被刺激触发,但在另一个时间可能不会被触发。你对触发的易感性(vulnerability)在很大程度上取决于你当时的身心状况。你越是疲倦或空虚、生病或压力大,或者面临看似令人崩溃的新挑战或问题,你就越有可能被触发;如果你的某些部分处于内在的混乱和冲突中,那么你可能也更容易被触发。当你在处理过去的特定方面时,与该时期相关的触发因素可能会在一段时间内变得更加活跃。

触发因素可以涉及无数种体验或对象,这取决于与特定创伤性事件相关的事物。尽管识别触发因素很重要,但此时你不一定需要立刻了解与触发因素相关的历史记录以进行不同的处理。在治疗的早期阶段,你可能还没有准备好处理与之相关的痛苦记忆。

例如,如果你在拥挤的商店中感到恐慌,无论你是否知道原因,你都可以开始给自己提供实用的解决方案。你可以选择在商店不那么拥挤的时候购物;你可以在去之前列一个清单,这样可以最大限度地减少在商店里的时间;你可以在购物时帮助自己的一部分留在内在安全空间;你可以带上伴侣或朋友。我们将在下一章讨论诸如此类应对触发的策略,但你的首要任务是能够意识到自己已被触发,并注意你的条件反应,即你的想法、感觉、冲动、感受、动作等。为此,下面将介绍各种类型的触发因素,这可能会帮助你更加了解自己的触发因素。

触发因素的类型

下面将对不同类型的触发因素进行解释。

与时间相关的触发因素。你可能听说过"周年反应"(anniversary reaction),即人在创伤性事件的周年纪念日前后会做出可预测的、不由自主的反应。这种体验最常见于那些每年在亲人的忌日前后都会有强烈悲伤反应的人。但周年反应可能会引起各种各样的其他事件。起初，你可能没有意识到周年反应，但你自己或治疗师可能会开始注意到一些事，例如你会变得沮丧或非常焦虑，或者在每年的大约同一时间一次次地想自杀。

与时间相关的触发因素也可能涉及一天中的某个时间或特定时间段，如周末或假期（见第16章）。例如，一些受到创伤的人可能会随着每晚天色逐渐变黑而变得越来越恐惧和焦虑，这与可能发生在该时段的令人崩溃的体验有关。

与地点相关的触发因素。许多人发现回到他们曾受虐待或有其他非常痛苦的体验的地方很难。这种回避的范围可以扩大到其他能使他们想起原来情况的地方，促使他们回避更多的地点和体验，以防止被触发。例如，如果一个人曾经在公共汽车上被抢劫或殴打，他可能倾向于回避所有的公共汽车，最终可能会回避任何公共交通工具，包括火车、电车和飞机。

许多受过创伤的人经常报告说，他们对拥挤的空间感到不安或崩溃，例如购物中心、长长的结账队伍或拥挤的候诊室。他们的厌恶通常与创伤性记忆无关，但是他们会感到过度刺激和受困，这可能类似于他们在过去创伤性事件中的内在体验。

即使某些部分可能被某些地点触发，但其他部分可能不会，它们甚至觉得享受，例如坐火车或坐飞机，或是在拥挤的商场购物。这些相互矛盾的体验可能会造成内在冲突，因为某些部分可能会忽略甚至不知道某个触发因素会触发其他部分产生问题。

关系触发因素。关系本身往往就是触发因素。无论是好是坏，关系及感觉到对它们的任何威胁都会唤起每个人最强烈的感受。当你受到他人的虐待时，即使是最好的人际关系中的小波动也很容易引发强烈的被遗弃、拒绝、羞辱、羞耻、恐慌、渴望和愤怒的感觉。当发生严重的关系破裂时，你会感觉这是灾难性的。你的某些部分可能总是保持警惕，寻找任何可能代表你被拒绝或批评的线索，因此它们可能会忽视相反的重要线索。还有人会拼命寻求人际关系，并且不关心这些人际关系是否健康有益（关于人际关系，见第28、29章）。

许多患有复杂性分离障碍的人在孩提时代就感到被批评、孤独和被误解，这是理所当然的。现在的伴侣或朋友的愤怒或批评性言论可能会很快引起对过去体验的再次体验，例如对被抛弃或误解的强烈恐惧，或在没有可怕后果的情况下也还是因害怕而无法说出自己的想法。

内在触发因素。患有分离障碍的人通常已经学会回避很多内在体验以回避创伤性记忆（见第5章）。任何内在体验都可能是触发因素，例如另一部分说话或喊叫的声音、情绪（焦虑、愤怒或羞耻等）、感觉（例如疼痛、出汗）、需求（例如想要被安慰）、想法（例如"我希望我死了"或"我在这段关系中不快乐"）。

有些部分甚至可能会激怒其他部分，在内在重演过去的不快体验。例如，当你竭力解决工作中的难题时，一个非常挑剔的部分可能会尖叫着说你很愚蠢。这种内在体验可能与你小时候拥有的一些体验非常相似。我们将在关于愤怒的第22章和关于羞耻和内疚的第24章中进一步讨论如何处理这种来自你自己的分离部分的内在触发因素。

感觉触发因素。身体感觉是一种特殊类型的内在触发因素，可能类似于发生在创伤性事件前后的感觉。气味是特别有效的诱因。其他感觉还包括疼痛、心跳加速和焦虑导致的呼吸困难、感觉太热或太冷、恶心、口渴、饥饿、胃痛，甚至还可以是某些身体姿势。有些女性可能会被月经触发。被某些特定的人触碰可能尤其具有触发性。

积极体验的触发因素

我们通常认为触发因素是消极的，但有些触发因素也会唤起积极的感觉和记忆。例如，你享受美好假期的照片、特定食物的气味或味道，或是特定音乐都可能唤起积极的回忆和满足或温暖的感觉。积极的触发因素很重要，因为它们可以帮助你在当下找到乐趣和平静。事实上，你的个人锚点就是积极的触发因素，它们可以帮助你留在当下。

商店：关于支持、力量和保护的练习

这个意象练习旨在帮助你应对触发因素，为自己准备一些可以在你感到崩溃时提供帮助的资源。当你感觉平静时，可以经常进行这个练习或者更适合你的类似练习。一旦你熟悉了这个练习，你就可以在感到压力时使用它来缓解压力。

想象一下，在一家商店中，你可以免费找到并获取你想要或需要的任何东西作为治疗资源。这不是那种有普通的过道和商品的普通商店。这是一个神奇的地方，一个特殊的地方，美丽而舒适。你可以将它想成古色古香的乡村商店，或是有舒适椅子和热气腾腾的茶的旧书店，或者是拥有所有最新产品的时尚高科技商店，你可以边逛边喝咖啡。你可以以适合你的方式设想它，这是你创建的商店。在你的商店里，你会感到完全自在，在熟悉的过道上走来走去，那里的灯光和温度恰到好处，一切都很好，应有尽有。它可能很安静，也可能正播放着你最喜欢的那一首音乐。甚至还可能有一个小舞台，你最喜欢的音乐家正在为你表演。这是一家你真正喜欢、流连忘返的商店，可以选择适合你的力量和能保护你的物品。事实上，这里有无穷无尽的选择：盾牌；屏幕；透明气泡；魔法石；智慧之书；具有治疗效果的药剂瓶；守护灵或动物向导；各种颜色的魔法斗篷，有些只有你能看见；合身、轻便的盔甲套装;情绪防护服;等等。每一个都是同样强大和有效的保护用品,可以保护你不被箭射中,也可以保护你,抵抗易感性,避免被触发。你可以选择任意数量,也可以根据需要进行更换。当你四处闲逛或舒适地坐在椅子上时,请让你的所有部分都在这家商店里度过这段时光,因为这家商店是为你所有部分的福祉而存在的。

仅出于练习目的,请你试穿一件特殊的防护服或斗篷,就像能让水从身上滑落的雨衣或防水布,或者像能保护你免受冷风侵袭的风衣。你可以想象自己在商店中找到了适合自己的防护服,并允许自己每个部分都希望或需要拥有自己的防护服,每一件都分别适合每一个部分。你会惊讶于它是多么灵活和轻便,同时又坚固而舒适。你可以在瞬间穿上它,快到没人能注意到;你还可以随身携带它,随时随地穿上。你的防护服或斗篷的重量、材料、质地和颜色都恰到好处,让你感觉浑身每一个地方都得到了完全的保护,没有任何缝隙、裂缝或孔洞会让消极的力量进入,这可以让你在安全和平静中舒适地安顿下来。你在身体、思想和心灵上都得到了完全的保护。你可以免受那些让你感觉不舒服的其他人的情绪、可能触发你的触发因素和生活压力的影响。如果你在已经感觉比较平静和安全的情况下穿上它,它会为你提供额外的保护,增加更多的宁静、平静和安全感。

现在试着想象一种你会感到不安或不安全的情况。想象你穿着防护服或斗篷,带着满满的被保护、自信和放松的感觉进入那种情况。虽然你无法真实体会这种情况,也不会受其压力的影响,但你仍会觉得自己正在当下,因为你能感受到安全和被保护。花点时间想象自己穿着这件防护服的情景。请注意,你可以随时调整你的防护服,或是将其退给商店再找另一件。准备好后,你可以返回商店。再次环顾四周,多花些时间熟悉它的各个方面。这是你自己的商店,你可以随时返回,无论何时需要,它都会为你的每一个部分服务。当你准备好时,你可以回到当下,感受强大和平静,获得支持和安全。

家庭作业表14.1　识别触发因素

选择一个你最近被触发的时间,回想当时的情形并尽可能回答以下问题。这种反思将帮助你更加了解自己及唤醒你和你某些部分的事物。**如果这个练习对你来说太难,那就停下来做做接地练习或放松练习。你必须根据情况调整自己的节奏。**与你的治疗师讨论如何才能在不会感到崩溃的情况下了解更多有关触发因素的信息。

1. 被触发时你在哪里,在做什么?

2. 描述触发因素,如果你知道它是什么。

3. 你被触发的内在体验是什么(例如,感觉自己精神错乱、焦虑或恐慌、视觉或听觉闪回、恶心、失去时间概念)?

4. 如果你迷失了时间,你能回忆起的最后一件事是什么(例如,声音、气味、图像、思想、感觉)?

5. 你是否知道哪些特定部分可能与此有关? 如果是,请描述你对自己那部分的理解。

6. 如果你和某人在一起，在这段关系中你可能会受到什么刺激（例如，感到受伤、生气、被无视）？

7. 如果你觉得触发因素可能与时间有关，请关注触发的日期、季节和时间。

家庭作业表14.2 反思对触发因素的反应

本周每天选择一个被触发的时间（如果有）。此时不要关注任何创伤性记忆，只关注你对它们的反应。当你回忆这段体验时，尽你所能回答下面的问题。如果你没有被触发，那就太好了！之后你就可以使用此表来描述之前被触发的例子。

1. 是什么触发了你或你的一部分？

2. 你有什么想法和感受？

3. 你做出了什么身体反应（战斗、逃跑、僵住、崩溃等）？

4. 你需要哪些资源或帮助来使你以后能做出不同反应？

家庭作业表14.3 识别积极的触发因素

列出积极的触发因素及其对你的启发。在你的日常生活中使用这些经验可以使你感觉更好，更有临在感。

例子

(1)积极的触发因素：下雪

反应：愉快的兴奋感和玩雪的有趣回忆

(2)积极的触发因素：新鲜出炉的面包的气味

反应：一种舒适的感觉，拥有生活中的愉悦和基本事物的感觉

(3)积极的触发因素：一个有趣的笑话或电影

反应：大笑，有临在感和一段时间的轻松

第15章　应对触发因素

导　言

通过上一章的学习,你对触发因素有所了解,并且知道了陷入创伤时期的部分是最容易被触发的,它们会无法区分过去和现在。你可能并不完全了解这些部分。你越能反思自己的内在世界,就越能有效地帮助自己的各个部分应对触发因素。但当然,处理触发因素并不容易。第一步通常是最难的,不要期望自己能立即完全控制所有触发因素。有些触发因素可能比其他的更容易处理。任何人都可能被完全出乎意料的情况触发。慢慢来,学会对自己的体验进行反思和有耐心。

在本章中,我们将重点介绍有效应对触发因素的具体方法。

减少或消除日常生活中的触发因素

不管你是否准备好直接处理你的创伤性记忆,你仍然必须予以处理,以防被你的日常生活方式触发。在下面的内容中,我们将详细描述处理触发因素的具体方法。

消除或回避触发因素

当你更加了解自己的触发因素时,你可以暂时消除或回避某些对象或情况,从而减少被触发的频率。但在你能够完全解决被触发的问题之前,**这应该只是一个临时措施,**否则你会越来越觉得需要限制自己的体验。不过,一旦你不那么频繁地被触发,你就可以开始使用你的技能和资源克服让你心烦意乱的事情。暂时收起、送出或扔掉家中会触发你的物品,例如照片、艺术品、特定的毯子、小摆件、书。重要的是要提醒你和你的各个部分:你没有必要一直留着一个特定的对象或状况,让它把你搞得崩溃。当你开始感到更安全、更平静时,你和你的各个部分可以学会在当下减少反应。这可能会有所帮助:提醒你的所有部分,这些对象或状况会让你想起或代表着过去痛苦的事情,但它本身并不危险。

当你无法消除触发因素时,你可以暂时回避它。例如,如果你会被醉酒者触发,请回避可能会遇到这种人的地方(派对、酒吧、酒馆、周末夜晚的城市)。如果你的一部分害怕拥挤的地方,你可以选择在商店不那么拥挤的时候去购物,同时你也要与那个部分一起克服对人群的恐惧。如果你的一部分怕黑但又想看电影,你可以选择在家看DVD,而不是去影院。同样,这些也只是暂时的解决方案,直到你可以更具适应性地接近并处理触发因素。你也要对你的这些部分产生共情(而不是对它们生气或感到沮丧),并保证你会考虑它们的需求,帮助它们逐渐克服恐惧或担忧。

预测触发因素

如果你预测自己可能会被某种无法回避的情况触发,那么你可以提前计划以有效应对。例如,你可能需要预约接种流感疫苗,但你的某些部分却害怕打针。你会发现拥挤的候诊室难以忍受,并在去看医生时感到自己暴露在大庭广众之下而且脆弱不堪。尽管如此，为健康着想，你还是需要接种流感疫苗，因此这无法回避。

你可以通过与所有部分一起反思来发现你需要应对的事情并为之做好准备。你可以让内在的各个部分平静、安心，因为你正在服用保持健康的药物——作为成年人，你可以确保不会发生任何不好的事情。你可以在出发前花时间让你的某些部分进入内在安全空间，或者你可以想象让它们待在家里，只有能够区分过去和当下的成人部分才能赴约。有些部分可能有能帮它们平静和安心的内在帮助者部分，如果你能与这些帮助者部分协作，让所有的部分都安心，那将会事半功倍。你可以用想象力以这种方式帮助脆弱部分，直到它们能够得到疗愈。

最重要的是，不要忽视那些因表现"强硬"和自我贬低而被触发的部分。与预测自己所需相比，失去控制或切换的风险要大得多。

除了内在的准备，当你面临触发你的情况时，你也可以寻求他人的支持。在上述例子中，你可以请某个人和你一起去看医生——他可以一直与你交谈以帮助你保持在当下的感觉。你可以要求预约一天中的第一个号或最后一个号，或者预约午餐后的第一个号，这样你就无须坐在候诊室中等太长时间。

想象排练

很多时候，当人们想象即将到来的情况时，他们就会想象自己会失败或崩溃。也就是说，他们会想象消极的结果。想象排练（imaginal rehearsal）恰恰相反：你要想象自己完全成功，一步一步地越过所有情况（Bandler & Grinder, 1975）。许多人发现，提前想象自己成功克服了具有挑战性的情况是很有帮助的。你可以先想象自己正在观察自己。例如，想象看着自己走进医生办公室，神情自若，平静而自信。想象你如果开始感到焦虑，可以让自己放宽心。想象你穿着防护服或最喜欢颜色的衣服，甚至感觉不到打针。想象你的所有部分都在当下感到非常安全。想象你拥有所需要的所有支持。想象那些支持你的人都与你同在，鼓励你，为你加油。在你成功"观看"了这个场景之后，从你自己的角度想象一下。当你与你的所有部分目的一致时，想象排练会更成功，并且可以有尽可能多的部分参与。

意识到选择权

当人们被触发时，他们通常会感到被困和无助。意识到你有选择权对于感受更多控制和选择至关重要。你可能会对自己没有意识到的选择感到惊讶。你只是被你自己的创造力限制了！继续以流感疫苗为例，如果你变得过于激动，如果你的某些部分变得过于害怕，请让自己选择离开，或者选择走出去让自己冷静下来，也可以让护士帮助你冷静下来。打针时，你可以选择看着，也可以转移视线。采用对你更有帮助的方式。给自己一个自信的选择，让护士或医生提前告诉你流程的每一步，这样你就能知道会发生什么，并且可以参与决定打针的方式和时间。

中和触发因素的影响

你可以学习与被触发的情感和身体体验拉开距离。通常这种方法涉及你在本书中已经学到的一些想象技能。例如，你可以使用内在安全空间，在那里你的某些部分可以免受被触发后令人崩溃的体验。如果你预测自己可能会被触发，那你的一部分可能会自愿在安全的地方睡觉，以便只需要让意识到当下的成人部分来应对这种情况。你可以进行第14章中的商店练习，并想象穿着特殊的防护服或斗篷，或者拿着触发因素无法穿透的盾牌。也可以尝试第11章中的"树"或"疗愈池"的练习，被触发时立即让自己的所有部分平静下来。在第18章中也会有一些建议,例如将你的感受放在一个容器(如银行金库或计算机文件)中。

区分过去与当下

你的所有部分都必须学会区分此时此地和彼时彼处。例如,厨房里的特定刀叉或客厅墙壁的颜色可能会让你想起过去的痛苦体验,但那并不是同一把刀叉或同一个客厅。当然,在区分过去和当下之前,你必须意识到自己就在此时此地。使用第1、2章中的内容找到各种能联系到当下的锚点。你越快让自己有临在感,应对触发因素就越容易。你可能还会发现,随身携带一件小物件(例如一块漂亮的小石头)很有帮助,它可以真实地提醒你,你正身处安全的当下。一旦你触摸它,你会立即更加感觉到自己处于当下。

一旦你能够处于当下了就会发现,详细描述过去和当下体验之间的差异并大声地告诉自己、不断提醒自己的所有部分是很有帮助的。例如:

> 墙壁上的绿色和过去一样,但墙壁本身、这个房间、这座房子、整个城市、所在年份、甚至我自己都和过去不一样了。唯一的相似之处只是绿色油漆而已。我不在当时的那里了,我现在正在这里。我可以看到墙上的照片与过去的不同;地板上的地毯不同;我望向窗外时能看到与过去不同的当下的风景。这面绿墙让我想起了一些我还没有准备好处理的东西。我会把那段记忆放到安全空间,直到我做好准备去处理它。

重复进行以上行为来逐渐帮助所有部分都能关注这些差异,而不是只关注与过去相似的东西。

如果当下的某个人会让你想起过去的让你感到不舒服或不安全的人时,关注差异就尤其重要。例如,如果一个朋友现在对你生气,你或你的某些部分可能会不自觉地做出恐惧反应,因为过去曾对你生气的人是危险的。然而,你会发现你朋友的声音没有提高,他也没有尖叫或诅咒。他正在尊重地对你说话,你知道他对你的意图总体上是好的。他的肢体语言没有任何迹象表明他可能实施身体暴力。这些提示都在告诉你,这次互动与过去不同。将你所有部分的注意力吸引到这些提示上,并一次又一次地将它们带回到当下。通过这种方式,你的所有部分都可以了解到,尽管现在的某个方面可能与过去相似(烦躁或愤怒),但其他许多方面的不同之处足以让你明白你是安全的。你正在教导自己的一部分开始对当下他人的动机和意图进行反思。

关注你自己的不同之处也很有帮助,也就是说,你是一个成年人了,而不再是一个孩子。你更加强壮,拥有更多的智慧和经验,拥有你小时候没有的支持和资源。

内在的引导、协作和支持

你已经开始能感受这种体验:你能够引导你的各个部分专注于当下,并使各部分为了你整个人的健康幸福而彼此协作、相互支持。这些技能对于帮助你克服触发因素的影响至关重要。当内在各部分感到彼此更加信任,互相关心、尊重时,它们会感到更加平静,不再那么害怕和混乱。当它们在帮助下变得更加能专注于当下时,它们会更多地反思自己的内在体验。当各部分可以协作时,例如能够帮助其他部分留在内在安全空间而不受干扰或回避可能触发你的情况,那么你的所有部分都会感觉更好。当你与自己的所有部分进行内在对话时、当你提醒它们正处于安全情况时、当你创造内在安全空间时、当你进行放松练习时、当你的所有部分不再只关注与过去相似的东西而更关注与过去不同的东西时，某种程度上来说，内在协作就已经存在了。

正如你看到的，这种内在的协作和支持会随着时间的推移呈指数级增长。患有分离障碍的人或是他们的某个部分通常在某种程度上很清楚，哪些情况最好回避或是某些情况最好该如何处理。各部分之间就处理情况的最佳方法进行内在对话和反思是很有帮助的，绝不是仅仅告诉所有部分"去做就行了"。你是一个团队，必须作为一个整体工作。对你自己和所有的部分都要共情，并帮助它们尽量与你协作。当然，我们知道内在的协作、沟通和支持需要时间来发展，并不是那么容易实现，如何获得这些技能可能也不是很清楚或显而易见。对你自己和所有的部分都要有耐心。在第27章中，我们将继续讨论内在协作的主题，以及关于区分过去和当下的进一步工作。

家庭作业表15.1 识别触发因素和应对策略

和上一章的作业一样，选择一个你最近被触发的时间，然后反思当时的情况，并尽可能回答以下问题。这种反思将帮助你再次练习识别触发因素，同时了解你可能已经使用了哪些应对策略。**如果这个练习对你来说太难，就停下来进行接地练习或放松练习。**

1. 当时你在哪里，你在做什么？

2. 描述是什么触发了你，如果你知道。

3. 你被触发的内在体验是什么（例如，感觉自己精神错乱、焦虑或恐慌、视觉或听觉闪回、恶心、迷失了时间）？

4. 如果你迷失了时间,那么你能回忆起的最后一件事是什么(例如,声音、气味、图像、思想或感觉)?

5. 如果你能意识到自己的特定部分被触发,请尽可能描述它们的体验。

6. 如果你和某人在一起,在这段关系中你可能会受到什么刺激(例如感到受伤、生气、被无视)?

7. 描述你被触发的时候做了什么来应对,然后你又做了什么。你可能已经使用了本章或其他章节中讨论的一些应对技能。你甚至可能以不健康的方式应对。不需要评判自己,简单描述你做了什么即可。

家庭作业表15.2 应对触发因素的技能

选择一个你最近被触发的时间,然后回想当时的情况,并尽可能回答以下问题。这种反思将帮助你更加了解如何运用你在本章中所学到的一些技能。**如果这个练习对你来说太难,就停下来进行接地练习或放松练习。**根据需要回顾相关章节。你将使用以下一项或多项技能:

- 消除或回避触发因素
- 预测触发因素
- 想象排练
- 意识到选择权
- 中和触发因素的影响

- 区分过去与当下
- 内在的引导、协作和支持

1. 描述最近触发你的当下的事物或情况。

2. 描述你或你的某些部分对触发因素的反应（例如，感觉自己精神错乱、焦虑或恐慌、视觉或听觉闪回、恶心、迷失了时间；僵住或崩溃）。

3. 如果可以消除或回避这种触发因素，请描述你将来如何实现这一目标（例如，回避观看暴力电影、收起照片或书籍；决定不去某个特定地点）。

4. 如果你预计将来会发生这种触发事件，那么你会如何准备？例如，帮助你的一部分保持在内在安全空间，使用保护性意象，或练习想象排练。

5. 回想你虽然有但在被触发时并没有意识到你有的任何选择（例如，你可以离开这种情况，打电话给朋友寻求支持，引导自己的部分专注于当下，或者保持冷静并向它们保证，但你当时没有想到这么做）。

6. 练习保护性意象（例如商店练习）和抑制的策略，以应对被触发时唤起的感觉、感受和记忆。

7. 描述过去的触发因素和当下的背景环境之间的差异，例如，床相似，但房间不同；那个人的胡须与过去某人的相似，但不是同一个人。

8. 描述你在被触发时能够完成的任何内在的引导、沟通、协作和支持。如果你做不到，请描述是什么阻止了你，以及你将来如何支持你的内在部分。

第16章 规划困难时期

导 言

患有复杂性分离障碍的人通常会有体验抑郁、焦虑、恐惧、羞耻、创伤后应激或其他问题性症状的特定时期。这些困难时期大多可以根据人们过去对类似情况的反应来预测。这些时期可能包括周末、长期独处时间、假期、不得不与过去施虐者接触的时间，或过去事件的痛苦纪念日（通常不被承认）。在可能会遇到非常多触发因素时，你必须进行规划。当你能够预测到可能会遇到困难时，你就可以提前规划以有效地处理这种情况，而不是被它带节奏。这些重要的前瞻性思维和规划应对的技能（"防患于未然"的能力）在日常生活中必不可少，对于学习帮助自己的分离部分也至关重要。本章将帮助你学习为困难时期做规划，以便你能更轻松地应对。

复杂性分离障碍患者的规划问题

提前规划可能很困难，对于分离障碍患者来说可能是一个巨大的挑战，尤其是当涉及自我保健和设定界限（boundary）的需要时。这样的人（或者至少是他们的一部分）通常倾向于回避处理痛苦或冲突的感觉和情况。因此，他们经常回避提前考虑或规划如何帮助自己更好地管理潜在的困难时期。下面将介绍一些导致在涉及冲突的分离部分时很难提前进行规划的主要原因。可能还有未列出的你自己的特殊原因。

当下普遍的崩溃感

当人们感到崩溃、精疲力竭时，思考未来似乎是一项艰巨的任务，更不用说事先规划了。因此，他们必须尽最大努力照顾好自己、管理好时间、充分休息并使用放松技能。

内在的混乱和困惑

认知的混乱和迷茫、空白及各部分之间的内在混乱都会使思考和计划变得困难。这通常是由于当下的和/或分离部分之间令人崩溃的冲突。

没有足够协商能力的内在冲突

各种分离部分可能对即将到来的困难时期有相互冲突的需求或愿望。这些冲突可能会使这个时期变得更困难。人们可能还没有意识到这些部分，或者他们可能会忽视或贬低这些部分。例如，虽然某个部分可能会享受自由的周末，但另一个部分可能会觉得这是浪费时间，而第三个部分可能又会觉得孤独和崩溃；某个部分可能害怕假期，而另一个部分则会说害怕再过一天是多么荒谬。学习如何更加了解各部分之间的内在冲突以及如何协商出令各部分满意的结果可能需要时间。你可以首先承认冲突并认真对待它们，并尽力帮助自己的那些部分。渐渐地，协商会变得更容易。

时间、时间管理和时间迷失方面的困难

大多数患有复杂性分离障碍的人在时间上会有一些困难（见第10章；Van der Hart & Steele, 1997）。有些人健忘，可能不记得预约过，或者因不记得已经参加过某个活动而又参加了一次；有些人可能会感到崩溃或沮丧，以至于整天坐着无所事事或从早睡到晚，无法专注于当下或未来。一些DID患者还报告说自己的不同部分会重复预定约会或某个部分的约会被其他部分取消。

设定优先级的困难

有些人发现考虑什么是最重要的很难，对于患有分离障碍的人来说，这可能涉及不同部分之间关于什么最重要的内在冲突（例如，"感到安全"是一个优先事项，可能与另一个优先事项"处于特定关系中"相冲突）。

执行功能问题

执行功能是一项认知技能，涉及我们组织思想和活动、优先处理任务、有效管理时间和做出决定的能力。某些受创伤者的这些技能可能会受限或缺乏，因为创伤应激会对大脑中管理这些功能的关键区域产生不利影响。这些问题可以在很大程度上得到解决，并且在网上或书上都有许多现成的资源可以用于解决执行功能问题，特别是一些解决成年人多动症的材料可能会比较有帮助。

困难的假期及其他特殊时期

一天中的特定时间、一年中的时间、季节、假期、周末和具有重要意义的周年纪念日都可能会引发痛苦的感觉或创伤性记忆（关于触发因素，见第14、15章）。此外，周末、晚上和假期等空闲时间可能非常困难，因为它们对于尚不知道如何管理空闲时间的人来说缺乏足够的结构化（关于放松和空闲时间，见第11章）。在这种时期，人们会有更多的时间去感受和思考痛苦的问题或回忆，而他们可能宁愿回避。如果他们回避处理内在的部分，那么这些时间就会成为能让这些部分不经意出现的沃土。因此，要为这些时期做好准备，有共情的内在沟通和协作计划是非常宝贵的。

接下来，我们将假期作为压力时期的一个例子来讨论。对于假期来说，提前规划是很有帮助的。

管理假期

不仅仅是患有分离障碍的人，假期对许多人来说都是痛苦的。某种程度的抑郁、焦虑、孤独、伤害和一般压力在普通人中都是相当常见的。我们都知道"假期忧郁症"（holiday blues）。大多数人在某种程度上都意识到了，我们对理想假期的期望很少与现实相符。然而，即使人们知道自己的期望是不切实际的，但他们仍然可能在情感上受到影响。有些人必须做出艰难的决定才能与曾受过虐待或是现在仍受虐待的家人待在一起，他们的情况就更加复杂；另外，可能有些人在重要时刻必须得独处；最后，还可能会有来自周围人或你自己的内在的压力，让你表现得似乎一切都很好，但其实你感觉一切都不好。这些要求会加剧孤独和被误解的感觉，甚至是羞耻或绝望的感觉。

很多分离障碍患者在童年时期并没有积极乐观的假期体验，这些记忆可能会被触发，从而导致焦虑、抑郁、内在的冲突和混乱以及闪回。内在反思（包括与自我分离部分的交流），可以帮助你识别触发因素和制订应对计划。你可以暂时有意识地回避触发因素或帮助自己的某些部分以不同的方式应对。例如，如果平时的装饰让你想起痛苦的时光，你可以使用不同的节日装饰。或者你可以关注此时此地和彼时彼处的异同，例如，虽然假期是一样的，但是现在这个假期发生的事情与当时的那个假期大不相同，你现在是成年人了。问题不在于假期（触发因素）本身，而在于它对你的意义。你可以想办法抑制痛苦的记忆，这样就可以享受当前的假期，等到以后再处理这些记忆，例如，将它们存储在你想象中的地窖、盒子或计算机文件中。最有用的做法是规划你自己要如何度过假期，而不是等着去了解朋友和家人会做什么以及他们是否会邀请你加入。学会主动，并在问题发生之前解决它！

一天中的时刻、周年纪念日和季节

许多分离障碍患者会在某些能使人想起过去痛苦事件的情况下感到挣扎。夜晚可能就会很难度过，因为那是他们曾被某人伤害或感到最孤独的时候。有时，有令人崩溃体验的日期会带回所有的痛苦。对于一些人来说，某个季节可能会很难度过，例如，夏天会让人想起某一年中的那个时候发生的带来深重痛苦的事件；或者相反，可能会唤起对与慈爱的祖父母一起度过美好夏天的悲伤向往，而当时你在自己家里并不好过。

其他困难时期

人在日常生活中有很多时候都可能会特别紧张，例如工作中的大型会议、与某人的持续冲突、去看病、看牙或做手术、分居或离婚、独自一人需要他人的支持时，或不得不与你觉得不好相处甚至不安全的家人（以及许多其他人）见面时。其中一些情况可能是本身具有挑战性，而另一些情况非常困难是因为它们会触发你或你的某些部分。我们已经在其他章节（例如，关于身体自我保健的第12章、关于应对触发因素的第14、15章及关于调节崩溃情绪的第17、18章）中讨论了许多相关问题。

在困难时期应对孤独

你可能在一些重要的时刻希望与他人在一起，但却发现自己很孤独。几乎所有人都会不时发生这种情况，也许是一个周末或假期；也许是你的生日；也许是一个对你来说很困难的周年纪念日。被唤起的孤独可能是深刻而痛苦的。

努力为这些时期做好规划。即使只有你一个人也不必感到孤独。使用你的放松工具包（第11章）并规划健康的活动来充实自己。列出你或你的某些部分希望与其他人一起或不与其他人一起进行的活动。试着选择一些你的所有部分都喜欢的活动。如果你在困难时期无法与某人在一起，就规划一下，稍后再与他相聚。如果你的时间足够灵活，可以随时在不同的日子庆祝假期或生日。毕竟，重要的是享受这一整天，而不是日期本身。如果你在假期或其他重要时间是独自一人，就到某个地方去做志愿者或制订其他积极的计划，而不是坐在家里无所事事继而感到孤独。第30章中有更多关于帮助你处理孤独和独处的内容。

如果你认为自己可能会遇到困难，无论情况如何，规划的过程都是相似的，都具有某些可预测的步骤，下面我们将讨论这些步骤。

如何规划困难时期

如果你知道即将到来的某个时期在某种程度上对你来说可能会很困难，请尽早开始内在反思及各部分之间的交流。反思在这些时期发生了什么，关注你的感受和想法、你的身体如何应对压力（例如僵硬或激动），以及你的各部分都如何反应。你从反思中获得的意识能让你做出不同的选择，而不是只会在体验中绝望地被俘虏。

例如，如果你知道在这些时期你的某个部分总是批评你，那么你就能够与这个部分进行更多交流以了解原因。也许这部分坚信你会失败，因此批评你、希望你更加努力，或者它可能使用愤怒来回避对某个情况的羞耻或恐惧。如果你知道自己总是僵住，那么你就可以开始关注并改变这种身体反应，而不是沦陷其中。如果你能意识到自己感到绝望，那么你或许能够为自己提供舒适感、与他人进行有意义的接触，以及对自己的某些部分做出内在的支持。

你可以与自己的某些部分对话，可以写日记或在电脑上写作，也可以想象一场内在会谈。如果你觉得这些任务很难，可以让你的治疗师帮助你。不要等到困难时期到来的前一天才在内在就这件事进行沟通。给自己足够的空间来思考、反思和制订一个对你有帮助的计划，这样你就可以"防患于未然"。即使你没有与各部分进行"直接"交流，你也能意识到可能触发你的某些活动、人员、食物等，以及一些帮助自己更舒适和安全的方法。

在下一节的内容中有一些问题，它们将帮助你反思你（包括你的所有部分）如何才能最好地为困难时期做规划。找一个安静的时间在家里思考这些问题。尝试从尽可能多的部分集思广益，因为你各个部分可能对情况的看法也各不相同。

反思以帮助规划困难时期

对你来说通常什么时候最困难？

当你在困难时期时，会发生什么？例如，你有什么感觉和想法、你的身体有什么反应？

你通常如何制订计划？例如，你会仔细地考虑还是回避？你更喜欢完全自己一个人处理，还是会与他人谈论？

你在计划时遇到了哪些障碍？例如，计划的开始、确定完成计划所需的步骤、因为选择或细节太多而迷失、内在的批评或部分之间的冲突，以及完成计划的困难。

你已经使用过哪些技巧和技能来帮助自己进行规划？你也可以上网查询，寻找有关规划（和执行功能）的书籍，或向你的治疗师及其他支持者寻求帮助。

在过去的困难时期是什么帮助了你？

列出你知道的需要自己做准备的触发因素。

对于特定的时间，你的各个部分有哪些恐惧和担忧？

在此期间，你如何确保你的情绪稳定和身体安全？

在此期间，你可能对其他人有什么责任？这些责任是否与你的身体自我保健相冲突？

是否有需要设置的关系限制或界限？如果是，有什么能帮助你设置它们？

在此期间，你的特定部分是否特别脆弱？如果是，它们需要什么才能感到安全、被支持和被关心？

关注在困难时期时你更喜欢与其他人一起应对还是觉得独自一人处理起来更有帮助。

有效规划的提示

正确看待你的规划。规划通常并不很急需，因此你不必着急进行。给自己点时间思考并自查。

尝试放弃认为"正确"的解决方案或选择只有一种的想法。办法总比困难多，"正确"的途径总是有很多的，如果你犯了错误，可以去处理它。许多规划涉及利弊两方面，因此通常没有"完美"的解决方案，可能都需要一些妥协。

最重要的是，你的规划中要纳入你自己的所有部分。不加评判地关注它们的担忧、需求和愿望。

既要倾听头脑，也要倾听内在，即反思。有时你的逻辑和情绪（或者说"直觉"）会告诉你完全不同的东西。各种分离部分通常会基于过多的感觉或对感觉和需求的回避进行选择，并且它们一般对当下是不够了解的。如果你的所有部分都能共同努力，更多地了解当下，承认感受、需求和愿望，并提供内在的共情和支持，那么制订计划就会变得更加容易和清晰了。

行动前请三思。即使你觉得"很紧急"也要慢慢来。想象你处于你的内在安全空间中，或使用放松练习让自己进入一个警觉而平静的空间。让你的所有部分都知道，在你制订计划时，它们会得到认可和考虑。

想象你的计划将如何影响你和你的各个部分。你正在学习照顾自己，这就意味着你需要考虑自己和他人。这不是自私，而是一种很好的自我保健。在你预测该计划将如何影响你和你的各个部分之后，就可以考虑其他人了。

向可信赖的其他人寻求反馈，但制订计划要你自己来，可以同时考虑他们的建议。

如果计划不起作用，要愿意去修改你的计划。在此过程中进行小的更改而不是死板地坚持原计划，通常可以帮助你更好地完成最终计划。

当对他人的责任与自身需求相冲突时

在困难时期，你可能会发现自己处于自身需求与他人对你的需求之间的冲突之中。例如，你可能有义务照料一项你知道对你来说压力很大的家庭活动，你不想去，但你必须去。这可能会引起你各个部分之间的强烈内在冲突。接下来，你可以寻求一些建议，以能够照顾好自己的方式处理这些冲突。你必须学会设定健康的界限和通过协商达成对你和你的所有部分都有效的妥协（关于自信和个人界限，见第31、32章）。

进行协商以限制与难相处之人的见面，例如，只见一小时而不是整个晚上，或只见一天而不是整个周末。提前或在刚刚见面时告知你的时限要求。如果需要，在你的手表或手机上设置合适的闹钟时间，以免忘记，或者让可信赖的人在那个时候给你打电话。

待在酒店，而不是待在难相处的人的家里。

邀请一位朋友与你同在以获得支持。

规划好在需要时提前离开。

拥有自己的交通工具，因此就不必依赖他人。

使用想象排练、防护服和内在安全空间。

在困难的见面期间，为自己留出些安静的时间，比如散步、回自己的房间阅读或休息、看电影或做其他活动。

留出时间进行内在反思并与你的各个部分进行交流。认真并共情地对待它们的需求。

家庭作业表16.1　为困难时期作准备

选择一个你预测可能会发生的困难时期（不是最困难的时期，而是你做好了应对准备的时期）。在下面记录你对这个困难时期的反思（你可以回顾这些反思以帮助你进行规划）。如果可能，请允许你的一部分参与并不要对它做出任何评判。尝试制订计划来解决你的困难时期，可以从很小的步骤开始。如果你在制订计划后能够尝试实施该计划，请描述发生了什么。如果你无法实施该计划（或无法提出计划），请描述是什么让你感到困难。

1. 描述你选择在本练习中尝试解决的困难时期。

2. 描述在这个时期你最担心的是什么（例如，闪回、崩溃、害怕、僵住和头脑空白）。

3. 如果你发现自己的某些部分在此期间特别脆弱，请描述它们可能会发生什么（例如，某个部分可能有自我伤害或自杀的倾向；它可能想要伤害你；它可能会害怕、羞愧或被激怒）。

4. 找一个安静的、没有注意力分散和混乱的时间开始你的计划。使用第11章中的一些放松练习来帮助你保持冷静和头脑清醒。也可以使用你的内在安全空间来帮助你的所有部分都感到安全和有保障。必须专注于当下，而不是想象中的灾难性未来。

5. 接下来，询问你的所有部分这次有什么需求和愿望，并描述它们。各部分有冲突也无妨：不要进行评判或担心冲突，只需简单地写下每个部分在困难时期想要或需要的东西。例如，某个部分可能想自我伤害，而另一个部分想隐藏起来；某个部分可能会愤怒地爆发，而另一个部分则想变得更好，让自己能被某人爱慕。

6. 你可能会在问题5列出的冲突中找到一些共同点。例如,如果某个部分想要自我伤害,你可能正因某种情绪而感到崩溃,而自我伤害可能是减少这种崩溃感的一种方式。当然,所有部分可能都认同,让自己别那么崩溃是各个部分都可以努力实现的共同目标。同样,如果某个部分被吓坏了,而另一个部分则对这个"爱哭鬼"感到愤怒,那么这两个部分可能都需要安全感并且都想要保持安全。前一个部分是在表达恐惧,而另一个部分是在"强硬"地保护脆弱,二者只是应对威胁的不同方式。并且所有的部分可能都认同,感到安全也是一个有价值的共同目标。

  使用上面的例子作为指导,描述一两个关于你困难时期的内在冲突(如果有),之后看看是否可以确定各部分之间的潜在共同目标。如果你需要帮助,就花时间进行治疗,以了解这些冲突和任何可能的潜在共同目标。

7. 描述你在困难时期保持情绪和身体安全的规划,进行内在咨询,并在需要时向可信赖的人寻求帮助。

8. 描述你或你的某个部分为了应对困难时期而可能需要的资源。例如,有的部分可能需要感到安全或安慰;有的部分可能需要留在内在安全空间;有的部分可能需要确定你的成人部分有能力处理这种情况,或者有安全的值得信赖的人可以交谈(如果需要)。

9. 最后,描述一下当你感到崩溃时会怎么做。例如,你会立刻离开、暂停出去散散步、给朋友打电话、在内在安全空间待一会儿、进行放松练习或服用处方药使自己平静。

第四部分 技能回顾

你已经在本部分中学到了许多技能。接下来你可以对这些技能进行回顾和进一步延伸。建议你在复习时回到章节中再次阅读并一点点地重新练习作业。记住,定期的日常练习对于学习新技能至关重要。

第14章:

"商店"练习

第15章:

识别和应对触发因素

第16章:

规划困难时期的有效策略

关于以上每组技能练习,请回答以下问题:

1. 你是在什么情况下练习这项技能的?

2. 这项技能对你有什么帮助?

3. 你在练习此技能时遇到过哪些困难(如果有)?

4. 为了更成功地掌握这项技能,你可能需要哪些额外的帮助或资源?

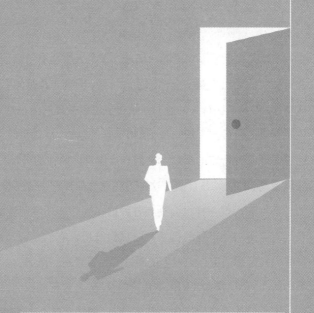

第五部分

情绪与核心信念

"世界以痛吻我，我要报之以歌。"
学会调节情绪，形成积极的信念，正确并健康地看
待自我、他人及世界。

第17章 情绪及其功能与应对

导 言

　　情绪是人类基本功能的一部分。每个人都会有情绪,情绪引导着我们并帮助我们做出决策。身体感受到情绪;情绪涉及躯体感觉、特定的姿势或动作,以及某些行为的倾向。情绪也可以被理解为在特定情况下以某种方式行事的信号。一般来说,情绪不是自愿的,也就是说,你不能"让"自己感受到某种特定的情绪。它们有点像身体内在的天气,变来变去,时而狂风暴雨,时而风和日丽。这种内在天气与外部天气一样正常和可预测,而且情绪和天气一样也会受到各种内在或外部环境刺激的影响。情绪是我们对自身内外事件的自发(非自愿)反应。它们是帮助我们以最佳方式使我们的行为适应当前发生的事情的主要指南。例如,爱帮助我们更亲近关心的人,恐惧帮助我们回避危险的情况,喜悦帮助我们发现愉快的体验。

　　因为情绪是我们运作的基础,所以理解并学会"阅读"情绪是必不可少的。第一步就是能够命名和识别基本情绪,然后了解它们的功能以及应对方式。

基本情绪及其功能

现在有很多种基本情绪一览表,我们选择描述八种从动物情感进化而来的、在世界各地的人们中普遍存在的情绪。这些情绪在从温和到强烈的范围内大多是成对出现的。

- 有趣-兴奋
- 享受-喜悦
- 惊喜-惊吓
- 苦恼-痛苦
- 生气-愤怒
- 恐惧-恐怖
- 耻辱-屈辱
- 厌恶

判断情绪

尽管我们经常倾向于将情绪视为"好的"或"坏的",但这并不是一个有效的判断。情绪没有好坏之分,它们只是我们人类功能的一部分。的确,我们要承认一些情绪是愉快的,而另一些情绪是不愉快的或痛苦的,但是你也会发现,多关注情绪的目的和意义才是有用的,而不是只去判断它们是愉快的还是痛苦的。这是接纳它们作为你生活一部分的其中一步。

情绪帮助我们满足自身需求

情绪的一项主要功能是激发和引起针对特定目标的行为,即能够满足我们需求的行为。例如，当我们被激怒时，愤怒会引导我们去战斗，希望能保护我们的安全；恐惧会引导我们逃跑或回避令人恐惧或感到威胁的事物；爱会引导我们以更亲近所爱之人的方式行事，因为我们需要安全的关系。

情绪并不是真正独立的"事物"；它们是捆绑式体验的一部分，捆绑式体验不仅包括情绪、感觉、思想和身体行为，还包括我们对当下正在发生的事情的知觉以及我们对以某种方式行事将会发生的事情的预测。情绪对于我们的生存与思考来说和行为一样重要。然而，当调节和容忍情绪的能力被破坏或不足时，整个捆绑式体验就变得难以管理。

两种情绪体验

有些感觉或情绪是你对发生在周围的事件的无意识反应（例如，因为某人对你特别好而感到高兴；因为有人批评你或忘记你的约会而感到愤怒；因为某事让你感到震惊或恐惧），其他情绪则主要是你对自己的想法、行为和感受的反应（例如，因为内在的声音对你说你很丑而对自己的身体感到羞耻；因为感到难过而觉得尴尬；因为对某人生气而感到内疚或害怕）。这些"关于感觉的感觉"，即关于我们内在体验的情绪，特别是那些涉及羞耻或骄傲的情绪，被称为**自我意识情绪**（self-conscious emotion；Tracy, Robins, & Tangney, 2007）。它们通常会带来问题，因为它们是伴随对我们所体验的内在消极评价出现的。

知觉、思想、感觉和行为的反馈环

如前所述，情绪与我们的思想、行为、感觉以及我们感知世界的方式密切相关。这些体验实际上并不是分开的，而是捆绑在一起，形成持续的反馈环(feedback loop)。例如,当人们感到害怕时,他们会倾向于通过恐惧的视角来看待世界,认为许多事情具有威胁性,而实际上日常生活可能并不危险。这些知觉与关于恐惧的想法和信念有关,例如:"那个人皱着眉头;他一定是生我的气;愤怒是危险的;我必须离开。"这些想法和信念会增强对危险的知觉,从而增强恐惧感,进而增强对危险的想法,等等。知觉、情绪和思想会促使人们做出以某种方式行事的决策。最终,人们可能对恐惧等情绪变得非常敏感,以至于仅仅身体上的恐惧感(如胃部下坠的感觉)就可能会促使他们相信危险近在咫尺,并因此以可怕的方式行事。

复杂性分离障碍患者的情绪问题

患有复杂性分离障碍的人在孩提时代经常会遇到一些引起极端和崩溃情绪的情况。一般来说,幼儿会从他们的照顾者那里学习如何理解和调节情绪。患有分离障碍的人通常在无法表达或讨论某些情绪的家庭中长大,在某些情况下,在这种家庭里表达情绪实际上是危险的,可能导致被惩罚、嘲笑或完全无视。复杂性分离障碍患者的父母或其他照顾者通常本身就有情绪问题,因此无法教孩子如何适当地处理情绪以及相关的健康技能。这些孩子因而学会了回避或忽视自己的感受。他们也难以反思,即难以准确解读他人当下的情绪和意图,而且通常会假设一些消极的事情。

强烈的情绪往往是分离性的

分离障碍患者人格的各个部分都处于难以忍受的紧张情绪中。有时,在日常生活中起作用的部分不会体验过多情绪,并且已经学会回避过多感觉。它们可能会体验到"全有或全无"的感觉,即体验到的感觉过于强烈或根本体验不到任何感觉。人格中的一些分离部分依然生活在创伤时期,无论在什么样的情况下，这些分离部分可能体验到的都是相同的情绪，例如恐惧、愤怒、羞耻、悲伤、渴望，甚至也会有一些积极的情绪和快乐。其他的部分则会有更丰富的感受。由于情绪通常存在于人格的某些部分，因此不同部分可能对同一情况产生非常矛盾的知觉、情绪和反应。例如，你可能在治疗师的办公室里听到走廊里有"砰"的关门声，你跳起来吓了一跳，你的成人部分会想："没关系，只是关门而已。"然而你的某个非常害怕的部分会变得越来越不安，会僵住或想要跑出房间，因为那个部分还没有专注于当下，仍然感到非常危险，就好像仍在过去一样。强烈的恐惧持续在你的那个部分分离，而你可能根本感觉不到。你或你的其他部分可能对这个害怕的部分非常嫌弃。

你可能会因为过多的情绪以及作为情绪自然组成部分的身体感觉而变得非常恐惧或羞愧，甚至已经学会不惜一切代价地回避你的（一些）内在体验（关于内在体验，见第5章）。

分离部分对情绪的消极评价

各个分离部分经常对彼此做出消极的情绪评价。例如，一个部分可能会因为被另一个部分需要或依赖而觉得厌恶；或者一个部分会因为另一个部分害怕尝试新事物而感到生气。有些部分会回避感受一切情绪，并认为情绪是浪费时间。有些人会在脑海中听到这些评论或在环境背景中"感知"到它们。这些"关于感觉的感觉"往往非常容易产生问题，因为它们通常包括对基本情绪的严厉、消极的评价，而实际上情绪只是人类不可避免的一部分。

害怕失去控制

在日常生活中起作用的主要部分可能不知道为什么会出现某种特定的感觉，就好像它是"突然出现的"。因此，分离障碍患者可能会感到焦虑，或害怕他们的行为，或感觉会被自己的其他部分控制。此外，体验到的情绪可以相当令人崩溃，以至于有些人用"分崩离析""爆炸""崩溃"或其他意为严重失控的比喻描述它。

难以处理当下的情绪信号

我们必须注意情绪给我们的信号，否则情绪可能会加剧或演变成其他更难以管理的东西。许多人发现他们很容易忽视自己的感受，但是，被忽视的某种轻微感觉可能会升级为强烈的感觉。例如，如果你不加以关注，因有人打扰你而感到的烦躁可能会演变成彻底的愤怒，然后你可能会对朋友或伴侣大发雷霆，而对方并不知道为什么，因为你从来没有说过你被激怒了。如果你能够注意到烦躁的信号，那么你可能会有礼貌地说出来，设定良好的界限，并且永远不会达到愤怒的地步。

大多数分离障碍患者还不会阅读情绪信号，只是能意识到自己感到彻底的崩溃、可怕、糟糕或紧张。他们还不能分辨与特定情绪相关的生理信号和心理信号，以及它们与其他情绪的信号有何不同。他们必须首先学会阅读和解释情绪信号，并将它们与特定的情绪相匹配。因为某些部分具有情绪而其他部分可能并没有体验到，因此阅读情绪也许会变得比较复杂。没有体验到情绪的部分可能只会意识到一种模糊的不适或不安。这就是我们需要给予自己的情绪和分离部分更多内在意识的至关重要的原因。

触发因素可能会唤起崩溃的情绪

正如我们在前面关于触发因素的章节中指出的,触发因素可能会立即唤起强大而令人崩溃的情绪。各种分离部分往往有自己特定的与创伤性事件相关的情绪,因此它们会被触发去体验这些情绪,而不会去考虑当前的实际情况。事实上,这些部分通常甚至没有体验过多少临在感。因此,虽然某个专注于当下的部分可能感觉良好,但另一个停留在过去的部分可能会非常恐惧或愤怒。分离部分的情绪会侵入当下的体验,使一个人开始感到与此时此地无关的恐惧、愤怒或羞耻。这些源自分离部分的感觉可能会令人困惑和恐惧,导致人们试图回避情绪以及这些情绪被重新激活的情况。

正念练习

当你全神贯注于当下并且能够在此时此地关注你的内在体验时,情绪才能得到最好的理解和处理。以下练习旨在帮助你练习临在感和专注力。如果你的所有部分都可以参与,那将是最有帮助的;否则你的注意力就会分散而不是集中在当下。

你需要一小块喜欢的食物,例如,葡萄干或其他小块水果、糖果或饼干、奶酪或坚果,或是蔬菜。

拿起食物,将其放在手掌中或捏在手指之间。仔细看看,全神贯注地检查它,就好像你以前从未见过类似的物体一样。用拇指和食指轻轻转动并检查它。仔细查看它可能会捕捉到光线的部分,以及所有凹凸不平处或不规则处。检查它的每一个角落和缝隙。

如果在做这个练习的时候，你的脑海里出现了诸如"这很愚蠢"或"这个练习到底有什么用"之类的想法，或者出现关于另一个主题的其他想法，只需承认这些想法并将你的注意力重新转移到食物上即可。现在，闻闻它，把它放在鼻子底下，每次呼吸都注意它的气味。慢慢地把它移到你的嘴边，你可能会感到嘴巴开始分泌唾液。把它放在嘴里，注意嘴里的感觉。让食物在你的舌头上放一会儿。然后小心地咬一口，注意释放出来的味道。慢慢咀嚼，注意是否有更多的唾液进入口腔，以及食物在口中是否逐渐开始变得不同。细细品味每一口，当你准备吞咽食物时，感受它顺着喉咙进入胃部。注意最后仍可能残留在嘴里的食物味道。

在本周的每一天都练习全神贯注地吃东西：一块奶酪、一个苹果、一块糖果等。可以用你喜欢的食物来进行练习。

你可以扩展此练习以包括其他常规动作，例如刷牙、购物、开车、穿衣等。关键是要完全专注于当前的体验，即使它似乎没有任何重要意义。此类练习旨在帮助你学会活在当下并关注此刻的自己以及所处的环境，这是反思和保持临在感的必要技能。

家庭作业表17.1　识别和理解情绪

1. 确保你能识别出本章开头列出的八种基本情绪。列出一两种让你感到舒服的情绪。

2. 说出一两种你从来没有或很少体验的情绪，或是令你感到害怕或羞耻的情绪。

3. 描述当你面对困难情绪时可能会体验的一种行为（做某事）的冲动。例如，当你感到孤独时，你会想以任何可能的方式让这种感觉消失，即使你知道从长远来看这种行为对你不利，例如饮酒、自我伤害（暴饮暴食）。

4. 列出一两种健康的方法来应对你在上面问题3中描述的感觉，即使你还不能使用它们。

5. 列出你可能认为自己或他人"不好"的任何情绪，并说说为什么你认为它们是消极的。

6. 你是否发现快乐、自豪、有趣或喜悦等愉快的感觉对你来说是消极的？如果是这样，请描述这些感觉对你的消极影响。

7. 说出你的某些部分可能体验到了而其他部分没有体验到的某些情绪。描述你对这些情绪的反应。描述你的各个部分对这些情绪的反应。

8. 如果你体验到自己现在正在回避某种情绪，请尽可能描述你在担心或害怕什么。

家庭作业表17.2　情绪的感觉体验

选择一种情绪并尽可能详细地描述你如何体验它。你可以随意使用比喻、意象和对感觉体验的描述，以下建议可作为指导。描述情绪的方式没有对错之分。

- 伴随情绪的感觉：刺痛、紧张、温暖、寒冷、颤抖、出汗、头晕、灼热
- 颜色：如冰蓝色、热烈红、阳光黄、沉闷灰、漆黑色
- 感觉：苦、甜、酸、粗糙、柔软、坚硬、光滑等
- 形状：圆、方、弯曲、球、三角、线、点等
- 比喻：如"像风暴一样""就像我胸口的一个大黑洞""像龙卷风"
- 创意艺术：绘画、素描、涂鸦、画曼荼罗[1]、拼贴
- 写作：写日记、故事或诗歌
- 音乐：创作一组表达你情绪的音乐
- 动作：寻找象征你情绪的特定姿势或动作

当你反思上述感觉体验时，探索如何改变它们以让你感觉更好。例如，如果你体验到某种情绪就像把一个硬黑球塞在你的胃里，问问自己这个球想要做什么或它需要什么。它想被扔掉吗？想被改变颜色吗？它需要温暖吗？要把它握在手里吗？要融入光中吗？它有话要说吗？它想伸展开吗？它是否会使你的身体运动，改变姿势？要有创造力并相信自己，如果你在探索中遇到困难，可以寻求帮助。还要确保你在探索时保持在可以容忍的范围内。如果这样做有困难，可以停下来寻求治疗师的帮助。

---

1 又译"曼陀罗""曼达拉"等，是一种表示平衡、联合和完整的圆形图案。——编注

第18章 情绪的调节

导　言

正如我们在前一章中提到的,情绪调节是疗愈的重要组成部分。然而,许多分离障碍患者往往在生活的许多不同领域(不仅仅是情绪)都会体验过多或过少。他们可能会感觉到身体的每一个微小的疼痛或变化(体验过多),或者他们在受伤时可能不会感到疼痛或全身麻痹(体验过少)。他们可能会寻找存在风险的体验(寻求刺激)或完全回避新的生活体验。他们当中有些人可能想得太多,无法关闭自己的想法,而另一些人则可能根本无法思考并感到头脑一片空白。有些人对周围环境的变化非常敏感,会注意到每一件小事以至于难以集中注意力,而另一些人则对周围的环境非常不注意。当然,分离部分会通过不受控制的体验侵入当下,导致个体的感受过多或过少。

感受过多和过少实际上是同一个硬币的两个面:二者都表明生理唤醒调节存在困难。你的唤醒水平只是表明你或你的某些部分对某些刺激做出的身体和情感反应。尤其是当你对特别情绪化或压力大的刺激做出反应时,你可能会变得失调、痛苦。为了发挥最佳功能,我们都需要一个最佳唤醒水平——不要过高也不要过低,它取决于目前环境所需。在本章中,你将开始学习如何将你的唤醒调节到可管理的水平。

唤醒水平的"容纳之窗"

治疗的一个主要目标是支持你和你的所有部分学习如何体验"足够",而不是过多或过少。这个最佳唤醒范围称为**容纳之窗**(window of tolerance; Ogden et al., 2006; Siegel, 1999; Van der Hart et al., 2006; 见图18.1)。这是你的每个部分都可以承受的体验强度范围,在这个范围内你可以学习,可以获得内在安全感,可以投入生活中。你可能会从经验中了解到,当你不过于激动或焦虑,也不过于疲劳、困倦或情感关闭的时候,学习最有效、感觉最舒适。你的所有部分也都是如此。

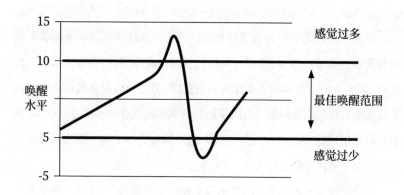

图18.1　容纳之窗

改编自Ogden et al., 2006; Siegel, 1999; Van der Hart et al., 2006

当你或你的某些部分超出了容纳之窗时,你可能会体验过多的唤醒,称为**过度唤醒**(hyperarousal),或者体验的唤醒可能不足,称为**低唤醒**

（hypoarousal）。有时你的容纳之窗可能很小，就像一扇几乎没有打开的窗户。于是，你或你的某些部分可能很快就会感到崩溃、失控甚至完全关闭。在这种情况下，你的任务就是一点点地扩大你的容纳之窗，直到足以应付日常生活。

我们每个人都有自己独特的承受范围；我们的容纳之窗在某种程度上取决于我们天生的性格和生理反应的自然水平。但它也是由体验决定的。如果你长期不堪重负，最终你调节生理唤醒的能力就会受到损害。

自动调节和关系调节

人们通过使用关系调节和自我调节的组合来调节自己。第一种称为**交互调节**（interactive regulation），第二种称为**自动调节**（auto-regulation；Schore，2001）。早期的照顾者最好能通过培养、鼓励、关注情感和身体需求以及安慰来帮助安抚和调节婴幼儿。这为个体在成长过程中能够自我调节奠定了基础。作为成年人，当我们感到沮丧时，我们会呼吁他人支持我们，因为有另一个人在场会让人感到安慰，并且他会帮助我们从其他有用的角度看待我们的问题。有时可能没有其他人或者并不需要其他人，我们就可以通过让自己放心、慢慢反思、进行静心练习或做一些让自己感觉更好的事情来调节自己。

在自动调节和关系调节之间取得平衡的能力很重要。但是，有些人发现他们很难依赖别人的任何支持，即他们不会去使用关系调节。另外一些人则发现他们很难依靠自己，即他们不会去使用自动调节。这两个群体都处于明显的劣势，因为我们都遇到过只靠一种调节方式不够充分或不合适的情况。我们将在关于解决关系冲突的第29章中更多地讨论自动调节和关系调节。

缺乏反思

情绪失调的一个主要困难是,你有时无法反思自己的感受,而只是"处于"感受中,以致盲目行事、无法清晰思考。你可能会发现来自自己分离部分的情绪侵入了你的意识。你可能经常会不知道这些情绪是从哪里来的,就好像是"出乎意料"的,这增加了它们的崩溃感和恐惧感。

回避情绪

大多数患有复杂性分离障碍的人非常善于回避情绪。当然,有时要先将注意力集中在手头的任务上,等到以后再处理你的情绪,这也是很重要的。尽管回避崩溃或强烈的感觉可能会在短期内帮助你在日常生活中正常活动,但它也会使你和你的某些部分与你自己、安全的其他人以及使生活变得有价值的体验缺乏丰富而有意义的联系。而且你也几乎没有能力解决痛苦或创伤性的体验。

也许只有某些体验,例如闪回或失去关系的威胁,才能将你或你的某些部分推离最佳唤醒水平。但是,你越害怕或羞愧于自己的内在体验,就会越回避自己的内在部分,反思的能力也就越弱;同时,未解决的冲突或创伤性记忆越多,你就越难保持在自己的容纳之窗内。因此,能够反思对于帮助自己学会处理情绪至关重要(关于学习反思,见第6章)。

第一步,你需要找到你的容纳之窗,并学会更加始终如一地身处其中,然后逐渐学会扩大你的容忍范围,就像将一扇以前只打开过一道缝的窗户完全打开一样。你的每一部分都需要学习变得更加能受控。一旦你作为一个整体的容忍度变得更大,你就可以拥有更广泛的体验而不会超负荷。你崩溃的部分会感觉更平静、更专注,而麻木或回避的部分会感觉更有能力忍受情绪和其他内在体验。因此,你的各个部分将逐渐学会如何调节情绪和唤醒水平,你的每个部分都可以学习帮助其他部分,这样你作为一个完整的人,将学会以更具建设性和适应性的方式处理情绪和所有其他体验。当你学会不去评判情绪和其他内在体验,并且能够不加回避地反思它们时,你会发现你的容纳之窗增大了,也就是说,你将对更大范围的体验强度有更高程度的容忍。

早期课程中的许多练习实际上旨在帮助你调节情绪并形成一个健康的容纳之窗,例如学习反思(第6章)和为自己各个部分营造内在安全感(第8章)。关于睡眠的一章(第9章)中介绍了在夜间醒来感到焦虑或害怕时安抚自己的方法。放松工具包(第11章)为你提供了一系列帮助你和你的所有部分感到更愉快和放松的活动及方式。

接下来我们将探讨关于体验过多和过少的一些问题和解决办法。

体验过多:过度唤醒

通常情况下,你的一些分离部分会长期体验过多,也就是过度唤醒,因为它们陷在创伤体验中,因恐惧、痛苦、羞耻等情绪而感到崩溃。或者,作为一个完整的人,你时常感到非常敏感、烦躁不安,以至于你虽然并没有受到创伤性记忆的困扰,但在日常生活中也很容易变得崩溃和烦躁。你或你的某些部分可能会因某些通常对其他人没有多大影响的情况(特别是小的烦心事或冲突,或者计划在最后一刻改变)而感到不安。一旦你心烦意乱(激动、焦虑、害怕或愤怒),你可能很难让自己平静下来(自动调节)。时间似乎变慢了,好像你会永远心烦意乱,你不记得要保持冷静。这会让你更加沮丧,迫切想要给你的感受按下停止键。

当你感到崩溃时,你的判断力并不在最佳状态,你或你的某个部分可能会冲动地试图通过某种从长远来看可能不符合最佳利益的方式来阻止你的强烈感受。例如,人们可能会喝酒、吸毒、自我伤害、打架、说出些之后会后悔的话或与人隔绝。你可能会发现你会对自己为何如此沮丧而感到困惑,并且似乎无法理解发生了什么:有时,当你的分离部分在你不知情的情况下被触发时,就会发生这种情况。

应对体验过多的提示

当你感到崩溃时,有很多方法可以帮助自己。你可以暂时分散自己及所有部分的注意力。你也可以将特定的感受、记忆或自己的一部分安置在安全空间。你可以适当地表达你的情绪。你可以安抚、宽慰自己的某些部分。你可以进行接地练习来帮助你留在当下。

当你能够反思是什么引起了你的过度唤醒并开始意识到是你各个部分的挣扎导致了过度唤醒时,以下提示能给你最大的帮助。你对自己内在的挣扎要共情地理解,并愿意寻求健康的应对策略来帮助各个部分,这对你的治愈至关重要。如果没有内在意识和共情,大多数应对策略都不会很有效。

分散注意力

暂时的分散注意力可以帮助每个会不时感到崩溃的人。但重要的是让你的所有部分都明白:作为一种临时的应对策略,有意识的且自愿的分散注意力与持续回避各部分的需求是有区别的。暂时分散注意力只是减缓过度唤醒的一种方式,就像使用"重置"按钮一样。它让你有时间深呼吸和休息,让你感觉更有能力并准备好应对自己的感受。用一个恰当的比喻就是,让你忙起来,转移你对肌肉拉伤的注意力,同时也要继续做该做的事情来帮助它愈合,因为专注于疼痛并不能减轻它,往往还会使它看起来更糟。这并不是让你忽视对伤势的照顾,而是当你做完了你能做的一切后,就可以在治疗过程中分散自己的注意力了。

用健康的活动来让自己分散自己的注意力,并支持自己的所有部分重新关注你的感受以外的事情。但是,不要过度工作或参与可能会给你进一步带来压力的其他强制性分散注意力的活动。当你让自己分散注意力时,一定要对自己做出承诺:一旦你有能力了就会尽快回来处理这些令人崩溃的事情。

有效分散注意力的方法可能会因你感到崩溃的方式而有所不同。例如,如果你因愤怒而感到崩溃,你可能会发现步行、跑步或园艺等体力活动很有帮助。但是,如果你或你的某些部分感到极度悲伤,你可能会选择一种舒缓的活动,例如看一部好电影、读一本(儿童)书、听舒缓的音乐或去内在安全空间。尝试选择与你的感受相符且适合你所有部分的活动。下面是另外一些分散注意力活动的建议。

锻炼身体或快走,改变你的生理机能可以改变你的感觉。鼓励各个部分去体验步行。

边听歌边把歌词唱出来。

做一些你的所有部分都可以享受的愉快或有趣的事情。

打电话叫来朋友们聚在一起。与他人交谈(不要谈及让你感到崩溃的问题)可以让你暂时抛开自己的事情。

做些需要集中注意力的活动,例如某个兴趣爱好、填字游戏或电脑游戏。尝试鼓励自己的所有部分同时专注于同一件事。

读一本不会让你的任何部分感到不安的有趣的或不错的书。

观看喜剧节目或读一本搞笑的书。再次鼓励你的所有部分同时专注于同一活动。大笑是一种很好的分散注意力的方法,它也可以帮助你感觉更好。

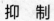

抑　制

要抑制但不要忽视自己的感受和各个部分。抑制感受与"摆脱"感受是完全不同的。当你抑制某种感觉或记忆（这种往往是你的分离部分）时，你会对自己说，"现在不行，但我稍后会处理。"要对自己的所有部分都做出承诺：你会花时间和精力在正确的时间、正确的地点处理它。一定要花时间检查各部分之间的内在契合度，以暂时抑制不快的体验。

你可以使用无数用于抑制的意象：银行金库、飘浮在高空中的气球、潜水艇、计算机文件、视频等。使用适合你或你的某个部分的只属于你自己的意象。

另一种抑制的方式是写作或使用艺术方式来表达你正在体验的事情。如果这对你来说太难，还有其他方法可以用来进行抑制。不过有些人发现，将他们的体验写在纸上或画在画布上，将其留在那里以备日后使用，会有所帮助。如果这种方法对你的某些部分有帮助，你可以让它们使用这种方法，其他部分不需要留在当下，比如可以让它们留在内在安全空间。你可以收起这些文字或图画，或将它们带到你的预约治疗日程中，以帮助你在治愈过程中取得进展。

平复和安慰自己

当你安慰自己并让自己放心时，你并不是在告诉自己停止产生消极情绪，例如："闭嘴，不要哭。摆出开心的样子。"这种批判性的方法并不会真正让你感觉更好，即使它可能是一个长期存在的习惯。安慰对平复你的所有部分更有效。安慰包括能共情地承认这些感觉，例如：

我感到悲伤又愤怒，这是一个艰难的组合。我正在尽我所能处理这些困难的感觉。对我来说最有利的应对方式是：专注于我现在正在做的事情，然后在我开始治疗时再处理它们。这样，我在生活中正常活动时就会感觉良好，并且也支持处理这些感觉。

这种承认还包括支持自己的所有部分，例如：

> 既然心情不好，我就为自己做点各个部分都可以享受的好事。我的哪个部分有感觉都没问题，但我不希望它们使我的任何一个部分感到崩溃。我会照顾好我的所有部分。

以下是一些能帮助你平复、抚慰自己各个部分的提示：

倾听你的所有部分，尝试安慰每个可能焦虑或不安的部分；要有些内在交流和共情，会大有帮助。

练习平静地深呼吸。想象你的所有部分都在内在安全空间里完美地同步呼吸。

邀请心烦意乱的部分去一个安静的、不受干扰的安全空间，在那里它们可以得到安慰和帮助，同时向它们保证你会尽快回到困扰它们的地方。

短期的"暂停"休息也可能对你有所帮助。

请自己的帮助者部分去支持焦虑或不安的部分。

试着放慢你的思绪，每当你发现自己在思考某个问题时，就把思绪转移到别的事情上。帮助你的各个部分以合理的节奏分享它们的想法。

休息一下。鼓励你的所有部分休息。如果有些部分比较挑剔，例如，它说："你太懒了，你需要做更多的事情。"试着与自己的这些部分协商，休息一段时间，看看休息是否真的有助于让你平静下来。

聆听舒缓的音乐，并考虑你的所有部分都可能会感到平静。

立足于当下和安抚情绪

使用五种感官让自己立足于当下、关注当下。大声告诉自己你的感官感觉到了什么。

试着只关注令人崩溃的体验,放慢呼吸,每当你有冲动想对这种体验做点什么时,就让这种感觉或想法在你的脑海中闪过,就像火车到站不停一样。

提醒你的所有部分:有感觉是正常的,它是生活的一部分,在当下有强烈的感受也是安全的。

提醒你的所有部分:所有的体验,无论多么不愉快或激烈,都有开始、经过和结束。

关注当你开始感到崩溃时发生了什么。这可以帮你确定是什么触发了你(关于触发因素,见第14、15章)。它还能提醒你,这种感觉有一个开始,在此之前你也会有其他感觉。

回忆这种"感觉终于过去"的时候,也就是说要记住它的结束,以提醒自己这种感觉终将结束。

请你的治疗师以其他方式帮助你应对。

与你认识的人交谈,问问他们是如何处理强烈的情绪以及如何使自己平静下来的。你可以从他们的经验中学习。

体验过少:低唤醒

为了避免感受到前面描述的那种强烈的过度唤醒,你或你的某些部分可能会通过回避和麻木来应对;因此,有时你会体验过少,这被称为低唤醒。你或你的回避部分可能会回避那种会引起过多感觉的情况,这通常意味着你会回避与人过于亲近,因为人际关系会唤起一些最强烈的感觉,包括积极的和消极的。有时,你的一部分可能会在短时间内完全关闭,进入睡眠状态或无法思考。有些人甚至可能会变得反应迟钝,无法听到或回应别人与他们交谈时说的话。你可能倾向于回避考虑任何痛苦或不愉快的事情,这意味着你无法解决涉及痛苦和冲突的问题。

感到麻木和冷漠的分离部分可能对其他的部分几乎没有共情,甚至没有意识到其他部分会因为感觉过多而非常需要支持和帮助。这些部分很容易将某些感觉或体验贴上"不好"的标签以便回避(见第17、18章)。这种回避会强烈地维持分离并阻止疗愈。

应对体验过少的提示

因为关闭往往是崩溃导致的结果,所以大多数用于感觉过多的干预措施对于感觉过少也是适用的。

当你感到有压力时,你或你的某个部分可能会倾向于低唤醒。一个主要的解决方案是首先让自己在生理上变得活跃,然后在精神上变得活跃。如果你或你的某个部分在面对令人崩溃的事情时感到困倦,就尝试起床并开始活动。你必须抵制这种越来越不想动的趋势。

通过安抚、平复和引导,帮助内在部分在当下感觉更安全。

尝试进行短暂而剧烈的活动,让你的心脏快速跳动并提高能量水平,例如开合跳、俯卧撑或原地跑步。

不要让你的视线集中在一个地方,否则你会恍惚。关注周围环境。使用全部的五种感官并大声说出你注意到的事物,以便让自己立足于当下。如果你的一部分容易恍惚,你可以尝试在你和那个部分之间暂时保持一点距离,例如,想象你们之间的实际物理距离或让那个部分待在安全空间。

使用精神刺激使你的大脑更加活跃,例如,从100开始每隔3或7进行倒数,或到外面数树或汽车。

如果你有一种麻痹的感觉,问问你的某个部分是否可以帮助你移动。你可以从很小的动作开始,例如稍微移动小指、眨眼或抽动鼻子;接下来尝试在身体的其他部位做小动作。尽可能专注于移动。想想你可以信任的人——朋友、治疗师、伴侣——并想象那个人在帮助你。有时,你的某个特定部分被固定不能动弹,而你的其他部分可以通过尊重和共情地照顾该部分来提供帮助,提供引导信息、舒适度和安全性。

如果你感到寒冷(低唤醒的常见体验),尝试泡温水浴或淋浴(不要太热)。或者把自己裹在毯子里,在肚子上放一个热水袋或加热垫来温暖你的身体核心。然后想象利用一些其他可用的资源来温暖身体和安抚内在部分。

如果你或你的某个部分出现肢体麻木,请注意麻木感在身体的哪里开始和结束,或者你是否完全麻木。许多人至少可以感觉到身体的一些小区域。如果你有这样的地方(例如前臂),轻轻地、有意地触摸它,对自己说:"我正在触摸我的前臂。"用柔软的长刷子刮擦背部,像熊摩擦树一样摩擦门框,或裹在毯子里感受你的皮肤。

如果你情绪麻木,请注意你是否能感受到一点点情绪,哪怕只有10分制的1分或2分的程度。专注于这种感觉,大声说出来,并吸引自己所有部分去关注它。提醒自己情绪是安全的,它们只是信号。

你可以问问你的某个部分,是否可以与你"分享"极少的情绪,不超过你认为自己可以容忍的程度,例如一茶匙的量、一茶杯的量,或是5%。还要设置一个时间限制,这样你就可以只在极少的时间里感受极少的情绪,比如5秒、10秒或30秒。当你感觉有更足够的能力时,就可以增加体验情绪的量和时间。在这段时间里尽可能多地关注你的内在体验,比如你的想法、感受、感觉和预测。

如果你意识到自己的某些部分严重关闭,看看你是否可以对于"它们可能需要什么以减少关闭以及如何满足其中一些需求"表现出更多的兴

趣。有时仅仅保证你真的有兴趣照顾这些部分就足以帮助它们变得更加
有临在感且机敏。

家庭作业表18.1 了解你的容纳之窗

1. 在1～10的范围内评判你目前的唤醒水平，1是最极端的低唤醒（感
   觉过少），10是最极端的过度唤醒（感觉过多）。在下面的标尺上标
   出你的最佳唤醒水平范围（不要过多或过少），也就是可以忍受和相
   对舒适的范围。这完全是主观的，没有标准答案。例如，你可以标
   记3～7或4～6的区域。接下来，在标尺上圈出你可能会开始努力防
   止自己唤醒过高或过低的点。例如，如果你的范围是3～7，那么这
   些点可能是2和6。到标尺上的哪里会使你需要停止正在做的事情
   以找到恢复到最佳唤醒水平的方法？
   还要注意你的任何部分是否可能有不同的容纳之窗。

过少									过多
1	2	3	4	5	6	7	8	9	10

2. 接下来，描述你是如何知道自己处于最佳唤醒范围的。例如，也许
   你感到平静、活泼、放松、愉快或充满活力。也许你会感到身体温暖
   或凉爽，有一种能量满格的感觉，头脑安静或活跃。当你处于容纳
   之窗内时，你的内在体验就像书签。你可以像用身体拍照一样记住
   那次体验，也可以在需要时随时穿越回来。

3. 最后，反思什么有助于你发现自己即将或已经超出容纳之窗。例
   如，你感到全身紧张、思维混乱、头脑空白、呼吸急促、自己的各个

部分变得嘈杂或感到内在混乱，或者变得昏昏欲睡。如果你能在这些征兆发生时识别它们，你就可以停止正在做的事情，让自己更加有临在感。

家庭作业表18.2　你应对感觉过多或过少的提示

为处理感觉过多和过少制作你自己的提示清单。尝试让你的所有部分都参与到这个练习中。你可能会惊喜地发现你已经在使用某些技能，或者你的某些部分可能有一些有用的想法。

第19章　核心信念

导　言

在第17章中，你了解到过度消极的想法和信念可以对维持令人崩溃和不正常的情绪产生重要的影响。现实的、积极的想法和信念可以增强积极的自我知觉和自我满足、满足感、幸福感、好奇心以及与他人的联系。持续的消极想法会唤起或强化抑郁、焦虑、悲伤、愤怒、内疚、羞耻或恐惧的感觉；反过来，这些感觉也会催生更多消极的想法和信念。当我们心情不好时，我们的想法会更消极，因此我们更有可能以消极的眼光看待事物。想法、情感、知觉、预测和相关决策之间的这种相互联系创造了一个循环，支持我们对自我、他人和世界的独特体验，无论是消极的还是积极的。一旦消极循环开始并被消极情况加强，我们就更难平衡自己的观点。而对于患有分离障碍的人来说，不同的部分会有不同的观点和信念。

在本章中，你将努力更深入地了解你的一些基本想法和信念体系，这些想法和信念体系源于过去的创伤体验，但对你目前的生活有百害而无一益。探索和挑战这些想法和信念可以成为积极改变的有效切入点。

核心信念的起源

我们最基本或核心的信念是那些为我们对自我、他人和世界的看法提供基础的信念。它们通常定义了我们对安全、信任、归属感、自尊、能力、脆弱性、需求和冒险的看法(Janoff-Bulman, 1992)。例如,一个现实的、积极的核心信念可能是:"大多数人都是善良的、善意的,尽管他们并不完美;但是,少数人确实很危险,应该回避。"一个消极的核心信念可能是:"没有人可以被完全信任,因为他们只为自己着想;我应该避免以任何理由接近任何人。"

我们都会形成一些核心信念,无论它们是消极的还是积极的。对于那些患有分离障碍的人来说,他们的各种分离部分可能也有不同的核心信念,因此可能会产生很多内在冲突(Fine, 1988, 1996)。我们将在下一节中更多地讨论这些冲突。

核心信念起源于童年,其中少数可能会在以后的生活中基于重大事件进一步形成。它们是可以改变的,但人们往往没有意识到。相反,人们可能有看似正确但并没有仔细考虑过的自动思维(automatic thought)。例如,许多受到创伤的人会产生"没有人爱我。""我一文不值又愚蠢。""无论我尝试什么都总是失败。""我好丑。""我需要帮助真是荒谬:我只是软弱和爱发牢骚。"之类的自动思维。积极的改变首先需要能够意识到并反思核心信念。

许多因素影响着核心信念的形成。你天生的性格会影响你自然看待世界的方式。一个天生内向、循规蹈矩的人可能与一个外向、喜欢冒险的人有着不同的信念;有些人天生更敏感,而另一些人似乎不太容易受到伤害和发生突然的变化;有的人第六感很强烈,而有的人则感受范围比较窄。这些差异会影响一系列的核心信念。

此外,每个家庭都有集体的核心信念,这些信念会直接地或无意识地传递给孩子。例如，如果一个家庭的隐形家训是永远不要犯错，那么孩子就会形成一种信念：他应该永远是完美的。渐渐地，这样的孩子会害怕犯任何错误，会害怕尝试新事物，并且不会轻易满足于自己取得的成就。如果家庭的核心信念是孩子是重要的、有能力的和可爱的，那么孩子就会自信地成长并在人际关系中感到安全。核心信念也可以基于早期关系是否安全和持久来形成。例如，在很小的时候突然失去父母可能会导致人产生被遗弃的感觉，并认为灾难性的事情可能会突然发生、随时可能失去所爱的人。同样，在年幼时被照顾者虐待可能会导致人形成永远无法相信任何人的强烈信念。

复杂性分离障碍患者的消极核心信念

长期受到创伤的人经常遭受持续的消极核心信念的折磨。这些根深蒂固的信念通常涉及不平衡或无差别的全有或全无的思维："对我来说事情永远不会成功""人们总是伤害我""我太蠢，一点都不可爱""世界之大，无我安全容身之地"。这些信念通常包含总是、永远不或无之类的词。这样的想法和信念会深刻地影响、强化和加剧消极情绪。随着时间的推移，消极的情绪、知觉和预测以及额外的消极生活体验都会强化消极的核心信念。积极的核心信念和随之而来的知觉、情绪和体验也是一样的。

患有分离障碍的人可能会发现他们的信仰、想法和信念会突然改变或发生冲突，因为不同的分离部分可能具有不同的核心信念（Fine, 1988, 1996）。有些想法和信念对个人的生活体验至关重要，以至于所有分离部分都会共享它们，例如"我不能相信任何人"或是"我永远不会安全"。

分离部分之间信念的差异与每个部分不同的生活体验有关。在日常生活中处理任务和起作用的部分有时能够更好地观察和解释当下的现实，而不会受太多旧想法或信念的影响。这些部分与过去的距离更远，主要是因为它们回避了过去。大多数陷入创伤时期的分离部分会受到消极的、破坏性的想法和信念的影响，因为它们只凭过去的体验来看待世界，而没有考虑到当下可能会有很大不同。因此，当这些部分侵入日常生活时，当下的现实很容易以与过去类似的方式被扭曲和重温：这就是我们所说的"活在创伤时期"。即使有一些事实能证明当下与过去不同，但这些核心信念往往显得十分有说服力，以至于淹没了目前的现实。首先从引导这些部分专注于当下的现实开始，然后对它们进行对内讲话，并以尊重的方式挑战它们根深蒂固的信念，从而帮助它们。纠正核心信念并不容易，需要坚持不懈的努力，但随着时间的推移，你会取得成功的。

核心信念会影响你反思自己体验的能力。例如，假设你走在街上，看到另一边有个朋友朝你走来。你等着他打招呼，但他只是一直走着，根本没有跟你打招呼。对于他的想法，你会考虑许多不同的可能性，而不仅仅是假设他不在乎你或他在生你的气。根据你的核心信念和知觉，你或你的不同部分可能会产生以下几个或全部的想法：（1）他全神贯注，甚至没有看到我；（2）他故意不理我；（3）他看起来（对我）很生气；（4）他走得很快，不想和我说话；（5）他因为我没有跟他打招呼而感到受伤。

重要的是要考虑他人的可能意图，而不是总基于某些核心信念（例如"人们永远不会喜欢我"）得出相同的结论。你的核心信念是否允许你假设人们通常没有理由不喜欢或忽视你，并且大多数人都是善意的？或者你相信大多数人都不关心你，他们只是想从你那里得到想要的东西？也许你的不同部分可能有不同的信念。关于前面的例子，你的有些部分可能会想："看！他不理我。没人喜欢我。我一文不值，将永远孤独。"而另一个部分则有完全不同的知觉："这根本不是我的缘故。他可能压根就没看到我。"这两种截然不同的想法、信念和知觉具有不同的情绪基调：一种是非常消极的，另一种是积极的或至少是中性的。第一种陈述强化了旧的消极信念，而第二种陈述支持更积极且现实的世界观。

现实且健康的核心信念

有许多健康核心信念都能被人们普遍接受,可以让人们更平衡地看待自己、他人和世界,它们更加灵活且现实。健康核心信念基于现实中的积极因素和消极因素。例如:"我不想犯错,但我知道我会犯错,因为没有人是完美的。当我犯错时,我会努力纠正,不要对自己太苛刻。"或者:"每个人都时不时地需要别人的帮助。需要帮助并不意味着我软弱或懒惰;这意味着我是正常人。"又或者:"我可以让自己放松并享受美好时光,就像我允许自己在需要时努力工作一样。"

当然,并不是每个人都能一直按照自己所持有的信念生活,或者每时每刻都能付诸实践。你可能非常确信某事是健康且美好的,但这并不意味着你可以始终"言必行"。但是你练习得越多,健康的信念就越能成为你生活的一部分。在家庭作业表19.2中有一些现实且健康的核心信念列表,可能有助于你形成自己的信念。

家庭作业表19.1 识别消极的核心信念

下面是关于自我、他人和世界的消极核心信念列表。阅读每个列表并圈出五个最常影响你或你某个部分的信念。

关于自我的消极核心信念

- 我是一个失败者;我从来没有在任何事情上取得成功
- 我是局外人,没有归属感
- 我无法与其他人联系
- 我一文不值

- 我是个坏人,为自己的身份感到羞耻

- 我是一个弱者,总是依赖他人

- 我不应该出生

关于他人的消极核心信念

- 其他人总是会背叛或伤害我

- 人是危险的

- 即使有个人很好,他也只是在等待合适的时机来欺骗我

- 没有人理解我

- 没有人会爱我

- 人们总是会利用他人

- 人们总是会抛弃或拒绝他人

- 人们只是为了他们自己才来接近我

关于世界的消极核心信念

- 世界是一个危险的地方

- 任何时候都可能发生可怕的事情

- 世界总是不可预测的

- 世界之大,无我容身之地

- 世界充满痛苦和苦难,别无其他

列出上面未列出的其他任何影响你或你某些部分的消极核心信念。

请注意是否你的所有部分都共有你在上面圈出或写下的核心信念,还是只有某些部分如此。选择其中一种信念,花一些时间进行内在对话,看

看它在当下是否总是正确的。描述你在这次内在讨论中的体验。如果你无法进行这样的对话，请描述是什么阻止了你这样做。

家庭作业表19.2　形成现实且健康的核心信念

下面是关于自我、他人和世界的健康信念列表。请阅读每个列表，然后完成下面的作业。

关于自我的健康核心信念

- 愉悦和放松是正常的、可接受的、不可缺少的人生体验
- 我接纳我现在的样子。我和其他人一样有强项和弱项，我的生活还有改进和成长的空间
- 我可以与他人设定健康的界限
- 我大部分时间有能力自己解决日常问题
- 我需要帮助时可以寻求帮助，找不到帮助时我自己也能应对
- 我可以掌控自己的生活。如果别人的要求对我不利，我不必总是屈服于它
- 我觉得我属于这个世界并与其他人同在
- 我不必无所不知
- 我不必完美，我只是个常人
- 我这个人还挺不错的

关于他人的健康核心信念

- 大多数人都不错且值得信赖，有一些人不是

- 如果我需要支持或帮助,其他人愿意并且可以提供帮助
- 人们在很大程度上关心和理解我
- 重要的关系虽然不会完美,但可以是稳定且良好的。冲突是可以解决的
- 我可以选择和安全的人在一起,回避不安全的人

关于世界的健康核心信念

- 在这个世界上有我的位置
- 世界上可能会发生不可预测的事情,但我有资源和支持来应对大多数事情
- 世界在大部分时间中都是相对稳定和可预测的
- 世界可能很危险,但我通常很安全
- 世界上有痛苦和苦难,也有欢乐和爱

1. 选出你或至少你的某些部分已经拥有的健康信念。描述关于这些信念的任何内在冲突或分歧。

2. 在每一类(自我、他人和世界)中选择一个你想努力形成的信念。确保你与你的治疗师以及周围你爱的和信任的人分享这些信念。询问他人是什么帮助他们形成了健康的信念,可能会对你有所帮助。

3. 关注你的每一个包括"永远""每一个""没有""从不"等字眼的消极信念。尝试使用"有时""某些人"或"偶尔"之类的词将信念转移到更温和的水平。例如,如果你的某个信念是"我永远不会成功",那就通过列举几次你在某事上取得成功的例子(即使是很小的

成功)来挑战你以及你的某个部分。至少,你已经成功地让自己活着,接受治疗寻求帮助,并且正在尽最大努力变得更健康。看看你是否可以将"我永远不会成功"的信念转变为"我有时成功,有时不成功;我正在尽我所能,我承认我不可能做到完美"。

第20章　认知错误

导　言

在前一章中，我们讨论了消极的核心信念及由它产生的不正常的想法。我们注意到，当你患有分离障碍时，你可能会体验来自自己其他部分的相互冲突的想法，这会影响你当下的情绪和行为。核心信念会受到**认知错误**（cognitive error）的影响和强化：认知错误即让你的问题长期存在的夸张且非理性思维模式（Beck, 1975；Burns, 1999）。这使得你更难去挑战并最终改变关于自我、他人和世界的不正常的核心信念。认知错误基于不充分的、具有高度选择性的注意力，也就是说，它们没有考虑到特定情况的整体性和复杂性，从而产生错误的想法。正如我们已经解释过的，各种分离部分通常只关注体验的某些方面，例如是否存在危险、人们是否皱眉或以其他方式生气、是否有办法满足某种需求。这些分离部分排除了许多基本线索，而被排除掉的这些基本线索原本可以帮助你作为一个完整的人做出适当的反应。在本章中，我们将解释几种最常见的认知错误，并帮助你学习如何识别这些思维模式。在下一章中，你将开始学习如何挑战和改变僵化的思维模式和认知错误。

常见的认知错误

每个人都会不时出现认知错误，这本身很正常。但是当认知错误控制了你的思维并使生活变得困难时，就需要特别注意了。对于患有分离障碍的人来说，一个主要的困难是许多部分都存在严重的认知扭曲（cognitive distortion；Ross，1989，1997）。一些生活在创伤时期的人往往会出现严重的认知错误，这些认知错误会以令人困惑的方式影响他们的生活，因为并非所有的部分都以相同的方式思考。以下是几种常见的认知错误（Beck，1975；Burns，1999）。

非黑即白。你或你的某个部分将一切都视为黑色或白色、是或否，非此即彼；事情要么好要么坏，没有中间地带。任何东西只要不完美就是一场灾难；人们要么喜欢你，要么讨厌你；他们要么善良要么残忍，要么诚实要么完全不诚实；如果他们对你说"不"，就是永远拒绝了你。这种思维模式没有为平衡、细微差别或人性弱点留出余地。

过度泛化。你或你的某个部分假设一种体验可以泛化到所有其他体验，因此一旦你有过糟糕的体验，就会认为未来的每一种类似情况也会是消极的。例如，你约某人去看电影，但他不能在你提出的时间去。你就会决定或是被某个部分影响而决定再也不会约这个人去看电影，因为永远不会有任何结果。你也不会邀请其他任何人，因为你已经得出结论：没有人愿意和你在一起。

心理过滤。你或你的某个部分只专注于一个事件的一个消极细节，别的什么都想不起来。你拒绝积极的体验，因为你认为它们不真实、不会持久、不作数，或者只是凭运气而已。你失去了客观判断能力。例如，你准备了一顿丰盛的晚餐，只是沙拉酱有点太酸了。你一直对调料不满，觉得别人会认为你无能、是个糟糕的厨师，你确信整个晚餐都彻底失败了。

过早（武断地）下结论。你或你的某个部分会在没有足够证据的情况下做出结论。例如，你得出这样的结论：你不能重返学校或换工作；你不能培养一个新的爱好，因为它太费时间了；你不会做饭是因为你不擅长；治疗对你不起作用；老板永远不会给你加薪。这样的结论不是基于事实，而是基于潜在的、通常是无意识的假设。

　　读心。你或你的某个部分会假设自己知道另一个人在想什么，你也不会检验你的假设是否准确。换句话说，你没有使用反思技能。例如，你的老板要你到他办公室，你会立即认为他是在生你的气、要解雇你，因为他不喜欢你。

　　灾难性的预测。你或你的某个部分会假设将发生一些可怕的事情，不管你做什么事情结果都会很糟糕。你认为这是一个无法改变的事实，就好像它已经发生了一样。例如："我为什么要学习备考？反正我会失败的。"

　　放大。你或你的某个部分会放大个人的失败或错误，还会不成比例地夸大情况。例如，你忘记了与治疗师的见面，就会想："我是一个糟糕的、不负责任的人。我的治疗师会'开除'我。我太愚蠢了。这是不可原谅的。"或者另一个挑剔的部分可能也会开始斥责你如此"不负责任且愚蠢"。

　　情绪化推理（emotional reasoning）。你或你的某个部分会假设现实只由你的感觉决定，不管其他相反的事实和体验如何，因为你的感觉都是强大的。例如："我觉得自己是个坏人，所以我很坏。""我在那个人面前感到焦虑和不安全，所以她不安全。""我感觉有什么可怕的事情要发生了，所以我必须在灾难来袭之前逃走。"在一切平等的情况下，你应该能够相信自己的大部分感受。但是，如果感受来自生活在创伤时期的分离部分，即你没有专注于当下或仅专注于体验的特定方面而注意不到其他方面，则这些想法更有可能是错误的、不符合目前外部现实的。

　　"应该/本应该"的解释和陈述。你或你的某个部分会使用诸如"我应该……我本应该……我本可以有……"的陈述攻击自己。通常,这些陈述会被体验为一种内在的声音,它会斥责你,也就是那个不断尝试纠正自己行为的挑剔部分。例如:"你本应该在下班后有更多的时间去做自己的事;别那么懒。""你应该能更快地进行治疗;你还不够努力。""你现在应该已经可以不再去想过去了。"这种不断的内在批评不会带来健康的改变,反而会带来更多的羞耻、内疚、愤怒、怨恨和失败感。

对识别和探索认知扭曲的反思

要纠正认知错误,你必须活在当下并使用反思技能(第6章)。随着时间的推移,开始学习与自己的各部分建立联系、沟通和协作也很重要,这样你才能理解各个部分的想法。接下来,你会发现许多问题,你和你的所有部分都可以对其进行反思,以帮助你识别和探索认知错误。当你对某种情况立即产生消极想法时,最好比平时更仔细地检查这个想法。因为它的产生过于不假思索,可能涉及认知扭曲。你将需要与自己的某些部分进行一些沟通和协作。看看你的所有部分是否对某次体验有相互矛盾的想法,这会很有帮助。写下这些问题的答案并了解自己的不同部分可能会有不同的答案,这也会有所帮助。如果是这样,冲突就是以移情方式进行反思的起点:"我想知道,为什么我的那个部分与我自己有如此不同的体验?我可以从自己的那个部分中学到什么?我又该如何帮助我的那一部分?"

是否有证据表明过去的糟糕体验总会在未来发生?

我是否考虑了整个情况?我的某些部分可以帮助我这样做吗?

我是否对某种情况失去了记忆,从而做出了可能不正确的假设?我的其他部分对发生的事情有不同的看法吗?

是否有我(或我的其他部分)忽略或是没有注意到的体验的积极方面?

我是否检查过自己的所有部分，看看它们是否对某个结论有内在共识，特别是如果我的结论似乎符合认知错误的类别之一（参考前面的内容）？

如果发生最坏的情况，我真的无法处理吗？关于如何处理糟糕情况，我有其他选择吗？

我的决定或结论是否完全基于感觉？如果是，那是什么样的感觉？

对于情况而言，感觉是否合乎逻辑？

是否有证据表明我的感觉受到了我停留在过去的那些部分的影响？

这些想法是否能帮助我更好地工作并让自己和他人感觉良好？

我的所有部分都同意这些想法吗？

我或我的某些部分可以对这些想法提出合理的反驳吗？

意象练习：积极体验的项链

下面是一项可以帮助你更多地体验生活中的积极方面的练习。这种体验并不是要否认或最大化减少你的痛苦和困难时期，而是可以让自己得到安慰、平复和安心的方法之一，能让你感觉更强大、更有能力应对。

本练习使用由各种珠子制成的项链或臂环的意象。如果这种意象不适合你，可以尝试其他意象，例如用积极体验的线织成的挂毯，或者想象鲜花盛开的花园或美丽的马赛克，或者一本有漂亮书页的书。你总会找到适合你的意象。如果你想要更实际的东西，你也可以制作剪贴簿或艺术品。

想象一下，你和你的所有部分都在为自己制作漂亮的项链或臂环。它由可爱的珠子制成。木珠、玻璃珠、陶瓷珠、金属珠、光珠、水珠、石珠——你可以使用任何你喜欢的材料。但除此之外，这些珠子还有一个非常特别的性质：每一颗都代表着一种美好、积极、愉快的当下体验。这些体验不必很特殊，只需要是简单的事情，能为你的人生增添片刻的满足、愉悦、幸福或平静就可以。例如，这件事可以是喝杯好茶提神，也可以是在树林里散步、睡个好觉，或者与朋友共进晚餐、感觉被治疗师接纳和理解、感觉你的治疗有进展、因完成一个项目而感到满足。让你的每个部分都添加珠子。你可以添加骄傲之珠、馥郁之珠、希望之珠、快乐之珠、无聊之珠、俏皮之珠、安全之珠、爱心之珠、滑稽之珠或友好之珠。还有力量与宁静、毅力与和平、勇气与仁慈、韧性与休息的珠子等。你正在按照自己的意愿进行创作。你甚至可以把它变成一件背心、外套或毯子来裹住自己！你可以看看你的作品，戴着、拿着它，看到各种珠子上闪烁的光。感受它们或重或轻的质量，感受它们或光滑或粗糙的质地。甚至还可能有珠子会发出类似欢快的叮当声或轻柔的咔嗒声。你可以完全自由地设计你的作品。如果有帮助，你也可以想象把它放进一个非常特别的盒子里。如果你有这样一个盒子，或者选择制作了一个，那你还可以在里面放些记录生活中特殊的事件或时刻的笔记或其他纪念品。通过这种方式，你可以一次又一次地重温美好而愉快的体验。毕竟，我们的记忆里不仅有痛苦的体验，也有美好的、积极的体验。

家庭作业表20.1　识别你的认知错误

1. 复习本章前文中的认知错误列表。列出那些经常适用于你或你的各个部分的思维模式。如果可能，请举例说明。

2. 描述你的一个部分与另一个部分的认知错误有所不同的实例。

3. 描述最近的一种你不得不与其中一种思维模式作斗争的情况。描述那种思维模式并识别其涉及的特定认知错误和可能面临的挑战。

例子

认知错误：聚会时人们不理我，我觉得没人关心我。

认知错误的影响：在聚会期间，我感到很惭愧，好像自己是个外星人。我的一个部分在尖叫着要回家，另一个部分在说我真是个混蛋。后来我觉得很孤独，很想伤害自己，退出这个世界。

可能的挑战：我在聚会上不太舒服，也没有努力去说话。有几个人向我打招呼，但我几乎没有回应，所以他们走了。或许不是他们不喜欢我，而是我太焦虑了以至于没法开口。我想知道我是否对外发出了"让我一个人待着"的讯息。

家庭作业表20.2 识别认知错误的类型

下面是三个认知错误的例子。阅读每一个例子及针对每种认知扭曲的挑战。在每个例子下面写出发生的认知错误。如果需要，你可以参考认知错误列表。

例子1

"我可以从你脸上看出你在想什么。你在生我的气。"

挑战：实际上，虽然面部表情可能会暗示你这个人在想什么，但如果不确认，你实际上无法确定；也就是说，你无法读懂一个人的心思。由于过去的消极体验，你（或你的某些部分）通常只关注可能表示威胁的迹象，而不关注可能表示安全的迹象。因此，如果这个人略微皱眉，你可能会将其理解为生气，并预测他会以某种方式伤害你。事实上，这个人可能不是在生气，而是可能尝试专注于你说的话，或者甚至可能只是因为头疼才皱眉。

例子中有什么认知错误？

例子2

你在朋友家吃晚饭，他走进厨房准备了一些食物。电话响了，他急忙走向电话，就在你坐的地方附近。他还拿着刚才一直用来切蔬菜的刀。你看到刀，你或你的某些部分被触发，你无法再准确地感知你的朋友。一瞬间，你预测他会攻击你。

挑战：虽然你的一部分被触发，但另一部分知道你的朋友永远不会伤害你，也不危险。你可以环顾四周，看看你在哪里。你回忆起你和朋友之间漫长而美好的过去。一切都很好，恐惧是你内在的，而不是外在的。

例子中有什么认知错误？

例子3

你住在一个有小孩的家庭的隔壁。每次你听到孩子们哭泣时，你或你的某些部分都认为他们发生了可怕的事情。

挑战：实际上，你注意到孩子们并不经常或长时间哭泣；他们的父母会迅速安慰或帮助他们；他们不会痛苦地尖叫；他们看起来很快乐、健康、精力充沛，爱玩也爱社交。你没有理由认为他们偶尔的哭声有何异常。

例子中有什么认知错误？

第21章　挑战错误的想法与核心信念

导　言

在前两章中,你了解到认知错误如何影响、强化和维持消极的核心信念和想法。你也了解到情绪会影响你如何看待情况和其他人的意图、影响你对未来的预测、影响你的行为方式。那就好像你戴着有色眼镜,你所感知的一切都被有色眼镜上了色,而你的各个部分可能又戴着不同颜色的眼镜。在本章中,你将更多地了解情绪、核心信念、想法和某些认知错误之间的关系,以及它们如何影响你准确评估情况(尤其是关系情况)的能力。

反馈环

正如我们之前提到的,情绪、认知、知觉(如何解释情况)、感觉和运动、预测(预计未来会发生什么)和决策都在一个无缝的反馈环中协同工作(Van der Hart et al.,2006),每一个环节都向其他环节给出反馈,同时接受来自其他环节的反馈。通过这种方式,我们可以发展出相对固定和封闭的方式来存在于世界和看待世界:我们处于一个负反馈环中。例如,消极的核心信念会促进和维持崩溃的情绪,反之亦然。

举个例子，让我们回到朋友从街边走过但没有跟你打招呼的场景。如果你在看到他走过时没有反思，你可能会立即做出反应。该反应基于由以下几项组成的反馈环：

- 知觉（看到他走过时没有和你打招呼；看到他的眼睛直视前方）
- 想法（"他不喜欢我。我真是个失败者。"）
- 情绪（羞耻、受伤、愤怒）
- 感觉（心里七上八下，脸通红）
- 动作（驼背、垂着眼、有想要逃跑和消失的冲动）
- 预测（"没有人会喜欢我；对我来说，事情的结果总是很糟糕。"）
- 决策（"从现在开始我会回避别人。我宁愿自己一个人待着。"）
- 行为（孤立、回避别人打来的电话、拒绝与他人一起做事）

你可以看得出这些体验是不连续的；也就是说，某个体验不是先于或会导致另一个体验，而是每个体验都在同时影响其他体验。所有体验都是一系列体验的一部分。

你也许只能意识到其中一种体验，例如情绪。也许当你的朋友走过时，你感到羞耻。你可以识别出羞耻感，但你觉得自己太僵化或崩溃而无法有意识地思考。不过你的知觉、预测、情绪等等都暗示着你有些想法。这些被称为自动思维的认知与核心信念有关，它们可能就在你意识的表面之下，非常狡猾且迅速以至于你无法捕捉到它们。它们通常包含认知错误，例如非黑即白和过度泛化（"没人关心我。"）。随着你对反思变得更加熟练——也许一开始只是回顾——你可以开始识别和探索所有其他体验：知觉、预测、想法、感觉和动作。在本章中，你将专注于识别此反馈环中的消极想法和核心信念，并学习探索和挑战它们。

反思的重要性以及对当下的反应进行调整的能力会延续到未来，因为你会根据目前的知觉、想法和信念、情绪等来预测未来会发生什么。例如，如果你或你的某些分离部分认为朋友故意忽略你，那你可能会开始回避那个人并一直生气、受伤或羞耻。如果你碰巧再次见到他，你会警惕地寻找他拒绝你的线索。他的一举一动、每一个模棱两可的句子、每一个面部表情现在都被你仔细检查是否有拒绝的迹象。因为你能预测它，所以你可以很容易地将你看到的迹象解释为拒绝。你可能会彻底断绝与朋友的联系，强化你认为"没有人是安全的、我不被人喜欢"的信念，让自己处于一种痛苦的羞耻感和孤独状态中。当你的所有部分都可以更开放地接纳同一情况下更中立或积极的替代解释时，你才有可能不会对自己和周围一些人或事感到如此消极。

你可以从这个例子中看出，学会识别由旧的消极核心信念产生的想法并反思这些想法在当下是否仍然有效是至关重要的。这些核心信念是对的吗？你有什么证据？你能想到任何能提供相反证据的体验吗？这些信念是否有助于你实现保证自我安全、与其他人和事保持联系以及保持自信的目标？利用这些问题可以帮助你挑战一些目前可能不适应的信念。

当然，即使你意识到某种情况对你并没有害处，你可能也仍然强烈地感觉到它是有害的，因为你的某些部分可能陷在过去。你的认知和感受之间的差距可以通过对所有部分的内在反思来弥补，这将帮助你开始理解和解决内在的冲突以及对当下引导的缺乏。在下一节中，我们将讨论如何按自己的节奏探索自己的想法并练习每天反思。你会有进步的，即使可能只是小小的进步。

当你患有复杂性分离障碍时，如何探索你的想法

当你患有长期分离时，因为你各个部分之间存在内在冲突和障碍，所以探索你的想法尤其具有挑战性。你可能无法回忆起特定的情况，即你可

能患有遗忘症，因此你可能很难知道当时你的另一部分在想什么；你可能会突然想到一些想法，但不知道它们来自哪里或它们是关于什么的，因为它们属于你不太清楚的部分。如果来自不同部分的几种不同想法同时在你脑海中盘旋，你就可能会感到混乱和困惑。其中一些想法可能看起来不属于你，但它们仍然存在于你的脑海中，并且会影响你的知觉、情绪、行为和预测。正如我们之前所解释的，陷入创伤时期的一些部分可能有自己的特定的反馈环，因此它们很难准确感知目前的情况，甚至根本无法感知。它们将当下视为过去，而且可能从未质疑过它们的想法和情绪的准确性以及它们对当前情况的解释。

你还会发现，即使有这些内在的挣扎，坚持探索你的想法和核心信念以及它们如何影响你的情绪、预测、决定和行为也是很有价值的。你可以从针对你清楚记得的情况的想法开始。随着你的所有部分之间的内在沟通增加，你将更加了解特定部分的想法，以及如何更有效地反思和帮助调整这些想法。你的所有部分都可以参与进来，一起帮助你作为一个完整的人随着时间的推移学习改变你的信念。最终，拥有更现实和积极的核心信念及想法的部分就可以帮助那些更僵化和消极的部分。

对于理解并挑战核心信念和想法的反思

当你想探索和挑战特定情况下产生的沮丧或消极想法时，你可以使用以下问题作为指导进行反思。你可能不知道每个问题的答案，但没关系，你练习得越多，就越能更好地理解你的信念并最终改变它们。

从描述情况开始。当时发生了什么？你清楚地记得当时的情况吗？你有没有考虑到整个情况？如果没有，可以请教内在部分帮助你理解吗？

你或你的某些部分有什么想法？如果你脑海中浮现出不止一个想法，

即使它们相互矛盾,也要尝试将它们写下来。

查看前一章中的认知错误列表,看看有哪些适用于你的想法。

确定哪个想法引起了最消极的情绪。这个想法看起来是否像你自己的想法,或是属于你的某个部分? 如果是属于你的一个部分的,你能与那个部分共情地进行交流吗?

你有什么证据表明你对当下情况的知觉和想法是准确的?

你(或你的某些部分)无视或忽略了该情况的任何积极方面吗?

你或你的某些部分对这种情况的知觉和想法是否有任何相矛盾的体验?

如果你要与你信任的某个人分享你对自己体验的看法,你猜那个人会说什么?

如果让其他人也参与进来,你是否愿意与那些人一起检查你的知觉和想法?

你能想到哪些可能与你对情况的看法及想法不同的反驳或替代解释?

如果想法明显属于你的某些部分,请进行内在对话或组织一次内在会谈,讨论这些想法在当下情况不完全准确的可能性(关于决策,见第27章)。

家庭作业表21.1 挑战错误的想法或核心信念

1. 请描述你在本周意识到的四种不正常或错误的想法和核心信念。

2. 接下来写出挑战或反驳想法或核心信念的陈述或体验(可以在其他部分的帮助下)。如果需要,你可以重读第19章中现实且健康的核心信念列表。如果你的某些部分不同意并予以反驳,无论如何都将它们写下来,并在它们旁边打钩或标星号。你可以稍后与自己的这些部分对话,以达成内在的一致意见。

3. 描述挑战你的想法和信念的内在障碍。

4. 如果可以,请描述减少内在障碍的方案。

例子

1. **不正常的想法或核心信念**: 我做任何事都永远不对!

2. **反驳的陈述和体验**: 我起床,洗了个澡,吃了一顿健康的早餐,完成了作业。这些事情我都做对了。这都说明我是可以正确地做一些事情的。

3. **改变信念的障碍**: 我的一个部分一直说我甚至无法以正确的方式起床,因为我作为一个人本身就是不对的。另一个部分一直朝我喊:"笨蛋! 蠢货!"

4. **内在障碍的解决方案**: 我需要承认,我对于自己没问题而不是一直犯错感到有点害怕。我可以感同身受地理解那些为了不让我犯更多错误而斥责我的部分。我可以关注当我真正在正确做事时内在发生了什么。

家庭作业表21.2　形成现实且积极的想法和信念

列出你自己现实且积极的信念和想法。你的所有部分都要参与到本练习中,甚至那些所有部分都不同意的信念也要写下来。

第五部分 技能回顾

你已经在本部分中学到了许多技能。接下来你可以对这些技能进行回顾和进一步延伸。建议你在复习时回到章节中再次阅读并一点点地重新练习作业。记住,定期的日常练习对于学习新技能至关重要。

第17章:

正念练习

识别情绪

第18章:

应对感觉过多和过少的策略(分散注意力;抑制;平复和安慰;专注于当下;活动和精神刺激;照顾自己的各个部分)

了解你的容纳之窗

第19章:

识别消极的核心信念

形成现实且健康的核心信念

第20章:

"积极体验的项链"练习

识别你的认知错误

第21章:

挑战错误的想法或核心信念

识别现实且健康的信念

关于以上每组技能练习,请回答以下问题:

1. 你是在什么情况下练习这项技能的?

2. 这项技能对你有什么帮助?

3. 你在练习此技能时遇到过哪些困难(如果有)?

4. 为了更成功地掌握这项技能,你可能需要哪些额外的帮助或资源?

第六部分

创伤者应对障碍的高级技能

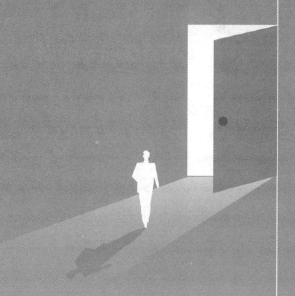

"我想保护旧伤疤，也想拥抱新生活。"
正确地看待创伤导致的消极情绪与行为，学习技
能并以更好的策略应对。

第22章　愤怒

导　言

愤怒是正常且健康的。不过，它也可以是一种强大而可怕的情绪。受过严重创伤的人，特别是受到来自他人的伤害的人，通常会有强烈的愤怒、生气，甚至仇恨和报复的情绪。当有人故意伤害你时，将愤怒作为保护自己或拉开距离的一种方式是完全正常的。然而，当愤怒长期未被解决时，当它被长期抑制或是不受控制并以破坏性的方式来保护自己、其他部分或其他人时，它就会成为人际关系和个人治愈的障碍。在这种情况下，当下的愤怒几乎总是被过去未解决的愤怒加剧并混合在一起。在本章中，你将更多地了解愤怒（无论是你自己还是你的某些部分体验到的愤怒）的含义以及如何调节和管理愤怒。

了解愤怒

接下来我们将介绍一些有关愤怒的事实，这些事实将帮助你改变看待、应对这种情绪的方式。

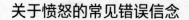

关于愤怒的常见错误信念

愤怒最难应对的方面之一是它的强烈程度和让人感到多么崩溃，因为体内会产生大量的能量，所以身体对愤怒的感觉非常强烈。毕竟，愤怒是一种天生的倾向，旨在支持我们应对有威胁性的情况。有些人认为愤怒会给他们一种力量感，让他们感觉良好；他们害怕如果愤怒被"带走"，自己就会失去力量和精力。当然，愤怒可能会暂时给他们力量，但可以找到力量感和自我控制感的方法还有许多，并且使用这些方法的同时仍然可以在适当的时候适当地生气。

许多受创伤的人为自己的愤怒感到羞耻，因为他们认为愤怒是"不好的"，或者他们认为自己表达甚至感到愤怒都会受到惩罚和拒绝，又或者他们害怕愤怒会使自己"像"那些伤害过他们的愤怒的人。他们害怕失去控制，但他们的怒气仍然很强烈，很容易被激怒。像许多强烈的消极情绪一样，愤怒经常不被承认，并被关在人格的各个部分中，因此其他部分无须体验它也会以其他方式做出反应。

重要的是要记住，愤怒是一种指导行为的情绪，而不是行为本身。愤怒作为一种感觉并不是危险的或坏的；它是生活中不可避免的一部分。你应对愤怒的方式才是你能否适应的关键。

以愤怒作为其他情绪的替代品

愤怒有时可以代替其他难以忍受的情绪。例如，人们在感到羞耻或害怕时会表达出愤怒，这种情况就不少见。他们可能会攻击他人，也可能会攻击自己，甚至二者兼而有之，如第24章关于羞耻和内疚中所述。各种分离部分也可能会互相攻击。愤怒还会抑制悲伤：有时候，重要的是最终为你失去的和不能拥有的东西而悲伤，而不是一直为你没有得到它而愤怒。

悲伤是让人们接受现实然后能够继续前进的重要方式。而愤怒会让人们陷入困境，无法找到其他方式来获取所需。当愤怒掩盖了其他情绪时，解决愤怒的一个重要部分就是接纳并解决这些情绪。

愤怒的表达方式

许多人害怕表达愤怒，但也相信处理它的唯一方法是"把它发泄出来"。愤怒在身体上或者语言上的强烈表达可能会在发泄的这一刻得到缓解，但发泄对于解决长期的愤怒通常无济于事，也不会改变内在体验愤怒的方式。也就是说，愤怒的表达方式本身不会在思维、感觉和感知方面产生积极、健康的转变。愤怒的表达方式有很多种，有些是健康的，有些是具有破坏性的。例如，健康的表达方式包括与他人认真地谈论它、写作、绘画、有礼貌的内在对话、积极努力地解决让自己感到愤怒的问题、处理诸如羞耻的潜在情绪，或是接纳那些自己无法改变的情况并继续前行。

愤怒的破坏性表达方式包括持续的报复幻想或行为、伤害自己或他人、对无辜的人（或动物）"发泄"或破坏财物。某些人或某些部分可能会觉得需要用身体来表达愤怒，例如敲打枕头。虽然这没有错，但它并不能解决愤怒，反而可能会加剧你的情绪。只有当愤怒与行为控制相结合并且核心信念发生重大变化时，它才能被治愈。例如，消极的核心信念可能是："所有那些发生在我身上的坏事都值得让我愤怒。"它可以改成类似这样的话："我受到了伤害，愤怒情有可原。但现在我可以放下它，为其他感受腾出空间，因为持续的愤怒不会让我的人生变得更美好。我可以接纳（而不是害怕）自己的愤怒。"

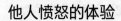

他人愤怒的体验

受过创伤的人经常认为他人的愤怒是危险的、可怕的：他们可能将那些人的愤怒与其虐待行为联系起来，从而将愤怒情绪与可怕、失控的行为联系起来。然而，重要的是要明白，感到愤怒和采取破坏性行为是两码事，有很多表达愤怒的方式都并不危险。每个人都会时不时地感到愤怒，而且大多数人都能适当地感受和表达愤怒，且不会对他人造成伤害。

复杂性分离障碍患者的愤怒

下面是一些有关愤怒的特定问题，需要你多加关注以便成功地管理自己的愤怒。

你人格的某个特定部分可能会愤怒，而且往往很容易被唤醒。因为这些部分是分离性的，所以它们的愤怒对作为一个整体的你来说仍然是一种不完整的情绪。即使是患有分离障碍的人也要像其他人一样为自己的行为负责，无论哪个部分可能做出了哪种行为，他们都可能无法控制自己这些愤怒的部分。

一些分离部分可能会回避甚至害怕愤怒。它们可能会影响你整个人，让你不惜任何代价回避与他人发生冲突，或因害怕别人的愤怒而回避设定健康的界限；它们还可能会催促你几乎完全停止与他人打交道。

害怕愤怒的部分通常会对愤怒的分离部分感到恐惧和羞耻。一个人的回避愤怒的部分和固着在愤怒中的部分之间往往存在巨大冲突。因此，这种"愤怒-羞耻-恐惧"的长期循环会造成内在的混乱和痛苦。

于是，作为一个完整的人，你无法调和与愤怒有关的冲突，也无法学会以健康的方式容忍并表达愤怒。内在的混乱和分离便会持续不止。

这些与愤怒有关的问题可以通过耐心和坚持来解决，因为你将学会在自己各部分之间建立内在的理解、共情、沟通和协作。接下来我们讨论常见类型的愤怒部分。

固着在愤怒中的分离部分

一个人陷入愤怒的分离部分可能会体验到强烈的崩溃感，但通常不会说出来。它们可能有无法抗拒的冲动，想要采取激进的行为，并且在行动前很难思考和反思自己的感受。愤怒部分还没有学会如何以有益的方式体验或表达愤怒。

愤怒的分离部分有两种类型。第一种是处于防御性战斗模式的部分，随时准备保护你。它们最初对不公正的愤怒可能是合理的，并且自然会伴随着攻击或战斗的倾向，这是必不可少的生存策略。然而，这些部分已经陷入愤怒，无法体验更多。它们在任何地方都只会僵化地感知到威胁和恶意，并将愤怒和攻击作为它们做出反应的唯一选择。虽然你的这些部分可能还没有意识到，但愤怒往往是针对羞耻感、恐惧感、伤害感、绝望感、无力感和失落感的一种保护。

第二种愤怒部分可能看起来很像最初的施暴者。它们模仿过去曾伤害自己的人，并在内在体验为真正的施暴者。这种体验可能令人感到非常恐惧、混乱和羞耻。但请放心，这是处理创伤的一种常见方式。事实上，虽然这些部分可能与那些伤害你的人有一些相似之处，但也有很大不同：它们是你作为一个完整的人的一部分，正在努力应对未解决的创伤体验。有时这些部分在内在对其他部分的攻击性可能比对外部更强，尽管在某些情况下，这些部分也可能对其他部分采取行动。就像战斗部分一样，它们也是为了保护你而存在的，它们常常带有难以忍受的、你无法接纳的愤怒感和无力感，让你无法接受它们是你自己的感受。

通常，愤怒部分的信念可以保护它们免于意识到任何可能导致被拒绝、嘲笑或虐待的软弱、脆弱或无能。你可能会听到内在的声音说："治疗是为疯子准备的，大家都知道你疯了。""你真是个爱哭鬼。""别抱怨了。""你为什么认为你会得到加薪？你的老板认为你是个白痴。"这些部分通过回避错误和脆弱性来尽一切努力维护"安全"，并且不允许燃起在它们看来可能会破灭的虚假希望。即使在有更具适应性的不同应对方式的情况下，它们仍保持着僵化的感知、思考、感受和行动方式，因为它们仍然生活在创伤时期。例如，无论你的治疗师看起来多么安全，你内在的声音仍可能会警告你不要信任她，因为"这些都不会持久的，当你沮丧时，她会踢走你。她只是想控制你"。

最后，愤怒部分还常常害怕它们不被需要。事实上，在对这些部分有更好的理解之前，大多数人都希望摆脱它们。重要的是要意识到愤怒部分和所有部分一样是属于你整个人的。你可能不喜欢它们的行动方式，但它们的潜在意图是保护你。你可以学习不同的、更有效的方法来保护自己，这些分离部分可以参与你的内在联盟并真正成为你最好的内在盟友。你会从它们那里了解到，你确实能够在绝大多数情况下保护自己。事实上，健康的愤怒是一种具有生存价值的先天能力，不仅是正常的，而且在某些情况下是必要的。

模仿施暴者的部分通常会重演创伤体验的各个方面。通常，它们会用一种听起来像施暴者的内在声音来复述对你说的话或类似的信息。这些陈述通常会让你感觉自己一文不值、不被爱、羞愧和恐惧，就和你过去的感觉一样。例如，许多患有分离障碍的人会听到愤怒的声音说："你自找的。""你这个蠢货。""你什么都不配。""要是你说出来，我会杀了你的，所以你给我闭嘴。"事实上，这些部分还不能区分过去和当下。正如我们之前提到的，它们生活在创伤时期，因此它们常常十分孤独，会被其他的分离部分排斥和鄙视，是内在恐惧和羞耻的对象。它们是创伤性过去的内在重演的一部分,它无休止地循环并影响自我的所有部分。

回避愤怒的分离部分

如前所述,其他分离部分几乎会不惜一切代价回避愤怒。有些部分可能会被困在过去,相信或仅仅感觉到愤怒会使它们更脆弱,也就是说,会招致更多的痛苦和苦难。因此,这些部分就像愤怒部分一样,具有有限而僵化的自我保护方式。回避愤怒的部分总是想要最小化或否认它们的需求或欲望,努力安抚他人,并有僵住或关闭的倾向。这些部分几乎从不会感到愤怒,哪怕这种行为并没有不妥。它们可能会将愤怒与施暴者联系起来,令人感到困惑和恐惧。它们会评判愤怒部分的行为,并因其感到害怕或羞愧。回避愤怒的部分通常将愤怒与失去控制、造成痛苦以及"坏东西"联系起来。

整个人会因此陷入僵局,被困在回避愤怒部分和愤怒部分对立的信念及防御之间。有些部分认为愤怒是危险的、可耻的,而另一些部分认为脆弱是危险的、可耻的。

应对愤怒的提示

愤怒有很多层次,从轻微的烦躁或恼火,到愤怒,再到暴怒。你越早能够做出区分,并且能够意识到轻微的愤怒,比如烦躁,就越容易在愤怒变得令人崩溃之前进行干预。

你可以学会关注自己身体上的愤怒迹象。与愤怒相关的迹象有身体紧绷、咬紧牙关和/或握紧拳头、感觉脸涨红或颤抖、呼吸沉重、心率加快、发热或全身能量激增等。关注你的身体感觉是判断自己是否愤怒的有效方法。你可能已经学会了对伴随愤怒的身体感觉自动做出反应从而回避愤怒的情绪或想法。

愤怒部分可能看起来像是内在的"敌人"或"麻烦制造者"，但实际上并非如此，即使是那些表现得像施暴者的部分也不是。它们只是你尝试应对的一种方式。你必须学会同情它们的困境：它们的应对能力非常有限，会被其他部分回避，要独自承受伤害、恐惧和羞耻。但同时也不能接纳它们的不当行为（无论是内在的还是外部的）。

一旦你对这些部分产生了共情，你就可以开始与它们交流，带着更多的理解去倾听愤怒"背后"的含义。你也可以请你的治疗师帮助你与愤怒部分沟通。

这一点非常重要：让愤怒部分意识到你不会"摆脱"它们，它们具有保护功能，你还会邀请它们与其他部分一起参与治疗。

愤怒部分是比较强大的部分，你可以逐渐鼓励它们以更积极的方式使用它们的力量，例如帮助你实现生活中的重要目标，并在必要时帮助你更加自信。

愤怒并没有错。愤怒是一种天生的、正常的、无可避免的人类情感，它是普遍的。重要的是你如何向外或向内表达它。它是否可以帮助你在不伤害任何人的情况下获得所需的东西？它对别人尊重吗？它在你的容纳之窗内吗？它会带来积极体验而不是更多消极体验吗？

关注你或你的某些部分感受到的愤怒强度是否适合当前情况。看看其他人对相同情况的反应可能会有所帮助。例如，你可能会关注自己是不是会议中唯一一个因为人们看起来很无能而持续生气的人，如果是，就想想为什么其他人在这些情况下似乎没有与愤怒作斗争。

尝试使用具有创造性的和健康的非语言方式来表达愤怒：写作、绘画、制作拼贴画。

体育锻炼可能有助于释放愤怒的生理机能所产生的身体能量。

反思你的愤怒，即尝试理解它，而不仅仅是体验它。你可能会想象从远处观察自己，并且想知道自己为何如此愤怒。人总是很容易将自己的感受归咎于环境或其他人，但实际上，助长愤怒的是你自己内在的想法、知觉和预测。能有所帮助的是要关注到这些并能够改变它们，而不是只专注于你愤怒的外部对象。

让自己暂停一下，即如果你觉得自己太生气，就远离这种情况。在你说或做一些以后会后悔的事情之前，先慢慢数到10，甚至是100。练习平静地呼吸，分散自己的注意力，帮助内在平静下来。

当然，对某一部分有效的方法可能对另一部分无效。重要的是你的每一部分其实都有办法平静下来。虽然分散注意力或安慰可能对某些部分有效，但对其他部分来说，可能进行剧烈的体育活动更有帮助。倾听你自己，倾听你的所有部分，并考虑到每个部分的需求。

与自己的某些部分就愤怒以及如何表达愤怒进行内在对话。让所有部分都分享它们对愤怒的恐惧和信念。协商以所有部分都能接受的轻微且安全的方式来表达你的愤怒。

与所有情绪一样，愤怒也有开始、中间和结束。关注愤怒开始的时间。关注什么会加剧或减少愤怒。关注你内在的想法、感觉、知觉和预测。关注不同的部分需要哪些不同的技能和支持才能更恰当地应对愤怒。

观察你生活中安全的人，看看他们如何处理自己的愤怒。他们会接纳愤怒吗？他们是否尊重并适当地表达他们的愤怒？他们是否有可以让你自己练习的特定策略？

健康的愤怒可以带来积极的力量和能量。它可以帮助你适当地自信，设定清晰的界限，并直面许许多多的错误。愤怒可以为其他情绪铺平道路，帮助解决关系冲突。

了解最常见的愤怒触发因素。一旦你了解了这些触发因素，你就可以更加了解它们会何时发生，并且更能够阻止愤怒的自动反应。在自己各部分之间建立内在沟通，以识别触发因素并协商可能的有效策略来应对它

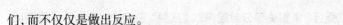

们,而不仅仅是做出反应。

　　你可以尝试让自己体验来自另一部分的少量愤怒(比如一滴、一茶匙、1%或2%的量)。作为交换,你可以与愤怒部分分享平静和安全的感觉。

与自己的各部分协作来应对和解决愤怒

　　当你意识到恼怒或生气的感觉时,想象举行一次内在会谈,以了解这种愤怒是否是你所有部分的共同点,或者是否只有你的某些部分体验过。努力关注是什么触发了这些感觉。不仅要关注外部触发因素,还要关注内在触发因素,这一点非常重要。愤怒部分最强大的内在触发因素是它们感知到的所有软弱或需求的迹象:哭泣、渴望、恐惧、羞耻。例如,"儿童"部分可能会在内在感到害怕或哭泣,这会唤醒愤怒部分,这些部分通常会像对待孩子一样对待年幼部分。另外,它们这样做是为了防止所预测的来自他人的虐待,就像它们过去所体验的那样,或者像是一种自动重演。它们的目标是防止在这种错误的努力中出现任何"弱点",以确保你的安全。

　　这就是为什么对于年幼部分来说内在安全空间如此重要(见第8章)。它们认为如果处于内在安全空间,就不会被触发因素触发。用于这些部分的内在安全空间反过来又减少了愤怒部分感到愤怒或无能的必要。因为愤怒部分通常很快就会明白,让其他部分感到安全和平静对它们有利;这可以帮助它们减少因一直生气而导致的烦躁和疲惫。事实上,你的每一部分都受益于你可以实现的一点一滴的内在安全。

　　最后,让愤怒部分拥有自己的内在安全空间以及安全状态可能也会有所帮助。这是一个让它们不会感受到威胁的内在空间,是一个安静的地方,在那里它们不必倾听、关心或保护其他部分(包括年幼部分),并且它们也不会造成任何伤害或是被其他部分听到。因此,它们可以通过暂时消除"脆弱-羞耻-愤怒"的恶性内在循环来体验新的、更积极的感觉。**但重要**

的是不能"强行"将相关部分封起来以"摆脱"它们或作为对它们的惩罚。安全空间以及安全状态必须完全是自愿的,目的是为了安全和平静,而不是逃避。如果你需要帮助,你的治疗师可以帮助你营造这些内在安全和平静的状态。

挑战核心信念并使用反思来解决愤怒

愤怒的产生可能是因为当下的情况是从过去的角度来解释或感知的。你可以学习如何区分你的愤怒是对当下、过去还是两者做出的反应,以及它的强度是否适合该情况。例如,如果有人因为堵车而与你会面迟到,你的某个部分可能会因为被拒绝或被忽视的感觉而感到愤怒。让你的所有部分都知道当下实际发生的事情会很有帮助,这样你就可以更充分地意识到这个人的迟到不是故意的,也不是为了伤害你。通常你的某个部分仍然生活在创伤时期,不能完全意识到当下的情况,所以它们只会像过去一样感到愤怒并做出反应。例如,它们可能会相信:"别人认为我一文不值,所以他们不在乎是否还跟我有个约会。他们想故意伤害我。"如果这些部分不了解当下的情况(例如,交通堵塞使对方无法准时赴约),并且如果它们不能理解对方可能没有恶意,它们就永远无法纠正这种信念,并且愤怒也会一直存在。

暂 停

如果你的怒气往往会迅速升级,尤其是在与其他人有关时,最好的策略是立即离开这种情况。如果你处于恋爱关系中,你可以与你的伴侣签订合同,每个人都有自己的特定信号表示需要暂停。当你以尊重愤怒这种情绪的方式离开了局面,重要的是让所有部分都互相帮助冷静下来。最重要的技能是反思。试着停止愤怒足够长时间,让自己冷静下来并意识到你的愤怒。然后你可以反思这种情况,反思你的感受有多强烈,以及你可能有哪些想法、知觉和预测会导致愤怒持续存在。你可以使用任何适合自己的方法(散步、运动、听音乐、进行放松练习或去安全的地方)让自己平静下来。如果你有合作伙伴,当你们俩都能够互相感同身受、理解对方的立场时(就像你正在学习让自己的各部分怎么做一样),你们必须找到一种彼此都同意的方式,用于以后平静地讨论情况。

家庭作业表22.1 了解你的愤怒体验

描述目前的一种你或你的某些部分感到愤怒的情况。

1. 描述情况。

2. 在这种情况下,你或你的各个部分有什么想法?

3. 描述任何将愤怒转向自己的倾向(由你或你的某个部分引起)。关于自己的哪些想法或信念引起了对自己的愤怒?

4. 描述你生气时的身体感觉,例如心跳、颤抖、出汗、冷、热等。

5. 描述任何回避愤怒的倾向,例如疏远、分散注意力、感到人格解体或切换到另一个部分。

6. 回想一下,描述对情况或你的愤怒的任何错误的或不适应的知觉,例如,你的某些部分认为你的治疗师"就像"过去伤害过你的人。

7. 描述在事件发生期间或之后进行内在沟通以更好地处理和了解情况的任何尝试。交流有什么帮助（或是没有帮助）？如果你无法进行任何内在交流，请描述阻止你这么做的原因。例如：你没有想到这样做；你觉得没用；你不想停止愤怒；你太害怕自己的愤怒部分；你的某些部分不"允许"你进行任何内在交流。

8. 你或你的某个部分尝试使用哪些分散注意力或平静的技能（如果有）？描述它们如何有效或无效。

9. 列出两种当你未来感到生气时，你和你的所有部分都希望学习的健康的应对策略。描述目前使用它们的障碍。

家庭作业表22.2　了解和应对自己愤怒的分离部分

如果你知道或怀疑自己可能有愤怒的分离部分，请完成以下家庭作业。

1. 描述你如何知道自己的某个部分在生气（例如听到一个愤怒的声音、被告知你表现得很生气但你没有回想起那个场景、感觉到对你来说毫无意义的"突然"的愤怒）。

2. 描述你对自己愤怒部分的反应（例如感到羞愧或害怕，或者是僵住了）。

3. 描述其他部分（如果有）对自己愤怒部分的反应（例如它们感到害怕、哭泣或忙于其他事情）。

4. 你知道愤怒部分是否会以某种方式与你的其他部分相互影响吗？如果是，是以什么方式（例如批评或斥责）？

5. 你能否开始感同身受地理解你的愤怒部分可能是在尝试让你更好地运作，尽管是以错误的方式？描述一些可能性，例如，某个部分说你是个失败者，但它的目的是通过说服你无论如何都无法成功来保护你免受失败的痛苦后果。

6. 你能想象你的愤怒部分试图让你远离人际关系以防止你再次受到伤害或失望吗？如果你的愤怒部分试图说服你别信任或接近他人，请描述出来。

7. 即使这看起来很奇怪，也要感谢你的愤怒部分在尽力帮助你保持安全。虽然你不应该容忍任何不可接纳的行为，但你能否让自己对这些部分多一点共情？毕竟一直生气是很累和孤独的。也许你的这些部分想学习其他应对方法，这可能会让你整个人感觉更好。

8. 邀请你的愤怒部分找到自己的内在安全空间，在那里它们不会被内在或外在的混乱打扰。

第23章　恐惧

导　言

恐惧是受创伤个体最普遍和最成问题的情绪之一，它是创伤相关疾病（如PTSD和复杂性分离障碍）的基本症状。这是个体对感知到的威胁或危险做出的普遍过度兴奋的反应。从出生开始，每个人在受到充分威胁时都会有这种天生的恐惧情绪（Panksepp, 1998; Tomkins, 1963; 关于情绪，见第17章）。恐惧是一种"维持生命"的情绪，它向我们的身体发出信号，以启动生存策略，例如战斗、逃跑、僵住或崩溃。当恐惧和焦虑在当下没有威胁的情况下被长期激活时，或者当它们因实际上并不危险的刺激而保持激活时，它们就会成为问题。长期恐惧对于患有复杂性分离障碍的人来说是一个普遍问题，至少对于人格的某些部分来说是这样，因为许多部分都停留在过去的恐惧情境中，而恐惧已经成为一种普遍的条件反应。

了解恐惧

对恐惧的生理反应

恐惧的身体感觉非常强烈，而且就其本身而言，可能会令人感到崩溃。典型症状包括颤抖、心率和血压升高、出汗、恶心、发热和发冷、头晕、思绪纷乱或思维困难、呼吸急促或换气过度并伴有手、脚和面部刺痛。当你害怕时，你的交感神经系统会向体内泵出肾上腺素（以及其他活化物质），瞬间为你提供强烈的能量爆发以进行逃跑或战斗反应。这发生在几毫秒内，早在你对正在发生的事情有认知理解之前，甚至通常在你识别触发因素之前就发生了。在你能有意识地辨别是否存在真正的危险之前，你的身体就好像处于迫在眉睫的危险中一样。事实上，你和你的所有部分总是在期待（不久的）未来：在你有意识的想法赶上之前，你永远能对将要发生的事情做出即时的（通常是无意识的）预测（Siegel, 1999）。

如果你的人际关系和你的世界相对可预测、安全和有保障，你就能更准确地做出预测。但是，当你一直不安全，并且生活在一个不可预测和混乱的世界中时，你就会学着预测危险的发生，即使危险并不存在。因此，你已经习惯于做出恐惧反应。通常，一旦你评估了情况并确定没有真正的危险，你的身体就会在副交感神经系统的帮助下迅速平静下来。然而，当你受到长期创伤时，无论你多么努力说服自己相信自己是安全的，你体内的"警钟"也几乎总是会响起，你的恐惧会占据上风。

崩　溃

当你感到恐惧时，你或你的某个部分会立即做出反应，通过与过度唤醒相关的先天防御策略来保护自己：逃跑、战斗或僵住。然而，如果你变得过于兴奋、过于恐惧，最终你的身体可能会关闭、进入崩溃模式并变得极度低唤醒，我们将在下一节进一步讨论这种状态。这其实是身体的最后一道防线，通常与严重的生命威胁有关，虽然它也能成为长期创伤个体的更普遍的条件反应。

对内在体验的恐惧

对于大多数受创伤的人来说，恐惧不仅会由外部触发因素引起，而且也可能是对吓人的或意外的内在体验做出的强烈反应，例如崩溃的情绪、创伤性记忆、愤怒或哭泣的分离部分的声音（关于内在体验的恐惧症，见第5章）。你可能对自己的内在体验有强烈的恐惧反应，例如，回避自己内在的恐惧（逃跑），对自己的另一部分生气（战斗），或在恐惧中僵住并且在意识到自己某部分的内在活动时动弹不得。

对比恐惧与焦虑

恐惧（fear）通常可以与焦虑（anxiety）区分开来。恐惧是对威胁或危险的反应，针对特定的刺激；而焦虑则更普遍，没有特定的目标，通常与忧虑有关。焦虑的范围很广，从轻微到严重；而恐惧是一种强烈的、甚至是暴力的情绪，与身体快速的剧烈变化有关。恐慌（panic）也很强烈，但很短暂。当人们体验焦虑时，他们往往无法具体说明焦虑情绪产生的原因。焦虑的人通常会觉得将有不好的事情发生，但他们不知道是什么，或者他们可能会害怕"失去控制"、心脏病发作或无法发挥身体功能。

一般来说，人们可以区分恐惧和焦虑。然而，对于患有分离障碍的人来说，这种识别通常很困难。尽管他们体验过恐惧，但他们往往意识不到分离部分也有它们自己的情绪，或者为什么这些部分如会此害怕。

恐惧和焦虑可以是健康的

在许多情况下，恐惧或焦虑是一种适当的反应。恐惧是威胁的重要信号，如果你无法识别危险，那你可能会让自己置身于危险之中。一些分离部分不会感到恐惧，因为它们回避了危险的线索，或者因为专注于其他事情而没有注意到潜在的危险。例如，某个部分打算不惜一切代价与某个人在一起，它就可能会忽视、不考虑、最小化或回避那些能明显证明那个人严重不诚实甚至暴力的线索。还有的部分可能会故意寻找危险作为惩罚，或是觉得受到伤害是它们的"人生命运"，例如晚上独自在不安全的地区行走。

复杂性分离障碍患者的恐惧问题

当你患有分离障碍时，你的不同部分可能会陷入恐惧反应中，而其他部分可能会通过疏远或分散注意力的策略来回避恐惧。这些反应已经在之前的许多章节中讨论过，包括关于PTSD的第4章、关于内在体验恐惧症的第5章、关于触发因素的第14、15章及关于情绪的第17章。

你体验长期恐惧的分离部分几乎总是高度警觉并且很容易被唤醒。它们的"警钟"永远不会关闭，不仅会激活恐惧的情绪，还会激活整个对危险的想法、感觉、预测和知觉的反应定势（response set）。例如，当你在治疗过程中，治疗师起身取日历或纸巾盒时，你的恐惧部分可能会立即害怕，预测会受到危险或伤害，或者是寻找意味着危险的线索，预测治疗师将要打你，并且意识不到你现在正在治疗师的办公室里且没有任何异常情况发生这一事实。这样的部分可能会有跑出房间或躲在桌子底下的冲动（逃跑），或者可能会因为恐惧而僵住。这些部分没有（充分）专注于当下，因此它们不响应当下，而是响应过去：它们生活在创伤时期。愤怒部分可能会被唤起，这是为了保护你（战斗），并对治疗师不关心你甚至故意吓你而感到生气。有时，你或你的某个部分可能会因恐惧而崩溃，以至于你瘫倒在地，动弹不得或无法做出言语反应。接下来，我们将描述一些你可能会因恐惧而遇到的具体问题。

体验恐惧而不知为何

你可能经常体验恐惧，但可能不知道为什么会有这种反应，也许是因为你回避了你的内在体验。你的恐惧可能会非常强烈，以至于你发现自己无法思考正在发生的事情及做出相应的反应。例如，你可能会突然有强烈的想要离开某种情况的冲动，发现你的腿似乎不听使唤地开始自发走动甚至跑起来，或是你会无法静坐且全神贯注于寻找离开的方法。或者，你可能发现自己不惜一切代价回避某种常见的情况，却不知道为什么，例如去看牙医、洗澡或坐在汽车后座上。你能意识到这种冲动或行为，但它似乎不是来自"你"本人。这些"无法解释的"冲动通常可以被理解为来自你的其他分离部分。

有时你甚至可能没有意识到恐惧正在影响你的行为。假设你需要去购物，而你离开家一段时间后才发现自己又回到了家中，而且根本没有购物；或者你发现你在商店里走来走去发呆了一段时间，什么也没买；或者你打算开车去商店，却没有多想就开车在城里转了一个小时。你可能会感到一种隐约的不安但说不出到底为何不安，或者你可能会完全麻木，什么也感觉不到。你可能会迷失时间，或者可能会有意识地决定除了购物之外还要做一些事情，但不知道为什么后来会改变主意，即使你本来是需要购买食物的。

也许不久之后你就会意识到这些体验与激活你的恐惧部分有关。你的某个部分可能觉得购物很可怕，因为你必须做出许多可能被判断为"错误"的决定（例如选择什么食物以及选择多少食物），然后你就会受到惩罚。

或者你的某个部分可能害怕商店里的人群。你可能没有意识到当时你的这些部分被激活了,你也并没有感到恐惧;或者你可能感到害怕却不知道为什么。你只知道自己迷失了时间、茫然无措、心烦意乱或无法完成你的既定任务。你的内在交流越多,你就越能有效地处理这样的情况。

当下的不适当恐惧

你和你的某些部分可能会感到恐惧,即使你知道这在当前情况下并不合适。然而,你无法理性地说服自己摆脱这种感觉,也无法根据这种感觉而不是你已知的事情来采取行动。你甚至能意识到你的某个部分被吓坏了,但无论你如何尝试安抚那个部分都不能减少你的恐惧感。

在威胁的情况下无法感到恐惧

一些患有分离障碍的人报告说,他们在处于危险境地的当下完全没有恐惧感。他们能够冷静而理性地采取行动,有时甚至是机械式的,并且设法在不造成伤害的情况下渡过难关。一方面来说这是具有适应性的,但另一方面来说,它可能会让你的某些部分感到未解决的恐惧。在这种情况下,你的某个对任何事情都没有感觉的分离部分可能能够应对这种情况,而其他部分可能会保持恐惧感,甚至在事件结束后很长时间内还会陷在长期的重温状态。

鲁莽行事且没有适当恐惧

在其他情况下,无法感受到恐惧可能根本不是具有适应性的。一些分离部分对危险和恐惧过于不在意以至于并没有注意到它们。这是具有在情感、知觉、预测、行动等方面僵化和受限的分离部分的主要缺点。这些部分不关心真正的威胁线索和情绪,而(通常)只关心符合它们自己倾向的线索,例如出门上班或在家做家务。一些分离部分可能会变得"反恐惧"(counter-phobic),即表现出与恐惧相反的行为,即使有些部分可能确实恐惧。这可能是一种原始的生存策略,但这些部分的行为可能会让你处于危险的境地,例如在不安全的地方或与不安全的人在一起、高速危险驾驶、不顾后果地与他人打架。

有时,患有分离障碍的人可能不记得自己的所作所为,只会听到其他人对这些鲁莽行为的报告;其他人可能知道但无法影响他们的行为。这些行为可能会产生内在的批判性判断和冲突,导致各部分之间更加极化,从而更加分离。例如,鲁莽部分往往对恐惧部分感到厌恶和不屑,而恐惧部分当然对破坏性部分感到恐惧。遵守社会规则的部分会感到震惊和愤怒,想要惩罚或"摆脱"鲁莽部分。

虽然理解做出危险行为部分的行为和动机可能很难,但重要的是要意识到这些可能是为了克服恐惧(无论有多么不具有适应性),或者是向自己证明你可以很强大或没有人可以控制你。通常,这些部分会进行高水平肾上腺素的活动,以回避内在的痛苦并获得对恐惧的掌控感。它们似乎没有意识到它们需要的是反思自己的内在体验,而不是专注于支持它们回避的外部活动。因此,内在仍然存在恐惧的恶性循环,它会引起极度无能为力的感觉,引起厌恶和不屑、羞耻、愤怒、恐惧,引起更鲁莽的行为。

应对恐惧的提示

在前面的章节中,我们描述了许多帮助你应对强烈情绪的提示和技能:它们几乎都可以用来应对恐惧。下面的列表中有一些可以减少你和你各个部分恐惧的最重要步骤。

花一些时间进行内在反思,并向你的某些部分确认它们是否感到恐惧。

尝试找出引起你或你的某些部分恐惧的触发因素,即关注自己对内在或外部使你恐惧的触发因素做出的反应。

尝试衡量你的恐惧程度并确定它是否适合当下情况。你的恐惧是否基于对当下情况的错误知觉,可能是基于创伤时期的知觉? 如果是,请支持你的所有部分去准确感知并更加专注于当下。

重新专注于安全的当下后,使用任何对你或你的不同部分有帮助的技能,让自己或内在部分平静下来。请记住,同一技能可能无法帮助所有的部分。对自己灵活一点。

运用你在本手册中学到的一些练习(或你知道的任何其他练习)来调节自己。

如果你感到僵住(低血压而动弹不得),你可以先做一些小动作,也许首先是眨眼、移动手指和脚趾,然后逐渐移动手臂和腿。如果你感到寒冷,可以用毯子包裹自己、喝热饮或洗澡来取暖,也可以将加热垫或热水袋放在胸部和腹部。使用安全空间和放松练习来帮助巩固你全身的平静和安全感。

如果你事先知道某种情况可能会引起恐惧,你可以提前制订应对计划(关于为困难时期提前做好计划,见第16章)。帮助你的某些部分进入内在安全空间,这样它们就不必忍受潜在的可怕体验(比如不舒服的医疗流程),直到它们能够更加专注于当下。在其他情况下,将所有部分聚集在一个内在安全空间中,提前说明情况并制订安全规划也会有帮助。一旦各部分能够反思,它们就能够改变习惯性的反应模式,包括恐惧反应。

不会感到恐惧的分离部分在许多情况下可能会有所帮助,例如,它们能够去看医生或牙医,或处理其他可能引发的情况而不会产生过度恐惧。虽然你的某些部分可能仍然被困在创伤时期,并且还没有充分专注于当下,但不会感到恐惧的分离部分在这些情况下可能会有很大帮助。

如果有的部分做出鲁莽行为,你需要开始与这些部分进行沟通以减少它们的冒险行为。如果需要,你可以寻求治疗师的帮助来应对这些部分。

家庭作业表23.1 反思你的恐惧体验

1. 描述目前的一种你或你的某些部分感到恐惧的情况。选择一个不太可能让你崩溃的例子。

2. 描述你或你的某些部分在这种情况下的想法或信念。

3. 如果你知道,请描述是什么引发了你的恐惧。

4. 描述你恐惧时的身体感觉(例如心跳加快、颤抖、出汗、冷、热)。

5. 回想一下,你是否认为你的恐惧是基于对情况的错误知觉,即基于创伤时期? 如果是,请描述这些知觉。

6. 描述在事件发生期间或之后的某种内在沟通尝试。描述它如何帮到你或没有帮到你。如果你无法进行任何内在交流,请描述阻碍你反思的因素。

7. 描述任何对你有帮助的技能,或者回顾过去,如果当时你能够使用这些技能可能会有所帮助。

8. 列出两种当你未来恐惧时,你和你的所有部分都希望学习使用的健康的应对策略。描述目前使用这些策略的障碍。

第24章 羞耻与内疚

导 言

长期受到创伤的人除了对自己的遭遇感到羞耻外,还几乎总是对自己的身份感到极度羞耻。此外,患有分离障碍的人通常会为自己的某些部分感到羞耻,甚至可能为他们有分离问题的这一事实感到羞耻。因为人际创伤对身份和自我的影响相当深刻,你的本质和存在就会让你感到羞耻。

许多专家认为内疚是一种特殊类型的羞耻感,侧重于为自身的动作(行为)感到羞耻,即使它可能与羞耻感不同。有些人称,内疚是关于自己所做的事情,包括对惩罚或报复的恐惧,而羞耻则是关于自己是谁。无论如何,对自身行为的内疚很容易导致对自己的更广泛的羞耻感。在本章中,我们将讨论这两种情绪(因为它们是紧密联系在一起的),主要关注羞耻。这两种情绪都涉及对自己和他人如何看待我们的认识和评估(评价)。这两种情绪在创伤幸存者中几乎是普遍的。

了解羞耻和内疚

羞耻感是我们所有人都会体验的一种天生的情绪(Dorrepaal et al.,

2008；Nathanson, 1992；Tomkins, 1963；见第17章），但对于受创伤的人来说，它可能是最具破坏性的情绪之一。羞耻感包括失败、无能和挫败的感觉。

当孩子在充满爱的家庭中长大时，他们的每一步发展都会受到表扬，帮助他们获得健康的自豪感。但对于在充满忽视、批评或虐待的家庭中长大的孩子来说，他们的成就可能会被忽视、不赞成、嘲笑甚至惩罚。这些孩子会感到羞耻，随着时间的推移，这种羞耻感可能会变得普遍和具有破坏性。羞耻感和内疚感可以被其他人诱发或强化。许多施暴者告诉孩子，受虐待是孩子自己的错。当这种关系是一种不平等的权力和权威（例如父母责备孩子）时，这类信息会产生重大影响。有时施暴者会威胁孩子，如果他说出来就会受到可怕的惩罚，因此内疚感和羞耻感再加上恐惧感几乎耗尽了孩子的全部精力。某些宗教或文化信仰也可能导致长期的羞耻感和内疚感。

羞耻有强烈的身体表现：低头、眼睛低垂且目光回避、脸红、呼吸改变、混乱或无法思考，以及崩溃或僵住的感觉。在这种情况下，人们似乎只能回忆起证明他们有多糟糕或一文不值的例子：他们考试不及格；他们错过了截止日期；他们在与别人交谈时听起来一定很愚蠢；人们肯定已经意识到或知道他们的内在是多么肮脏和恶心。他们对羞耻的时刻有强烈的闪回，会一遍又一遍地重温。当人们感受到这种令人崩溃的羞耻感时，他们想要让自己隐身甚至死亡，任何人都可能知道他们的真实身份这一事实令他们恐惧。事实上，他们甚至不想了解自己。

羞耻和内疚在轻微且有时间限制的情况下确实会起到有益的作用，帮助我们遵守社会和文化群体的规范，支持良知和道德的发展，促进良好行为，甚至影响我们的身份认同。少量适当的羞耻或内疚可能会促使我们更加努力地完成合理的任务，或者让我们成为更好的朋友、父母或同事。

但是我们在本章中讨论的那种羞耻和内疚远远超出了这些健康的界

限。这是一种长期的、普遍的、持续的体验，让人认为自己是一个彻底的失败者，一个有缺陷的人，一个不值得爱或不配活在世上的人。这些未解决的情绪可能会让人瘫痪，它们会深刻影响你的自尊和你与他人的关系。羞耻通常针对你的身体，是你如何看待自己的延伸：在别人看来你是多么的没有吸引力或丑陋，多么笨手笨脚，多么软弱无用。

当你感到长期的羞耻时，你认为再多的惩罚或纠正措施都不够，也无法对羞耻给你带来的可怕痛苦产生共情。就好像长期感到羞耻的人被判了终身羞辱，没有假释的希望，即使他们不确定自己为什么不好。事实上，有些人会说他们就是毫无价值，没什么特别的理由：自己光是存在于世上，占了地球的空间，就已经够丢人了。他们认为自己不值得活下去，也不配得到任何好的东西。在这种情况下，羞耻是一种隐藏的情绪：一个羞耻的人最不想做的就是敞开心扉、变得脆弱并被别人看到。因此，这种情绪在治疗中往往没有得到充分体现，尽管它正是治愈的主要障碍。

如前所述，当人们感到羞耻时，他们是在对感知到的失败或不足做出反应。因此，他们总是从别人的角度看待自己。换句话说，羞耻感总是基于预测别人会认为自己不好、无能或愚蠢。羞耻不需要另一个人的实际存在，而只是一种内在的想象，即另一个人可能会如何判断和发现自己无能或不好。人们常常意识不到这种被评判的内在预测，而只是意识到一种深刻的无价值感、无目标的恐惧感，有时甚至是偏执。

极度和普遍的羞耻和内疚就不再是能有助于指导我们行为和道德伦理发展的有用信号，而是成为一种存在方式、一种核心特征，几乎会给人生活的方方面面带来痛苦。人们自然会尽量回避耻辱的极端痛苦。为此，人们会采取四种反应模式（或称为"脚本"；Nathanson, 1992）来防止自己体验羞耻情绪，如图24.1所示。

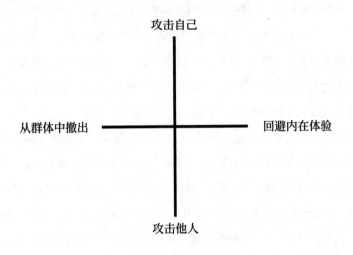

图24.1 羞耻的范围

改编自Nathanson, 1987

羞耻的脚本

未解决的羞耻感是解决分离的主要障碍（Kluft, 2007）。正如林德（Lynd）指出的那样："羞耻不仅是将自己暴露给另一个人的结果，还是将自己尚未认识到的部分暴露给自己的结果。"（1958, 第31页）四种基本的不适应的脚本会使未解决的羞耻感持续存在，并且是人们使用的非常典型的脚本（Nathanson, 1992）。事实上，你的不同分离部分也可能会采用不同的反应。你越了解如何识别和干预这些能改变你和你所有部分的自动反应，你就越能解决羞耻感。这些反应包括：(1)攻击自己；(2)攻击他人；(3)从群体中撤出（孤立）；(4)回避内在体验。这些反应中的每一个都涉及一系列尝试回避羞耻的特定策略，并且每一个都涉及不同的知觉、预测、感受、想法、决策和行为。

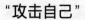

"攻击自己"

在这个脚本中，你或者你的一部分会接纳羞耻的信念，比如能力不足、愚蠢或无能，但不去反思这些信念。因此，你会将愤怒和厌恶转向内在。例如，一个在根据本章内容进行操作时感到羞耻的人可能会由于自己的"愚蠢"而感到自我导向的愤怒——因为他还没有足够的知识来让自己停止感到羞耻，因为他必须首先处理羞耻感（甚至应该先对羞耻进行思考）。这里的体验都是消极的，越消极就越会激起自我导向的愤怒、蔑视或厌恶，这只会放大羞耻的影响。这里的想法包括你对自己做错的所有事情、你的过失和消极特征的高度认识。这里的行为是批评自己（或一部分批评另一部分），通过批评迫使自己变得"更好"甚至"完美"，以防止那些让人羞耻的情况再次发生。

你可能会意识到羞耻的消极体验（例如"我感觉很糟糕，我什么事情都做不对"）并且认为羞耻的信息是真实的（例如"我一文不值"），但你可能不认为羞耻是这些内在体验的根源。你只是认为自己一文不值，而不会说"我感到羞耻"。陷在这种模式中的特定分离部分（攻击自己）通常是一个方面。另一个方面是由进行内在的批评、贬低和威胁的内在部分组成的。

"攻击他人"

在这个脚本中，你或者你的分离部分通常不会对自己感到消极，而是对他人感到消极：你不是问题所在，他们才是。例如，一个在治疗中感到羞耻的人可能会故意发表伤害或羞辱治疗师的言论。或者某个分离部分可能在内在对其他部分进行恶意批评。这里的体验也是消极的，感觉是对另一个人（或其他部分）的愤怒或蔑视。愤怒被引导着远离自我，可能指向羞耻事件的根源。这里的想法包括意识到他人（可能是另一部分）的行为或错误，它们可能涉及也可能不涉及羞耻意识。这里的动机是通过将羞耻感外化并可能将其投射到其他人（或其他部分）身上来改善自我形象。这里的行为是一种语言或身体攻击，目的是让对方感到自卑，而让自己变得相对优越和强大。非常愤怒的部分可能会采取这种策略，总是指责和羞辱其他部分或身边的其他人，而意识不到自己的羞耻感。

"从群体中撤出（孤立）"

在这个脚本中，你或你的某个分离部分会将羞耻的信息当真（"我真是个失败者"）并且对此感觉很糟糕。你感觉非常糟糕，以至于将自己与他人隔离开来，以免让自己遭受进一步的羞耻体验。例如，在学习本手册中的技能时感到羞耻的人可能会考虑退出团体或个体治疗，以回避产生羞耻的感觉。可能伴随羞耻的退缩和孤立一起出现的还有一种强烈的愤怒和焦虑。这里的想法包括对他人不适的过度觉知（hyperawareness），想象其他人的消极反应（"现在他真的是一个失败者！"），以及对羞耻的行为、错误或特征的更深的意识。然而，正如在脚本"攻击自己"中一样，消极的情绪和认知可能不会被有意识地识别为基于羞耻。这里的动机是通过回避可能引起羞耻的其他人或情况来限制自己羞耻感的暴露。出于这个原因，某些分离部分可能会强烈地想回避社交场合或新体验，因此每次必须与他人在一起时，或每当必须尝试可能会失败的新事物时，你可能就会充满恐惧。

"回避内在体验"

一个人（或某个分离部分）会回避意识到可能引起羞耻的内在体验，例如感觉或想法。因此，他意识不到羞耻的体验，通常会否认自我的消极体验,并试图分散自己和他人的注意力,使其远离痛苦的感觉。例如,一个在治疗中感到羞耻的人可能会开始开玩笑或轻率地评论说治疗课程很无聊或无用,或者他可能会尝试完全改变主题,甚至切换到另一个完全不同日程中的分离部分。这里的体验变得中立或积极,羞耻感可能会被否认,或者在分散注意力的活动(开玩笑,谈论其他事情)中被喜悦或兴奋淹没,人几乎意识不到羞耻感或某个人的羞耻行为、错误或特征。这里的动机是尽量最小化有意识的羞耻体验或证明一个人不会感到羞耻。这种回避策略最有可能在有意识觉知之外运作。特定的分离部分可能特别擅长通过改变主题或只愿意谈论愚蠢的、常见的主题的方法来分散羞耻感。

受到创伤的人普遍感到羞耻和内疚,它们是痛苦且难以体验和解决的情绪,你需要时间以更有建设性的方式去处理它们。在本手册中,你需要在个体治疗和日常生活中定期关注与羞耻相关的问题,逐渐转变与内疚和羞耻相关的知觉、信念和感受。

了解内疚

与羞耻一样,区分具有适应性的内疚和普遍且不合理的内疚也很重要。在具有适应性内疚的情况下,你做了一些被社会或自己的良知判断为错误的事情,即你"心中有愧"。当你认识到这一点,并为自己的行为负责且在未来做出改变时,这种内疚感就会得到弥补。内疚通常意味着你可以选择自己的行为。然而,受创伤的人并没有做错任何致使自己被虐待的事情,也无法选择发生在他们身上的事情或他们作为孩子所做的事情。即使他们做出了不可接受的行为并且确实有选择,他们似乎也无法最终从中吸取教训并放手。因此,在孩提时代受过虐待的人身上,内疚感往往是不切实际或不恰当的。虽然他们可能认为被虐待是自己的错,但也不知道自己本可以改变什么，只是觉得如果他们以某种未定义的方式有所改变就不会发生创伤性事件。这种评价不是基于现实的事实，也不是基于相同情况下其他人的期望。不过，它确实为无助的孩子提供了一种内在的控制感，让他们相信："如果我更努力地战斗，或者跑得更快，或者站起来对抗他，我本可以改变当时的局面。"

应对羞耻和内疚的提示

要解决普遍的羞耻感和内疚感，比起使用前述内容中描述的羞耻脚本，学习更具有适应性的应对方式会更有帮助。

识别羞耻和内疚的反应，并说出它们的名字。了解你基于羞耻的典型想法和感受。例如，你或你的某个部分可能经常说："我永远做不到；因为会失败，所以我甚至不会去尝试。"对失败的恐惧基于羞耻。或者你总是和别人比较，又总是"不如"别人。如果你认为其他人总是比你更聪明、更善良，工作更努力、更有效率并且更擅长人际关系，那么你很可能是基于羞耻的；反之亦然，如果你总是认为自己比别人优越，你也很可能会感到羞耻。

了解你应对羞耻的反应模式，即羞耻脚本的使用。你在精神上倾向于攻击自己还是攻击别人？你是否会回避可能引起羞耻的情况、想法、感受和记忆？你是否会与他人隔离和退缩？你的每一部分可能都使用了不同的羞耻脚本来应对羞耻感。

回想一下你感到羞耻的频率，以1～5的等级表示，1表示"从不或很少"，5表示"每天或几乎所有时间"。该量表将帮助你确定应该专注于多少工作以及专注什么样的工作来应对你的羞耻感。

当你感到羞愧或内疚时，关注你的身体感觉。你的羞耻和内疚在身体感觉上有什么不同吗？

当你注意到自己的反应模式时，试着打断或改变它们。你可能会发现这需要分步练习。例如，稍等片刻再攻击自己或他人，而不是立即进行攻击。再就是尝试从小的方面改变，例如，提醒自己你正在体验羞耻，自我批评只会让事情变得更糟。

确定你可能需要纠正哪些认知，例如："我一文不值。我不配拥有好东西。人们觉得我很恶心。"找出可能的反驳方式，例如："没有人是完全无价值的，每个人都有一些优点。""拥有美好的事物并不要求我必须值得去拥有它。拥有美好的事物是人生的一部分。""我生命中的有些人并不觉得我恶心。"

关注与羞耻和内疚有关的特定信念，这些信念可能存在于你特定的分离部分。

识别并开始使用自己的某些部分所采用的策略。尝试创建关于羞耻的以及所有部分都希望通过这些策略完成的对话。例如，回应自己的挑剔部分，说："我知道你关心我的最大利益，你希望我能胜任、成功和受欢迎。我也想那样啊。对我大喊大叫或嘲笑我只会让我失去本就只能鼓起一点的信心。让我们共同努力，寻找更有效的不同方式。"对于非常羞耻的部分，你可以说："我知道羞耻是一种可怕的感觉，我会帮助你解决这个问题。我知道你因发生在你身上的事情感到羞耻，我想让你知道这不是你的错，我们可以通过某种方式共同应对。不论何时，只要你准备好了，我都会很高兴聆听你要说的话。我会指出现在和过去的不同之处，这样你就可以安心一些。"

乐于谈论治疗中的羞耻感。你可以从它是什么以及它如何影响你开始谈论，而不是谈论特定的羞耻事件。练习谈论这个话题，直到你对它的感觉变得更舒适并且你的治疗师也可以谈论它。帮助你的所有部分都学会在治疗中谈论它。

关注你当下的体验，每当感到羞耻或内疚时，让自己立足于当下，提醒自己,这种时候你对自己的大部分看法都被夸大了,而且是无效的。

活动你的身体来转移身体上的羞耻感。例如,如果你感到僵住,尝试稍微走动,深呼吸,然后在鞋子里挤压你的脚趾。

逐渐与你自己、你的各部分以及你的治疗师分享生活中给你带来诸多羞耻的事件。当在能接纳你羞耻的人面前分享羞耻时,你是最有可能解决羞耻的。你可能还没有准备好这样做,那也没关系。这里只是提醒你可以在准备好时这样做。应当与你的治疗师讨论时间安排。

如果你可以产生一种积极或快乐的体验来与羞耻体验相匹配,你通常就能减轻羞耻感。例如,如果你感到"不配",请回想或想象你感到被他人关心的时刻;或者,如果你觉得自己很失败,请回忆或想象你对自己所做的事情感到满意或自豪的时刻,例如在学校取得好成绩、学会如何使用计算机程序、完成一个很难完成的项目,或者能够在治疗中有好的改变。

对你和你的所有部分培养越来越多的共情,这样可以最好地管理长期内疚。同时也有助于让你开始意识到(在治疗师和其他人的帮助下)自己的某些内疚感可能不切实际。你培养的共情能力越强,你就越能充分意识到自己体验长期内疚的真实情况,你能感觉到的内疚也就越少。

控制现实的内疚的最佳方式是:(1)承认自己容易犯错,而且并不总是像其他人一样完美;(2)对你实际做过(或未做过)的事情做出现实的评估(这可能需要其他安全的人的帮助);(3)帮助所有部分获得内在的接纳,在这种情况下,不但可以公正地判断冒犯行为,还可以理解和接纳你是什么样的人;(4)在可能的情况下进行赔偿或者补偿;(5)从你的行为中学习经验教训,以便将来能够以不同的方式行事。

家庭作业表24.1　应对羞耻

1. 事件：描述一个你当下会感到羞耻的事件或情况（在这个练习中要求所有部分尽可能协作，选择一个不太能让你感到崩溃的情况。）

2. 列出你或你的某些部分在事件中表示自己感到羞耻的想法或信念。

3. 描述当你感到羞耻时，你或你的某些部分所体验的身体感觉（寒冷、颤抖、僵住、瘫倒、屏住呼吸、感觉关闭、刺痛、动弹不得、恶心反胃等）。

4. 如果你知道，请列出引起你羞耻的触发因素。

5. 尽你所能，列出你或你的某些部分倾向于使用四种羞耻脚本中的哪一种，以及它们如何在你描述的情况下表现出来（攻击自己、攻击他人、孤立和回避内在体验）。

6. 你能回忆起或想象出自己在类似上面描述的那种情况下也能产生一种自豪感、成就感吗（例如，如果你描述的是某个你因为犯错而感到羞耻的情况，你能否回忆起或想象出自己把某件事做得很好并且感觉也很好，或者有人告诉你说你做得很好）？ 如果能，请花时间记住或想象那段体验。关注你的想法、感觉和身体感受。

7. 现在，列出一些你感到自豪或有成就感的体验。帮助所有部分经常反思列出的这些体验。

家庭作业表24.2　应对内疚

1. 事件：描述一个让你感到内疚的事件或情况（同样也要小心地选择一个不会让你或你的任何部分感到崩溃的情况）。

2. 列出你或你的某些部分在事件中表示自己感到内疚的想法或信念。

3. 描述当你感到内疚时，你或你的某些部分所体验的身体感觉（寒冷、颤抖、僵住、瘫倒、屏住呼吸、感觉关闭、刺痛、动弹不得、恶心反胃等）。

4. 如果你知道，请列出引起你内疚的触发因素。

5. 你或你的某些部分如何应对内疚感？例如，你是否会对他人退缩，在内在谴责自己或自己的某些部分，逃避思考，无法停止思考，或者想伤害自己？

6. 描述一些可以更有建设性地处理长期内疚的方法。例如，你可以反思自己的内疚体验并挑战你的一些核心信念，而不是沦陷其中。

第25章 内心的儿童部分

导 言

　　几乎所有体验过复杂性分离障碍的人都至少有一个看起来年幼或孩子气的分离部分。这是很自然的,因为患有这种障碍的人通常在很小的时候就受过创伤:这些部分代表了他们错过的或没有完全实现的成长阶段。当然,这些部分并不是真正的儿童,你必须在成年人生活的背景下以负责任的态度对待这些部分。在本章中,你将学习具体的方法来增加对这些"年幼"部分的接纳及与它们的协作。

了解自己的年幼部分

　　这些部分可能会体验到自己是青少年、儿童,甚至蹒跚学步的孩子或婴儿。这些部分被困在过去的各种早期发展的心理时期,它们被你排除在意识之外或回避,因为你可能缺乏对它们的共情以及应对它们的意愿。儿童分离部分的年龄似乎通常与你童年时特别痛苦的时期有关。

　　这些将自己体验为儿童的分离部分往往会或多或少地以儿童可能采用的方式进行感知、思考、感觉、说话和行事。在很大程度上,它们的行为、思想、感受、需求和愿望其实是你在努力获得自己童年时期错过的正常成长体验，尤其是有关对照顾者的依恋。

儿童部分的体验

你对这些部分的体验可能包括听到哭泣或尖叫的声音、乞求帮助或要求儿童可能喜欢或从中感到安慰（但成人可能不会）的活动或物品。你可能会感到一些儿童天性的强烈冲动，例如在商店里想买洋娃娃，想吃甜点而不是晚餐，或者希望你的治疗师可以收养你。有时，年幼部分可能会影响甚至控制你的行为。例如你可能会发现自己躲在壁橱或角落里像个孩子一样呜咽，用年幼的声音说话，甚至突然无法理解更"成年人"的词汇。这些体验可能会让你和你的其他部分感到害怕、羞耻或厌恶。

儿童部分通常拥有创伤性记忆，尤其是与恐惧、羞耻、愤怒、孤独和对爱的渴望有关的记忆，这可能是你回避它们的主要原因。但它们偶尔也可能会有积极的回忆，有真实的也有幻想的，就好像它们为你保存了美好的回忆，或者它们很久以前就为了逃避现实生活的痛苦而退缩到一个美妙的幻想世界中。

对儿童部分的恐惧性回避

你可能已经对自己的这些分离部分及其包含的体验产生了恐惧感。你或你的某些部分可能会觉得，年幼部分的需求和欲望是羞耻的或恶心的，又或者是让人感到精疲力竭和崩溃的。也许你的激进部分会批评这些年幼部分荒谬、愚蠢、幼稚等，并试图说服你忽略甚至"摆脱"它们。然而，回避或忽视年幼部分只会使它们内在的孤独、渴望、需要、羞耻和恐惧永久化。正如玛丽莲·范德伯（Marilyn Van Derbur, 2004）写到的关于她年幼部分的内容：

> 我没有感激她的牺牲，反而厌恶、鄙视和责怪她……她相当脆弱，非常孤独，因为被困而害怕不已。（第191页）……只有当我能够开始理解自己小时候的真实情况时，我才能开始对我最讨厌的那个出现在夜晚的儿童（night child）产生共情。我对她的知觉必须改变，否则我永远无法找到解决办法。（第242页）

当你和你的其他部分对年幼部分能够积极承认、接纳和感同身受时，你就能开始感到更内在的解脱。你可以找到一些方法来帮助这些陷入童年痛苦创伤的部分，让它们能开始获得更积极的体验。你要以尊重它们的方式考虑它们的需求和愿望，尽管你不能总是完全按照它们希望的那样满足这些需求。关键是要认真对待你的这些部分，花时间更多地了解它们，而不要将它们判断为不好的或消极的。

日常生活中有关切换到年幼部分的问题

在日常生活中自发切换到儿童部分的现象通常发生在成年人无法应付或害怕、羞于应付某种情况的时候。有些人可能会切换到儿童部分，以此作为一种无意识的回避策略，例如为了回避冲突（如与愤怒的伴侣发生分歧），或是将注意力从治疗中的某个重要但痛苦的问题上转移开。另外还有些时候，切换到儿童部分则是一种不具有适应性的满足需求的策略，例如为了获得支持或安慰，因为成年人往往无法或不愿意询问他人。在这些情况下，帮助成人部分学会自信以及减少回避是必不可少的。

就像真正的孩子不适合在生活中承担成人的职能一样，年幼部分也不应该负责你的行为或在没有成人部分负责的情况下独自应对你的日常生活。在可能且适当的情况下，它们应该通过成年人的眼睛观察或临时融合（见后面的讨论；Fine & Comstock, 1989；Kluft, 2003）来活在当下，因为你的所有部分都必须学会活在当下。年幼部分在创伤时期的固定、有限的应对方式可能导致决策失误（关于制订决策，见第27章）及与他人的关系问题。因此，重要的是要学会阻止自己切换至更年幼的部分，尤其是当你和其他人在一起时，因为他们可能不理解，或者更糟的是，当你太脆弱时，他们可能会利用你。你可以选择留出一些时间，让这些年幼部分私下进行有助于治愈的特定活动。但是这样的体验应该由你的成人部分进行引导，以帮助这些部分继续成长和发展，成为你完整人格的一部分。

与年幼部分协作的目标

每个患有分离障碍的人都是不同的，他们会找到自己的治疗方法。当你思考如何帮助你的年幼部分时，就像其他所有部分一样，明确你正在努力实现的目标是很有帮助的。例如，如果儿童部分想要在填色书中填色或打电话给你的治疗师，重要的是要考虑该活动对你整个人的目标，以及它在关系界限或社会可接受性方面的适当程度。

例如，一项特定的活动是否有助于让你的某些部分知道，你可以玩得开心或者你可以给自己带来简单的快乐或舒适？它是否有助于年幼部分感到更被你接纳并愿意成长和发展、知道你可以作为一个完整的人满足你的需求，还是说反而会强化年幼部分保持孩子气和永远长不大的愿望？它是否有助于让挑剔部分了解以更加支持和同情的态度对待儿童部分是有帮助的，还是说反而会增加挑剔部分对"幼稚需求"的羞耻和愤怒？它是否支持进一步避免让儿童部分（和你自己）进行必要但痛苦的内在悲伤工作，还是说它反而能提供更强的成人存在感来帮助儿童部分解决难题？它是否能抚慰和平复某些部分，以使它们不会扰乱你的日常生活，还是说它反而会鼓励你的某些部分变得更加需要"特殊"的单独注意和时间？这些都是你和你的治疗师在决定如何最好地帮助自己的年幼部分时需要考虑的重要因素。

某些儿童部分与你保持分离的一个原因是它们强烈希望忽略已经发生的事情并在当下创造一个充满爱的美好童年，就好像没有发生过任何不好的事情。因此，一个主要的目标就是：在必要的接纳和为小时候没有得到的东西而感到的悲伤之间找到适当的平衡，并找到满足当下某些需求的方法。覆水难收，但我们可以在悲伤之后继续前行，并且在当下以及将来受益于以前的体验。

除了为年幼部分的治愈目标而努力之外，你还需要同时平衡对你作为成年人和一个完整的人有帮助的事情。例如，如果当你在杂货店购物时，年幼部分想拿一个毛绒玩具，虽然这可能会让你感到更安全，但你作为成年人并不适合这样做，而且可能对其他部分来说完全没什么意义。此外，这样做只会使得年幼部分继续不了解当下的现实——你已经是个成年人了，而杂货店是一个安全的地方。在某些情况下，你可能会妥协，例如：在你的钱包或口袋中放一个小物件，代表年幼部分的安全和舒适；或者可能年幼部分在通过成人部分的眼睛观察时就会感到更安全，因为成人部分会确保年幼部分的感觉良好，或者让年幼部分待在内在安全空间里。

不要害怕发挥创造力。就像与自己各部分的每一次互动一样，你必须权衡自己各部分的收益和风险，在当下作为成年人的情况下，找到适合你各个部分的平衡。建议你与治疗师讨论最有效的方法来实现治愈进展。

正如我们所指出的，你的年幼部分并不是真正的儿童。但是，你可以进行规划，利用你对儿童成长和发展的了解来帮助这些部分。接下来，我们将讨论相关的几种策略。

与年幼部分的协作

在开始与儿童部分进行特定的协作之前,你必须与治疗师一起检查你对这些部分的态度。儿童部分通常保持独立,因为成人部分回避了它们所代表的内容。当你与儿童部分协作时,帮助成人部分更加同情和接纳年幼部分的需求、愿望和感受也同样重要。

在使用本手册和治疗的过程中,你就有机会练习有助于应对自己年幼部分的技能:

- 反思,包括关注并尊重地倾听自己的某些部分,以及更加了解和接纳你以前忽略或回避的所有内在体验
- 通过内在对话或日记与自己的各部分交流
- 对其他部分进行对内讲话以安抚、安慰和平复它们
- 为自己的所有部分开发一个内在安全空间
- 使用想象和其他放松技能来帮助你的各个部分
- 引导那些被困在创伤时期的分离部分专注于当下
- 理解并挑战分离部分功能失调的核心信念
- 创造一个内在的聚会场所,对日常生活进行内在思考

类似与其他任何部分的协作,你也可以使用四种不同的策略来与儿童部分协作:(1)基于意象的内在体验,例如安全空间和想象的活动;(2)各部分内在配合,互相照顾;(3)满足特定的青少年发展需求的实际体验,例如夜间开夜灯;(4)同时满足各部分需要的现实生活体验,例如去动物园或愉快地散步以享受乐趣。

许多人发现意象有助于应对年幼(以及其他)部分。你可能会想象自己像照顾孩子一样照顾内在的年幼部分。例如,也许你可能会想象抱住

某个不安的部分轻轻摇晃；教给某个部分成长和发展所需的知识；或者营造一个内在空间，让某个部分可以自由玩乐并感到安全。至于你怎样利用创造力和移情来通过意象帮助你的某个部分进行治疗，这一点是没有限制的。你可能会从一种称为"发展需求满足策略"（Development Needs Meeting Strategy；Schmidt, 2009）的方法中找到许多其他有用的建议。当然，你在尝试自己可能找到的任何建议之前，都应该咨询你的治疗师，以确保它们适合你。

作为意象工作的延伸，你的各部分都可以在内在参与照顾儿童部分。有些人已经拥有这种能在内在提供帮助的部分，可能包括"年幼"部分和"年长"部分之间一些相互信任的关系。其他人可能需要治疗师帮助完成这一步，特别是如果他们强烈回避应对自己的某些部分。例如，在你承担成年人的责任时，某个部分可能会做"临时保姆"，或者不同的部分可以去安慰和引导年幼部分。

有些人发现，让自己的年幼部分拥有私人时间去参与实际的儿童游戏会很有用，例如在填色书上填色或阅读儿童读物，让自己享受以前没有享受过的简单乐趣。另一些人则发现，想象在内在提供这些活动会更有帮助，无须去实际执行。还有一些人可能会在成人日常生活中找到方法带领儿童部分进入成人活动，例如进行一次对整个人来说都很有趣的特殊游览。也许为年幼部分建立一个舒适的就寝习惯也会有所帮助，例如读一个好故事，提供毛绒玩具，或是提供其他舒适的物品或音乐。

当然，有些人可能认为这些干预措施根本没有帮助。重点不是要回到童年或将这些部分视为真正的儿童；相反，我们的目标是学习如何为自己提供发展和治愈所需的东西，最重要的是要在自己和这些年幼部分之间建立更高程度的共情和联系。

与非言语部分协作

年幼部分(也许还有其他一些部分)通常不善言辞,因此可能很难在治疗中表达自己。你可以将来自年幼部分的其他非言语交际(nonverbal communication)用于治疗,例如绘画。有些部分甚至看起来像不会说话的婴儿。幸运的是,大多数人无需语言就能辨别婴儿需要什么。你可以通过努力了解自己年幼部分的非言语行为来提供帮助,例如通过安慰来回应它们的哭泣。你还可以学习帮年幼部分说话,就像父母代表年幼的孩子说话以支持他们的语言发展一样,例如:"你需要安慰。让我来抱抱你。""你很冷,让我来温暖你。""你太饿了,让我来喂你。"一种更高级的意象技能是帮助年幼部分"成长"到可以使用语言的年龄。你的治疗师可以帮助你进行这些干预。

融合:一种高级技能

随着你对年幼部分(或任何部分)产生更多的共情和关心,你可能会发现在自己的特定部分之间体验更强的亲密程度会有所帮助。**融合**(blend)是为了丰富一个或多个部分的体验而暂时将各部分组合在一起(Fine & Comstock, 1989; Kluft, 1982, 2003)。在尝试任何形式的融合之前,了解几个注意事项很重要。首先,请务必咨询你的治疗师,以确定此时此技术是否适合你。其次,融合对于所有涉及的部分都应该是自愿的而不是强迫的,并且要达成协议,确保融合会在所涉及的任何部分的要求下立即结束。最后,如我们所描述的,在融合期间不应分享创伤性记忆、感觉或感受。有时融合也可以支持关于创伤性记忆的工作,但这不是你此时正在学习的,重点应该只放在当下的体验上。如果你无法在没有创伤经验侵入的情况下练习融合,那你应该暂时不要使用这种技术并咨询你的治疗师以获得进一步的帮助。

融合可以根据你自己的节奏一小步、一小步地进行。你想要融合在一起的这些部分之间不应有重大冲突，并且要专注于当下而不是过去。

例如，你可以邀请儿童部分（或任何部分）"靠近"你，以使该部分可以对当下有更完整的感觉体验。首先，你可以只是让你的两个部分能习惯更亲近。如果这还不够安全，你可以请它们保持安全距离，但它们可以通过特殊的眼镜或防护窗观察，以便能够更清楚地看到当下。当它们开始"通过你的眼睛"体验目前的情况时，也就是从你成人部分的角度来看时，它们基于过去的焦虑情绪会减少。

如果你的内在亲密程度是安全甚至积极的，你可以再迈出一小步来变得更亲密。也许是像电影《E. T. 外星人》中那样伸出并触摸彼此的食指指尖，或是牵手，或是邀请儿童部分坐在你腿上，或是以舒适的方式用安全的被子裹在一起。花点时间为你找到合适的意象，然后确定是否所有部分都可以接受这种内在亲密程度。如果是，你可以继续下一步。

当你和年幼部分安全地相互靠近时，鼓励它用你的眼睛看，用你的耳朵听，用你的手去感受。在短时间内和你的儿童部分分享当下的相同体验，而不是拥有不同的体验。在这个分享过程中，你可以指出当下与过去存在的不同与相似之处。

当你和另一个部分在短时间内完全结合在一起时，会发生更完整的融合。这种类型的融合不仅可以用于引导各部分专注于当下，而且可以帮助你更有效地完成任务。例如，你的几个部分可能会聚在一起以更好地活动，或是制订安全计划、帮助内在其他部分。

融合是所有部分成为一个完整的人的前兆——这是治疗的主要目标。许多患有复杂性分离障碍的人害怕让自己的所有部分聚集在一起（一体化），害怕有的部分会死亡、消失或"被杀死"。融合可以在你的控制范围内提供短暂的正面体验，帮助你更多地了解什么是融合，随着时间的推移减少各个部分的恐惧。

要完全融合，可以使用最适合你的意象。也许你会想象某个部分站在另一部分的位置上，或者它们互相拥抱，直到你成为一个整体；或者站在一束温暖的光线中帮助融合；又或者在一个治愈的水池里进行融合。你也可以尝试想象某个部分站在另一部分的前面，两个部分都面向前方。前面的部分向后退，后面的部分向前走。它们在中间相遇并合二为一。你可以为自己使用无限的意象图景，选择适合你即可。

如果你愿意，你可以尝试短暂地融合片刻，看看它是什么样子，然后再分开，并讨论你的体验。有些人一开始会有奇怪的身体感觉，例如当与儿童部分融合时，他们会觉得自己很矮或很高（取决于从哪个部分的视角来看）。有些人会觉得自己更聪明、更强大，或者只是以一种他们无法解释的方式变得与众不同。一些人（但不是所有人）会发现他们的视觉或听觉敏锐度有暂时的变化。这些都是预测的感觉，会在短时间内消失。一开始，你和各个部分可能会发现，知道自己可以随意融合和分离会很有帮助，因为这样你就不必担心会被迫整合。你可以为融合设定一个时间范围，例如，最初可以在每节课中设定1、2或5分钟，如果顺利，你可以每天在家练习。准备就绪后，可以根据需要进行融合。你甚至可能会发现融合是一种积极的体验，以至于你更喜欢保持融合状态。只要确保你按照自己的节奏前进，同时考虑到你各个部分的需求和担忧即可。

家庭作业表25.1　与自己内在的儿童部分协作

1. 描述你和你的其他部分（如果有）对内在儿童部分的态度。例如，你是否感到保护欲、愤怒、羞愧、挑剔、喜爱、厌恶、精疲力竭或有帮助？

2. 描述年幼部分对你和其他部分的态度（如果你知道）。例如，这部分可能会感到害怕、有需要、愤怒、不信任、有爱心或有帮助。

3. 考虑到你在上面问题1和问题2中描述的态度，描述任何与接纳你自己的儿童部分并共情地进行协作有关的内在冲突。

4. 想象你对自己的年幼部分与对实际的孩子可能有着相同的态度和反应。你对待内在儿童部分的方法可能有什么不同？例如，你会更耐心、更感兴趣、更关心，还是会施加更多限制？

5. 描述你从儿童部分体验到的任何困难。例如，听到内在的哭泣、闪回、感到迫切需要关注和安慰，或是日常生活被干扰。

6. 无论是在治疗课程中还是在私人时间，练习通过"用你的眼睛看、用你的耳朵听、用你的手感觉"来帮助自己的儿童部分更充分地体验当下。与这个儿童部分一起探索你周围的环境，进行对内讲话以安抚、安慰和引导。描述你在此练习中的体验，或者如果你无法完成此练习，请描述是什么阻止了你。

7. 列出最多五种能满足儿童部分的需求、所有部分都同意且适合当下的方法。如果需要，请参考本章以获取建议。

家庭作业表25.2　练习回顾：用内在协作解决日常生活问题

这个练习不是针对自己的年幼部分，而是对内在协作的技能回顾。

1. 描述你和你的各部分在日常生活中能取得（一定程度）协作的领域。

2. 你和你的各部分希望在哪些领域能进行更多的协作？

3. 哪种内在沟通方法对你最有帮助？

- 各部分之间的内在对话
- 写作/日记
- 与各部分的内在会谈
- 融合
- 其他（请说明）

举一个使用这些内在沟通方法之一的例子。

4. 你或你的某个部分如何平复、安慰和引导陷入创伤时期的部分（包括儿童部分）？

5. 如果你在内在的沟通和协作方面总是存在困难，请描述原因（例如：你感到过于恐惧；你回避花时间去尝试；有的部分拒绝协作；你对其他部分没有共情；你的某个部分非常挑剔，所以你停止尝试）。要与治疗师讨论这些困难。

第26章　自我伤害行为

导　言

　　自我伤害行为是人们在没有足够的技能以更具适应性的方式做出应对时就会采用的涉及身体伤害的应对策略。许多受创伤的人会使用自我伤害来应对崩溃的内在体验，因此这种行为往往与内在体验恐惧症有关。在本章中，你将了解更多关于以下方面的知识：自我伤害是什么，它如何影响你的各个部分，以及更有效地管理它的新方法。

了解自我伤害

　　自我伤害即为了应对压力、内在冲突和痛苦而故意伤害自己的身体。它可以被理解为一种试图更具有适应性地处理各种令人崩溃的问题的替代行为，其中许多涉及感觉过多（例如孤独、被遗弃、恐慌、内在冲突、创伤性记忆）或感觉过少（麻木、人格解体、空虚、感觉濒死）。因此，自我伤害通常与对调节技能的需要有关，即寻找能调节并容忍无法忍受的内在体验（例如痛苦的情绪或创伤性记忆）的方法（Gratz & Walsh, 2009; Miller, 1994）。有些人会偷偷伤害自己，并小心翼翼地向他人隐瞒自己所造成的伤害；另一些人会在周围人可见的地方伤害自己的身体。对于后者来说，自我伤害可能在某种程度上是一种向他人传达、表达痛苦的方式，因为他们无法用语言表达出来。还有一些人伤害自己是因为他们听到内在有声音命令他们这样做。

一般来说，大多数人都对自我伤害行为感到非常羞耻，并且很难讨论这种体验。他们可能不会在治疗中提及，除非被以不加评判的方式特别问到。自我伤害的人并不打算自杀，事实上，自我伤害可能会减轻某些人的极端自杀念头。自我伤害是一个强烈的信号，表示你正在遭受巨大痛苦，需要帮助才能更有效地应对。尽管自我伤害可以暂时缓解痛苦，但它会不可避免地导致你持续伤害自己，直到你能更好地反思是什么导致这种行为，你才能够尝试调节你的情绪和冲动，帮助你的各部分更加立足于当下。

做出自我伤害行为的可能是某些容易接近的人格部分，也可能是不容易接近的部分。遗忘症在自我伤害行为发生之前、期间或之后都很常见，因此人们可能会发现自己受到了伤害，却没有意识到是自己伤害了自己，或者他们可能是在从远处观察自己，似乎无法控制自己在做什么（Coons & Milstein, 1990）。进行自我伤害的部分经常被其他部分辱骂和回避。分离部分之间的内在冲突往往会引发自我伤害倾向，它们将其当作缓解冲突紧张局势的解决方案，但它并不能解决冲突。

自我伤害的类型

自我伤害的方式有很多种，从在没有物理伤害证据的情况下造成的轻微不适或疼痛，到导致需要进行紧急医疗护理的严重伤害。有些人在自我伤害期间或之后会感到疼痛，而另一些人则因为麻木而没有感觉。人们可能会故意伤害自己的身体，例如用刀具切割或用头撞墙。一种更间接的自我伤害方式是忽视自己的身体，或通过严重滥用药物、进食问题、必要时不就医以及注意力涣散导致频繁发生事故（例如跌倒、厨房烧伤或车祸）来危害自己的健康。此外，许多人会通过进行可能导致严重身体伤害的危险行为来伤害自己，例如危险驾驶、无保护措施的性行为、独自或在晚上去不安全的地方，或是选择与不安全的人在一起。一些情况下自我伤害是非常冲动的，而另一些情况下它是计划好的、蓄意策划的，并涉及特定的生活规律。

自我伤害的动机

每个创伤者都有自己独特的进行自我伤害的原因。一个人的不同分离部分可能有不同的自我伤害原因。一旦你了解自己进行自我伤害的动机，你就离学习如何以更有帮助的方式减轻痛苦或冲突又近了一步。下面是受创伤的人可能进行自我伤害的一些常见原因。

- 在人格解体或极度麻木时感觉自己真实存在或活着
- 唤起情感麻木以停止感觉过多
- 缓解崩溃的情绪、紧张感或创伤性记忆带来的痛苦
- 使"外在"（身体）与"内在"（情绪）的痛苦更加一致
- 将内在的情感痛苦重新聚焦到外在，将其定位
- 表达对自己的愤怒或攻击性（自我憎恨）
- 作为对他人表达愤怒或攻击性的替代行为
- 应对被遗弃、被拒绝或孤独的感觉
- 减少羞耻或内疚
- 减少空虚、困惑或内在混乱的感觉
- 回应内在命令的声音（来自其他分离部分）
- 控制所造成的痛苦（"在别人伤害我之前，我会先伤害自己"）

- 引起他人的注意

- 讲述发生的事情，将其作为创伤性重演（身体的某些部分会以与创伤性事件中类似的方式受伤）

- 某个分离部分可能正在惩罚或试图杀死另一个分离部分

- 因"泄露秘密"而受到惩罚（某个部分因谈论创伤性事件而被另一个部分用自我伤害来惩罚）

- 防止自杀，即选择一种伤害比死亡更小的行为作为内在妥协

- 促进或阻止从某个部分到另一部分的切换

- 对于某些人来说，自我伤害会上瘾，因为它可能会释放内啡肽，使他们感到欢欣或兴奋。

帮助与自我伤害有关的分离部分

有自我伤害倾向分离部分的人通常对自己这些部分的行为感到非常害怕和羞耻。他们可能很少或根本没有与这些部分进行沟通。因此，这些部分是十分孤立的，并会感到被批评、恐惧和羞耻。通常，愤怒部分会伤害其他部分或命令那些部分伤害自己，以对特定的内在或外在的触发因素做出反应，例如把需要保密的创伤性事件告诉治疗师，或者某个儿童部分拼命寻求与他人的联系。

事实上，自我伤害通常是由强烈冲突的内在循环造成的，而这些冲突会造成情绪持续失调。处于痛苦中的那些有需要的、害怕的、脆弱的部分会引起挑剔部分的愤怒、恐惧和厌恶。这些挑剔部分在内在"罢工"，导致恐惧部分的压力越来越大。这些冲突还造成了挑剔部分更强烈的内在回避，使得它们越来越令人害怕、遭人谩骂、不合群。这种动态变化会引发越来越崩溃的情绪、羞耻和自我憎恨，而这样只会加剧自我伤害的风险。这种循环如图26.1所示。

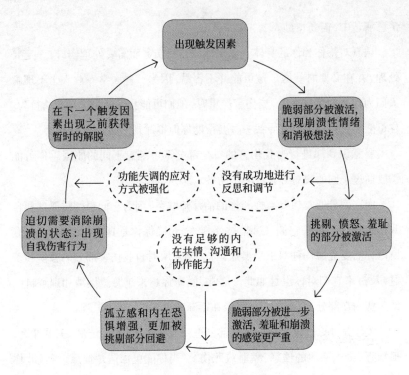

图26.1 自我伤害的循环

减轻自我伤害的提示

如果你还没有告知治疗师你进行过自我伤害,那么你必须去告诉他。你获得的支持和帮助越多,你就越能够学习具有适应性的策略来予以应对。

使用你的反思技能(见第6章)去尝试了解你的哪些部分在进行自我伤害以及它们的动机是什么。如果你犹豫或害怕,也许你的某些部分可以帮助你完成这项任务。你的治疗师也可以帮助你。

要意识到自我伤害是一种应对难以忍受的体验的方式,并以此尝试对自己和自己的各个部分产生共情,那些参与这种行为的部分正处于巨大的情感痛苦中,需要帮助。

认真对待你和你的身体。如果你因自我伤害而需要处理伤口,一定要处理,并在必要时就医。这可能并不容易,因为一些医学专业人士不理解人们为什么会自我伤害,当伤害严重时,他们可能会误认为这是自杀行为。你可能需要特别留意去寻找一些会帮助你但不评判你的专业人士。

要意识到你进行自我伤害的每个部分都可能有不同的原因。你可能需要通过不同的应对方式逐一帮助各个部分。

内在部分通常想要与你和你的治疗师联系,因为它们想摆脱孤立和自我伤害行为。但是它们又害怕被评判,需要确保你是真心愿意提供帮助。所以你需要克服一种双重恐惧症:你必须克服对自我伤害部分的恐惧和羞耻,反过来它们对你也是如此。通常,随着你越来越愿意接纳和理解自己的这些内在部分,自我伤害就已经在逐渐减少了。

关注是什么触发了你的某些部分进行自我伤害(例如记忆,关系冲突,孤独感,令人崩溃的愤怒、羞耻或悲伤)。当你能更加清楚地意识到时,你就可以使用第15章中的一些工具来针对性地最小化并管理这些触发因素。

使用你在本手册中学到的技能来安抚或平复你自己及每个有自我伤害冲动的部分。

制订一个计划,使用适合每个部分的能代替自我伤害的建设性方案。例如,如果某个部分因闪回而进行自我伤害,那么重要的是帮助该部分变得更加专注并立足于当下,并逐渐意识到那些创伤性事件早已结束。在潜在触发情况下,你可能需要与该部分进行交流,持续帮助它们立足且专注于当下。通过借助内在的沟通交流保持联系并保持共情,你可以帮助这些部分留在当下,感觉更安全和舒适,从而减少它们自我伤害的冲动。如果当你感觉到被抛弃或拒绝的威胁时你的某个部分会进行自我伤害,你可以帮助它们发现是哪些核心信念引起了令人崩溃的感觉,例如:"我不可爱。""每个人都会离开我。""人们并不真正关心我。""我永远是一个人。"

最后,要有耐心:找到更具建设性的应对方式并不总是那么容易。改变和治愈都得一步一步慢慢来。

家庭作业表26.1 更多地了解关于你的自我伤害

你对自我伤害了解得越多,就越能消除它。利用下面一组问题来帮助你更多地了解自己对自我伤害的需要。如果这些问题中的任何一个导致了触发,你就应该停止并进行接地练习和放松练习。记住要按照自己的节奏前进。

1. 你怎么知道什么时候需要做出自我伤害行为? 例如:"我感到孤独和绝望。""我和我的伴侣吵架了。""我感到惭愧。"

2. 你的自我伤害行为会持续多久? 几秒钟、几分钟还是几小时? 有多频繁? 每天一次、每周一次、每月一次,还是只是偶尔?

3. 你怎么知道何时可以停止自我伤害? 例如:"我又开始感觉到真实的存在了。""我感到放松下来了。""我开始意识到我一直在伤害自己。""当我割了五刀时。"

4. 描述你最有可能进行自我伤害的情况。例如独自一人时、晚上、周末、和某人吵架后、压力很大时,或者当出现闪回时。

5. 你最有可能在何处进行自我伤害(例如家里、浴室或卧室、车内)? 这个地点对你有什么特别的意义吗?

6. 你是否体验过遗忘症、身体麻木、观察自己或其他人格分离迹象？请描述这些分离症状以及这些症状是否发生在自我伤害事件的之前、期间或之后。

7. 进行自我伤害后你通常会做什么？例如睡觉、吃饭、外出、看电视或哭泣。

8. 你在进行自我伤害的之前、期间和之后的想法和核心信念是什么？

9. 你在进行自我伤害的之前、期间和之后的情绪是什么？

10. 你在进行自我伤害的之前、期间和之后的身体感觉是什么？

家庭作业表26.2　与进行自我伤害的分离部分协作

1. 使用最适合你的内在沟通方法，尝试与进行自我伤害的部分建立对话。当那些部分描述自我伤害的动机时，共情地倾听，即使你不认同该动机。描述你的内在交流体验，以及你对自己和自我伤害倾向的新了解。

2. 列出可能使你进行自我伤害的原因（如果需要，请查看自我伤害原因列表）。

3. 你的这部分是否有可能不是很专注于当下，即依然生活在创伤时期？如果是，请使用技能来帮助你的这个部分变得更加专注且立足于当下。什么有助于你尝试引导这个部分，为什么？什么是没有帮助的,为什么?

4. 描述可能引发你或你的某个部分考虑或进行自我伤害的任何触发
因素。

5. 基于你对自我伤害原因及其触发因素的了解,描述你某个部分可能
使用的一种代替自我伤害的应对技能,例如回避某些触发因素、与
治疗师交谈、满足某个部分的需求,或是共情地倾听某个部分。每
周多次练习这些应对技能,并描述你使用该技能的体验。

第27章 决策与内在协作

导 言

决策是我们所有行动的基础。我们既会不动声色地默默做决策,也会有意识地认真做决策。对大多数人来说,做出日常生活中的许多小决策(例如穿什么、吃什么、几点上床睡觉、几点下班放松)只需要很少的精力。这些选择是在一种自动的"潜意识"层面做出的,并且(相对)容易做到。特别困难的决策往往涉及复杂且不太理想的选择、相互冲突的情绪或目标、牺牲和妥协,以及持续付出的精力和注意力。然而,有些人,尤其是许多受过创伤的人,会发现即使是最小的决策也很难搞定,更不用说更复杂且重要的决策了。快速轻松地做出小决策的能力和反思并确定更复杂决策的能力,对于治愈来说都是必要技能。在本章中,你将更多地了解如何与自己的各个部分协作并解决内在冲突,以在日常生活中更有效地做出决策。

了解决策

为了让决策具有适应性,我们不仅必须考虑自己的直接需求——这对我们当下来说可能完全清楚,也可能不完全清楚——还必须考虑我们未来行动的潜在后果。因此,我们做出的决策在很大程度上基于如何看待自己当下的选择,以及如何预测自己决定采取的行动在将来的可能结果。通过在当下做出正确的决策来规划近期和远期的未来(例如现在为即将到来的考试努力学习几周,或者现在为退休后的生活存钱)是至关重要的。

想象一下,你很累,正在阅读一本非常有趣的书。你可以在合适的时间放下书先睡个够,从而满足充分休息的长期需求;你也可以继续阅读这本书直到凌晨,这会给你带来直接的快乐,但第二天你会筋疲力尽。你可能会认为读完这本书比睡眠更重要,并接受疲倦的后果,只要你仍然撑得住;你也可能认为规律的睡眠更重要,因为当你疲倦时,你会感到烦躁且无法集中注意力。哪一种最适合你取决于你不按时睡觉的频率以及你睡眠不足后身体机能仍能正常运转的程度如何。偶尔熬夜通常不是问题,而经常熬夜可能会扰乱你的睡眠模式和白天的机能表现。

现在想象另一种情况:在晚上,你有账单即将到期,而你已经疲惫不堪。你可以选择早睡或看会儿电视,也可以勉强自己先付账再休息。在这种情况下,最具有适应性的决策可能是暂时克服疲惫并支付账单,因为不支付账单的后果可能会让你痛苦,而且它比错过一小时的睡眠或放松更严重。更好的方案是,与其将此类任务拖延到最后一分钟,不如早点先完成它们,这样就不会被拖到最后了。

有些选择需要我们仔细考虑和分析各个选项,而另一些选择则最好根据我们当下的感受或需要做出(Lehrer, 2009),这与做决策时的冲动不同。涉及我们从未遇到过的新情况的决策需要更多的反思、认真思考和创造力;熟悉的情况则不需要太多的反思,因为我们通常已经知道该怎么做。不幸的是,一个人的某些分离部分通常在几乎所有情况下都会反射性地做出相同的决策,从而影响或控制整个人的决策。这些部分通常不会从经验中学习;它们不假思索地表现得好像它们的决策是肯定正确的,并且不会关注与它们结论相矛盾的暗示。

决策风格（decision-making style）有时会出现问题。有些人倾向于只根据自己当下的感受做出冲动的决策，很少停下来思考问题。另一些人可能会犹豫和困扰，过度思考并且没有充分利用他们的感受。灵活而温和的风格是最有帮助的：在熟悉的情况下使用你的直觉并且成功地做出在类似情况下有帮助的决策，当出现复杂的新情况时则使用反思并考虑多种选项（Lehrer，2009）。

有时我们可能很难知道应该根据短期需求还是长期需求来做出决策。深思熟虑对于此类决策尤为重要。即使我们在当下快速做出决策时，也需要能够准确地预测我们行为的长期影响。然而，明智的决策往往是通过有意识地考虑自己面临的各种选择，然后逐渐深入理解做出的。也可以说，我们使用直觉，并让潜意识与之协作，然后做出决策。

在做出大多数决策时，考虑自己的想法和情绪是很重要的。有些人会忽略自己的感受，行事只基于理性思考，而另一些人可能会忽略自己的想法，只根据自己的感受做出决策。患有分离障碍的人特别容易在做决策时回避自己的情绪（因为他们的情绪实在是太令人崩溃了），或者基于当下的情绪和欲望而回避自己的想法，并且非常冲动。

复杂性分离障碍患者的决策问题

患有分离障碍的个体通常难以做出某些决策，这是由于他们自己的分离部分之间存在内在冲突（Van der Hart，2009）。由于各个分离部分尚未学会以协作和共情的方式接纳并考虑整个人的需求，因此即使是日常生活中的简单选择也可能充满冲突、不确定性和困惑。每个部分可能都想要做出与其他部分不同的决策。

事实上，决策是维持或解决分离障碍的一部分。每当你决定回避自己的某个分离部分或是决定与它进行交流时,你就是在做出一个会带来后果的决策;每当你决定跳过一项困难的家庭作业或是决定完成它时,你就是在做出一个会影响自己所有部分的决策。在每一章的学习中,你都在了解新选择以及需要针对新选择做出新决策。例如,在第11章中,你学到了更多关于如何做出管理空闲时间的决策的知识;在第16章中,你学到了如何做出更有效的决策来帮助你度过困难时期。

决策(尤其是重大决策)通常需要涉及你的所有部分,就像任何人都需要根据他的整个人格来做出决策。但是,当你具有人格的分离部分时,你可能会更倾向于回避做出艰难的决策,你会发现解决有关决策的内在冲突更加困难,并且会体验由自己的分离部分做出的冲动决策。你可能已经体验到,你在生活的某个领域做出决策时,要考虑到自己所有部分的观点、判断、偏好、需求或目标是多么困难,例如你吃什么、你如何管理和组织你的日常生活、你如何管理人际关系,或是你在治疗中付出哪些努力。

事实上,无论你是否意识到,你的每一个分离部分都会以某种方式影响你的决策,无论是通过协作、恐惧、羞耻、焦虑、兴奋、批评还是破坏。

作为"决策中心"的分离部分

每个分离部分都是一个"决策中心"。与另外的某个部分相比,这个部分通常可能涉及不同的知觉、愿望、需求和目标。你作为一个完整的人时,你的许多分离部分会履行特定的功能,因此它们会从有限或僵化的角度看待某些决策,甚至会发现一些超出它们关注范围的完全不相关的决策。这些相互竞争的观点和目标会造成内在的混乱和困惑。例如,在决定是否和朋友出去吃饭时,你的某个害怕的部分可能不想离开家;另一个部分想和你的朋友在一起;还有一个部分基本不信任别人;还有一个部分害怕在公共场合吃饭;还有一个部分完全不感兴趣,只想继续干活。

当你的某些部分陷入僵化的观点时，它们通常难以感同身受地理解其他部分的观点和目标。例如，如果某个分离部分陷入恐惧和不信任，说服这个部分去相信有人能帮助它可能就很难；如果儿童部分在哭泣并要求有人安慰它们，而其他部分则认为依赖别人是不好的、危险的，那么后者就会斥责儿童部分并试图回避或推开前来安慰的人。而最终结果是你会对同一个人产生令人痛苦和混乱的趋近-回避行为。

此外，即使许多重要的决策都需要与其他人妥协，但许多分离部分可能尚未学会如何倾听、深思熟虑和与他人妥协。反思和克服内在体验恐惧症对于做出具有适应性的决策至关重要，因此继续努力学习这些技能对你来说也就至关重要。而且你可能已经能够在生活的某些领域找到可行的解决方案，例如，一些决策是由你作为完整的人做出的，或者你可能已经将某些决策委托给了自己的特定部分，从而消除了与决策有关的冲突。

时间压力和做决策

不得不在时间压力下做出决策对大多数人来说都是一个压力相当大的挑战，尤其是在选择困难的时候（Mann & Tan, 1993）。需要快速做出选择会引起焦虑或恐慌，从而导致对选项的知觉变窄，并且对做出适当决策所需信息的探索也会不充分和相当随意。在这种情况下被称为"焦虑不安的决策者"（Wright, 1974）的人面临的风险是做出可能不符合个人最佳利益的冲动选择。

患有分离障碍的人更容易受到时间压力的影响。你的某些部分可能会长期具有紧迫感，因此即使没有这个必要，它们也还是觉得应该立即做出决定。这种内在的时间压力可能会促使它们做出未经深思熟虑的选择，而仓促的行动往往并不总是最具适应性的。例如，某个总是感到忙碌和过度劳累的部分可能会为了完成更多的工作而冲动地取消治疗课程，而不是在治疗课程中努力解决这种极端的压力。

当然，你总会遇到必须立即决断的情况。例如，如果你在交通拥堵时开车，你会做出无数减速或不减速、超车或不超车、选择一条路或另一条路到达目的地的决策。在这种要求你能立即做出决策的情况下，你需要一种内隐的（不是很明确的）内在理解和同意：只有那些拥有必要技能和责任感的部分才能做出这样生死攸关的决策。

艰难的、压力大的决策往往会造成恶性循环，导致生活变得更加艰难，所有部分都会因错误决策的后果而崩溃，因此更容易做出更情绪化、更冲动的决策。

恐惧和焦虑对知觉和判断的影响

恐惧和焦虑会朝着更加谨慎和规避风险的方向影响决策（Loewenstein, Weber, Hsee, & Welch, 2001）。受创伤的个体比起其他体验会更关注威胁的线索，他们将模棱两可的刺激和情况理解为威胁（Eysenck, 1992），导致更多由恐惧驱动的决策。在患有分离障碍的人中，某些部分会被迫专注于对危险的感知。这些分离部分依然生活在创伤时期，会立即将当下视为"与过去一样"的，并且会立即唤起恐惧、愤怒之类的"紧急"情绪，从而迫使人冲动地决定采取防御行为（僵住、逃跑、战斗或崩溃）。当你的某些部分被触发时，更理性、更有临在感的部分可能会崩溃，无法做出有效的决策。

提高决策能力

提高决策能力的最有效方法之一是遵循"未雨绸缪"的指导方针。换句话说，尝试准确地想象做出（或不做出）重要决策的结果。例如，在第16

章中，你会被要求提前制订计划以应对困难的时期或情况。反思你和你的所有部分都需要什么，以及你的选择对你和各个部分的影响，这要求你留出足够的安静时间来提前考虑各种情况。这种有条不紊的方法可以防止你在感到焦虑和承受压力时，在最后一刻高度紧张或不具适应性地做出决策。

当然，内在的沟通、共情和协作是提高决策能力的基础。为了更有效地对未来做出决策（例如决定你将在何时何地休假，如何为即将到来的预约问诊或你的治疗师暂时缺席做准备），你需要了解的某些部分如何与你协作，又或是它们会如何妨碍你做决策。你可能会考虑某些部分有限和僵化的知觉及信念会如何影响你的选择。你可以探索如何在大体上促进更深的内在沟通、协作和谈判，特别是关于既定的决策。

对其他部分表示相互同情和理解的基本态度（包括需求和相关目标）对于解决那些使决策变得困难的冲突是至关重要的。决策通常很困难，因为有时你无法同时满足内在的所有部分。因此你必须学会做出内在的妥协，让某些为无法拥有的东西而悲伤的部分能够容忍晚一些再获得它们想要的东西。在成年人的日常生活中，你经常会觉得某些部分"无聊"（例如用钱支付账单而不是去买点有趣的东西）、对你是个威胁（例如参加工作面试的时候，有的部分可能会觉得它们正在被评头品足），或者让你不满。

一旦你的分离部分感到被你尊重和倾听，它们就会更愿意考虑不同的观点和妥协。虽然需要考虑每个分离部分的观点，但决策的责任应该由那些具有必要经验和技能的部分承担。例如，决定你住在哪里或从事什么工作的责任不应该由年轻、冲动的部分承担。因此，建立一个内在"团队"，由团队对重要的生活情境做出共同决策，并考虑到各个部分的需求可能会对你有所帮助。接下来，我们将描述一些有助于做出决策的特定技能。

做出有效决策的技能

权衡利弊

考虑所有部分的需求和愿望，为特定决策列出选项列表。当然，没有哪个部分总能得到自己想要的东西，但是认真对待所有部分的愿望有助于你确定什么才是必要的，比如某些部分如何能至少获得一些它们想要的或需要的东西（如果不是现在的愿望，也可以是以后的愿望）。写下每个选项的利弊（优点和缺点）以及它如何影响你的不同部分。例如，你需要决定在何处削减开支。你不能削减房租、抵押贷款及其他必需品，所以你必须削减那些对日常生活不重要的东西。写出你正在考虑削减预算的几个选项中每一个的优点和缺点。关注你的各部分对每个选项的反应。尽量鼓励所有部分一起权衡每个选项的利弊。

使用评级系统

与其他部分协作，将你希望决策或计划满足的标准按1～5的范围进行优先排序。例如，如果你决定放个假，那么你对假期的要求可能是安全、有趣、舒适、轻松且有意义。其中哪一个最重要？或许你会选择这个顺序：5-安全；4-舒适；3-有意义；2-轻松；1-有趣。如果你一个人待在家里不出门，你的假期能满足这五个标准吗？去参加家庭聚会能满足这些标准吗？如果安全是重中之重，那么任何选项中都必须包括它。如果轻松和有趣不是那么重要，那么选项可以不包含它。

做有意识的决策："不做决策" 也是一种决策

当每个选项都同样有吸引力或者同样糟糕时，或者当你害怕不论做出何种决策都会是错误且愚蠢的时，你就很容易回避做出任何决策。然而，如果你不做决策，生活也总是会替你做决策——以你无法控制的、你可能不喜欢的方式。在这种情况下，你可能会考虑做出决策的时机是否最佳、你是否可能以后还有机会做出决策，或者是否还有其他的选项。你最好咨询过你可以信任的人后再做出这些艰难的决策。最重要的是，此类决策不应冲动做出，而应经过深思熟虑。

练习：为决策创造内在会谈空间

在第8章中，你学会了如何为你和你的所有部分创造一个内在安全空间。当你尝试做出需要你所有部分参与的决策时，这个方法可能会对你有用。在接下来的练习中，你将学习如何创造自己的内在会谈空间，它最初被称为分离桌技术（dissociative table technique；Fraser, 1991, 2003；Krakauer, 2001）。如果需要，在治疗师的支持下进行此练习会对你很有帮助。

想象一个你和你的所有部分都感到安全并且可以让你们聚在一起做出重要决策的空间。这可以是你平时使用的安全空间，也可以是一个特殊的房间、大自然中的一个地方，或任何其他让你感觉舒适的地方。当你能想象出这个地方时——想象出它的声音、感觉、气味和景象，它的大小和形状，以及它所包含的一切——请你想象这个空间中有一张桌子，有足够的空间让你坐下（如果你选择坐下）。这张桌子是专门为你制作的。也许它是有着

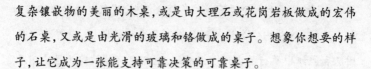

复杂镶嵌物的美丽的木桌，或是由大理石或花岗岩板做成的宏伟的石桌，又或是由光滑的玻璃和铬做成的桌子。想象你想要的样子，让它成为一张能支持可靠决策的可靠桌子。

不必要求每个部分都坐在桌旁。也许有些部分觉得躲在桌子底下、特殊的壁龛或角落里，或其他离桌子不太近也不太远的安全位置更舒服。尽管如此，你仍然可以邀请所有部分坐在桌旁舒适的椅子上。每个部分都有合适的椅子，它们有着合适的高度、合适的颜色和质地、合适的支撑。有些可能会旋转，有些可能会摇晃，有些可能会倾斜，有些可能是结实的老板椅，有些可能是在特殊的台子上专门为儿童设计的小椅子（可以根据儿童的身高进行调整）。

你的某些部分可能愿意倾听但（还）不愿意参与桌上的讨论，或者它们可能会选择某个特定部分代表它们发言。当你想象到所有部分都坐在桌子旁时，请选择某个部分作为讨论的主持人。这个部分将组织会议，让每个部分都有公平的发言机会，并被其他部分尊重地倾听。这个部分还要能够反思所讨论的内容，能够考虑各个部分的不同观点，并致力于帮助所有部分达成符合整个人最大利益的内在共识。如果你愿意，你可以记下讨论内容，指派一名"秘书"来做会议记录或者简单地记下讨论内容。你也可以想象某个乐于助人者（例如你的治疗师、有爱的伙伴、好朋友或可能已经不再与你在一起但你信任的人）来到桌旁，以你自身最大利益为核心，为你提供帮助。

从一个相对较小的问题开始，作为一个团队练习你的内在会谈技能。例如，你可能想使用本章中提到的一些决策策略来讨论如何度过晚上或周末。如果可能，请留出时间进行内在跟进会议，以评估你的决策结果。这些部分越是能确保自己被你认真对待、自己的需求和愿望没有被你忽视或评判，它们就越愿意协作。

最初，这些内在会谈可能具有商务会议的特征，就像在工作团队和组织中举行的会议。但最终，它们也可能被建设性地用于更个人的、情感上的事情，例如关于快乐或疗愈体验的内在分享会，甚至当所有部分都准备好解决你某个特定方面的问题时，也会分享痛苦的记忆。

家庭作业表27.1　开发内在会谈空间

通过执行以下任务，练习创造和使用你的内在会谈空间进行决策：

决定你想看到的房间或空间（如果你还没有这样一个房间或空间）。

如果需要，决定自己的哪些部分想参加会议。如果你从未练习过这种技能，那么从拥有一些觉知的部分以及在日常生活中起作用的部分开始是最简单的。

如果你的某些部分仍然停留在过去，也许你可以给它们指派一个"发言人"来代表它们发言，而这些部分可以留在安全距离内倾听。

选择一个内在的"议长"。可以是你或你的另一个部分。

首先要将你的决策过程集中在一个简单的主题上，它可能是你觉得所有部分都会同意的主题。

描述你的内在会谈，包括你能够做出的决策。

描述在会谈期间有什么对你有帮助。

描述你在内在会谈中遇到的任何困难。

家庭作业表27.2 使用决策技能

　　你可以在本练习中使用内在会谈空间。回顾本章中用于做决策的多种技能,并选择一种:(1)权衡利弊,综合考虑;(2)使用你认为更适合自己的评级系统或其他技巧;(3)运用直觉和过去的经验;(4)使用反思和创造性的解决方案。通过选择其中一种技能,你会自动地选择做出有意识的决策,而不是回避做决策。接下来,选择你需要做出的特定决策(先从一个不太难的决策开始)并至少应用其中一种技能。你可以将几种技能结合,例如将权衡利弊与使用反思和创造性的解决方案结合起来。写出你的决策过程。

第六部分 技能回顾

你已经在本部分中学到了许多技能。接下来你可以对这些技能进行回顾和进一步延伸。建议你在复习时回到章节中再次阅读并一点点地重新练习作业。记住,定期的日常练习对于学习新技能至关重要。

第22章:

了解并应对你愤怒的分离部分

第23章:

反思你内在的恐惧体验

第24章:

应对羞耻

应对内疚

第25章:

与内在的儿童部分协作

融合

第26章:

更多地了解你的自我伤害行为

与进行自我伤害的分离部分协作

第27章:

开发内在会谈空间

使用决策技能

关于以上每组技能练习,请回答以下问题:

1. 你是在什么情况下练习这项技能的？

2. 这项技能对你有什么帮助？

3. 你在练习此技能时遇到过哪些困难（如果有）？

4. 为了更成功地掌握这项技能，你可能需要哪些额外的帮助或资源？

第七部分

改善人际关系

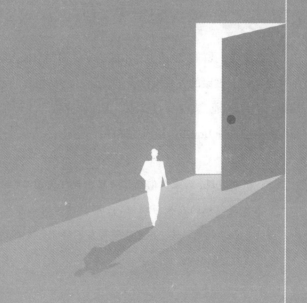

"我独自来到这个世界，是为了与他人相遇。"
创伤会对人际关系产生消极影响，维持安全、适宜
的人际关系十分重要。

第28章　健康的关系及创伤对关系的影响

导　言

作为人类，我们终生被生物本能驱动着需要与他人联系：我们天生就是社会动物。健康的关系可以提供安全、保护、情感的调节和平复、身体接触、陪伴、沟通、支持和归属感。正如研究依恋的著名精神病学先驱约翰·鲍尔比（John Bowlby）指出的那样：

> 研究发现，如果人们确信一旦出现任何困难，就会有一名或多名值得信赖的人来帮助他们，那么这样的人在所有年龄段都会处于最幸福的状态，并且能够将自己的才能发挥到最出色的程度。（1973，第359页）

然而，我们最强烈的情绪是在人际关系（无论好坏）中被唤起的。这使得以相对稳定的方式管理和维护关系变得更加困难。每个人在亲密关系中都时不时会遇到困难：每个人都不是完美的，他们的个人需求和愿望也并不总是与别人一致。我们有时会因无法读懂他人的想法而曲解或误解对方的意思。我们偶尔会说出伤害他人的话语或做出伤害他人的事情，而这可能是无意的。被背叛、抛弃、拒绝或羞辱的体验会唤起一些最难以忍受的仇恨、愤怒、羞耻、孤独、恐惧和绝望的感觉。在本章中,我们将讨论健康关系模型以及在涉及创伤及分离的关系中可能遇到的困难。

健康关系的重要性

所有的成年人人际关系模型都建立在我们早期依恋的基础上。在那个成长阶段,我们通过有限的与主要照顾者(primary caregiver)互动的经验来了解关系(无论好坏)如何运行。从那以后,我们在亲密关系中会以相对相似的方式做出反应,并期望其他人也做出类似的反应。因此,我们开发了一个模板或模型,并试图在某种程度上让它适合我们所有的关系(无论到底是不是真的适合)。关系模型包括某些持久的核心信念,例如"我可以信任他人并且我很值得被爱""没有人真正关心我""人们都是危险的"。你的各种分离部分可能分别有自己的关系模型。这些模型可能相互冲突,我们稍后将在本章中讨论。幸运的是,功能失调的模型可以通过用心反思及你感知关系和他人的方式来予以改变。

能够滋养人、包容和可预测的安全关系对于我们整个人生的健康成长都至关重要。事实上,安全的早期基本关系有助于调节婴儿不成熟的生理系统(包括苦恼状态和情绪),这是婴儿学习运用自己的调节技能的第一步。斯莱德(Slade, 1999)指出,这种关系"使孩子的功能更加分化、协调和灵活"(第584页),这是我们整个人生健康成长所必需的条件。下一节中我们将给出健康人际关系的部分指导原则列表。关注那些已经被你纳入关系模型中的原则,以及你希望继续改进的原则。请记住,这些原则是理想化的。生而为人,我们难免会有瑕疵,没有谁能够一直完美地遵守这些原则。

健康的人际关系是怎样的？

它基于相互尊重、共情和平等。

两个人都能为彼此设定明确的界限，自信但不咄咄逼人。

两个人在自主、依赖和相互依赖之间达到相对健康的平衡。

两个人在关系中都感到安全，但安全感**并不取决于对方是否可以随叫随到地服务于你**。

两个人都为对方着想，即使对方不在自己身边，也就是说把对方放在心上。

两个人都能调节在人际关系中被唤起的情绪。

两个人都能协商和解决大多数关系冲突，并且愿意在需要时寻求外部帮助来解决问题，因为这种关系对双方都很有价值。

两个人都有相对安全且稳定的自我意识。

两个人都相信大多数人不会故意伤害自己，并且可以识别那些确实有意伤害自己的人。

两个人都能认识到并尊重对方的需求和愿望、想法和感受，以及可能与自己有不同的目标和抱负。

两个人通常都能准确地理解并反思对方的动机和意图。

这种关系基于什么对双方最有利的谈判，而不是基于权力和控制、支配和服从，或是输赢。

两个人都可以谈论自己的内在感受和体验，而不必担心遭到拒绝或羞辱。

也许健康的关系最重要的方面之一是要为错误留出空间，因为我们都会犯错误。事实上，健康的关系会随着时间的推移体验一次又一次**连接、断开和重新连接**——这是一种自然的、不可避免的循环。让人际关系发挥作用的关键就是，你要学会顺应这个循环而不是陷入断开状态。稍后我们将对此进行更多描述。但首先，我们将讨论受创伤会如何影响你的人际关系。

人际创伤对关系的影响

那些（尤其是在年幼时）在基本关系中受到严重伤害或背叛的人，通常会根据这些高度不稳定且具有破坏性的纽带来开发他们的关系模型。关系本身及各种相关的事件一直在造成创伤，因此可能是当下的主要触发因素。因此，对于体验过人际创伤的人来说，与他人保持亲密关系可能是最具挑战性及最容易导致触发的体验之一。

患有分离障碍的人一方面通常会预测自己被拒绝、伤害、背叛或遗弃，因此，他们存在严重的信任问题。他们可能会产生**依恋恐惧症**，强烈厌恶在情感上或身体上与他人过于亲近（Steele, Van der Hart & Nijenhuis, 2001; Steele & Van der Hart, 2009; Van der Hart et al., 2006）。另一方面，受创伤的人又迫切需要稳定的、对其予以照顾的人际关系。他们也可能会产生依恋丧失恐惧症，对失去重要关系产生强烈的恐惧和恐慌。个体在寻求人际关系的同时又回避人际关系，这种需要导致他们人格的各部分之间发生严重的内在冲突和混乱，并且向他人发送了混杂的信息，他人也可能因而变得困惑和沮丧。这些关系的恐惧症（依恋与依恋丧失）是同一枚硬币的正反面，也是本章的重点。

依恋恐惧症及调节困难

在第18章中，我们讨论了能够自行调节自己（自我调节或自动调节）以及在他人的支持下调节自己（关系调节）的重要性。回避人际关系的个体或他们的某些部分通常更愿意自行找到解决问题的方法,而不是向他人寻求支持和帮助。他们已经学会了自给自足,并且对自己的依赖需求感到羞耻。事实上,他们经常发现人际关系并不是有帮助的,反而是无法调节的,因为他们非常担心会受到伤害。

然而,有些人可能几乎不具备调节自己的能力。因此,他们更有可能采用破坏性策略来处理人际关系,例如自我伤害、使用药物或酒精,或是过度工作。而且,可能你的有些部分确实想要回避人际关系,但其他的部分根本没有能力自行管理很多监管职能,这就致使你不得不采取自我毁灭的应对策略。

你可能有一个或多个部分在一定程度上回避与他人亲近。也许你害怕被背叛、伤害、忽视或嘲笑,因此退缩。重要的是你已经开始更能意识到你和你的所有部分在关系中所相信、期望及预测的事情,因为你可以在一些帮助下改变功能失调的信念。此外,你的某些部分可能会害怕那些在亲密关系中不可避免地出现的强烈感受、需要和渴望,因此通过回避人际关系来让你回避这些强烈的内在体验(关于内在体验恐惧症,见第5章)。因为人际关系中有太多的冲突、恐惧、羞耻和困惑,所以你可能很难在你的容纳之窗中保持对自我的调节。

大多数患有分离障碍的人不会完全回避人际关系,而是在他们确实拥有的人际关系中挣扎。当你在人际关系中感到受威胁时,那些害怕依恋的部分通常会使用几种主要的固有方式来应对。我们之前在第4章学习了解自己的分离部分时更广泛地讨论过这些反思策略,包括**逃跑**、**僵住**、**战斗**和**崩溃**。也许你会在一段关系中认识到自己的一个或多个这种防御部分。例如,在冲突期间,你或你的某个部分只想逃走并离开,或是回避讨论(**逃跑**);或者,你或你的某个部分感到非常害怕,以至于你僵在那,无法移动或思考想说的话(**僵住**);又或者,你或你的某个部分会生气并陷入激烈的争论(**战斗**);再或者,你或你的某个部分彻底关闭,以至于你蜷缩起来,没有反应、没有感觉或无法思考任何事情（**崩溃或关闭**）。上述每一种情况都可能是你如何回避甚至破坏与他人关系的例子。每一种方式都涉及高度的失调：你的唤醒程度要么过高，要么过低。

有时，你的某些部分可能会高度批评他人，警告你他们不值得信任、危险或无用，或者他们只是想要从你那里得到一些东西。这些部分会预测灾难，因为它们深陷在过去受到伤害和背叛的创伤体验中。这种内在体验只会让你更加失调和不安。不幸的是，这些部分被自己有限的认知束缚在一个每种关系都会重复曾经的伤害的世界里。内在的声音也可能攻击你，对你发出批评和嘲笑："怎么会有人爱你？你又蠢又穷，谁也受不了你！"它们通过这种方式让你认为没人可以容忍你，以此来帮助你回避人际关系。当然，这会唤起你小时候肯定感到过的羞耻和绝望，而这些内在的声音正在重新创造过去的感觉，使你无法在当下的人际关系中冒任何险。

基于可以理解的原因，你的这些恐惧依恋的部分通常会对那些想要建立关系并感到迫切需要与另一个人在一起的部分产生强烈的反应。因为恐惧依恋的部分会意识到在过去有需求是对你有害的，所以可能会恶毒地攻击这些依恋的部分，羞辱和鄙视它们。虽然这种被误导的行为对你整个人都是有害的，但那些部分最初的意图是保护你，因为严格压制你的需求可能是过去保护你不受到伤害的唯一方式。例如，恐惧依恋的部分可能会称依恋的部分为"爱哭鬼"，说它们很恶心或很可笑、只是想让你再次受到伤害、应该受到惩罚并被关起来。当然，正如我们之前所讨论的，这会促使其他部分变得更加恐惧、有需求和羞耻，因此内在混乱和动荡的循环仍在继续。然而，对这些真的只是想保护你免受进一步伤害的部分来说，理解并培养共情能力是必不可少的：要做到这一点，它们只需要学习更健康的方式。

依恋丧失恐惧症及调节困难

现在我们来看看你的那些可能迫切需要联系的部分。或许当你独自一人时，你或你的某些部分会感到恐慌，觉得自己将永远孤独；或者当你预测有人可能会抛弃或拒绝你时，你也会感到强烈的恐惧和愤怒。这样的绝望和对联系的需求可能是严重失调、令人崩溃的。也许你会对这些需求及拥有这些需求的部分深感羞耻。然而，我们都需要联系和关怀，想在别人眼中感到与众不同且被爱。这些需要和欲望并不是"不好的"。它们是正常的。重要的是要理解并接受这一事实，并对你作为一个整体的所有需求和愿望产生共情。

当然，你的某些部分可能会陷入创伤时期，重新体验那些你非常需要照顾和支持却并没有得到的时期。因此，它们可能一直处于疯狂寻觅和依附的状态。重要的是要明白，这种绝望的体验本身就是一种正常和自然的防御：儿童或小动物在母亲离开自己的视线时会自然而然地感到恐慌，会哭着要妈妈，当母亲回来时会紧紧抓住她，因为她是他们的保护者，保护他们不会受到世界上的危险。这种与生俱来的"找妈妈"行为以及迫切的哭泣就是为了让母亲回来提供安全、养育和关系：这就是保护功能（protective function；McLean, 1985）。

大多数年幼的分离部分都有未被满足的依恋需求。其他部分可能会攻击它们或觉得它们令人厌恶，因为它们一直在重新体验早期照顾者的背叛和伤害。然而，这只会促进它们疯狂寻求帮助和支持，对人际关系的趋近与回避之间的内在冲突仍在继续。

一方面，依恋丧失恐惧症患者的分离部分通常更喜欢被其他人安慰和调节，它们在自我调节方面往往有严重的困难。它们已经学会了许多不同的策略来寻找其他人和回避孤独。然而这是要付出代价的：它们总会让其他人筋疲力尽，然后对方就会抽身离开，造成这些部分害怕的场景，结果进一步强化了恐惧依恋的部分的信念——人际关系是有害的。

另一方面，某些部分可能会通过"取悦他人"来寻找他人。这些部分可能相当顺从，回避去意识或表达自己的需求和感受，并试图通过做他人希望它们做的任何事情来与他人保持密切联系。但是它们自己的需求并没有得到满足，因为在这种关系动态中没有真正情感上的亲密行为。这种策略最终使整个人筋疲力尽，其他部分也会不可避免地变得怨恨和愤怒。本书第32章"设定健康的个人界限"中讨论了一些让你更加自信以及意识到自己需求的策略。

总之，患有分离障碍的人会体验一系列令人困惑且相互矛盾的关系恐惧症：他们的某些部分害怕关系过于亲密，而另一些又害怕失去关系。这个难题表现为自己的各个部分会同时或交替地寻求和拒绝与他人的亲密关系。这种基于恐惧（通常是基于羞耻）的困境导致处理关系的破裂很难。下面将介绍一些应对此类障碍的方法。

练习：寻找关系的内在共同点

这个练习将帮助你学会感同身受地理解每个部分在关系中的立场。使用第27章中的内在会谈空间技能（或其他方法）将所有部分聚集在一起。如果你需要或想要，也可以向你的治疗师寻求关于这种内在会谈的帮助。

首先让自己感到舒适和平静。在脑海中想象你的会谈空间，那是一个适合你的空间，并允许所有能参加的部分进来。可能有的部分坐得近，有的部分坐得远，还有些部分可能更喜欢在房间外倾听。你的每个部分都可以找到一个舒适的地方。会谈开始时先声明所有部分的到来和发言都受到欢迎。还要强调所有部分都将得到尊重，会谈期间不允许批评。然后开始在关系方面寻找一些大家都能达成一致的共同点。例如你肯定能理解，当你受到伤害后，你的任何部分都不想在一段关系中再次受到伤害，因此有些部分可能会回避人际关系。你可以开始了解它们的世界观，它们的核心信念，它们的恐惧、愤怒和孤立。这不是一个容易体验的内在世界。要设身处地，对它们的困境产生共情。

你肯定会同意如下观点：你的所有部分都是孤独的，缺乏来自其他人的必要关心和支持，因此有些部分很自然地想要寻求错过的舒适、支持和快乐。你可以开始了解它们的世界观，它们的核心信念，它们的孤独感、需要和绝望；这也不是一个容易体验的内在世界。要设身处地，对它们的困境产生共情。

要意识到你的每个部分都在以自己的方式艰难地挣扎，它们都有自己的痛苦和需要。也许你的所有部分都认同，你不想受到伤害并且希望感觉更好（看看是否真是如此）；也许你的所有部分都认同，如果你能确定一段关系是值得信赖的，那么它就值得拥有（看看是否真是如此）。现在你就开始找共同点了。只需要留在能达成一致的地方（不论它有多小），其余的都留到下次再说。一起体验达成一致的感觉。细细品味这一刻。

现在，就像各个部分需要在关系中感到安全、有保障和被支持一样，没有伤害、没有批评、没有拒绝，每个部分都需要与内在的其他部分有相同的感觉。你的每个部分越是能像希望被其他部分对待的那样对待其他部分，你就会越安全、冷静，并能准备好应对人际关系。这次会谈是一个好的开始。你可以经常回到这个地方，重新体验大家都认同的共同点。一起协作，互相尊重，慢慢来，你会开始感觉更好、更安全、更稳定、更强大。

家庭作业表28.1 寻找关系的内在共同点

1. 回顾练习,寻找关于人际关系的内在共同点,并描述你与自己各部分内在会谈的体验。例如,你有什么感觉? 你期待什么? 你能找到一些共同点吗? 你是否发现有些部分在练习中比其他部分更困难? 达成一致的障碍是什么(比如是否有些部分太挑剔或太害怕)?

2. 每天在家进行这个练习。如果你遇到困难,请与你的治疗师讨论并在治疗课程期间练习,这样你就可以学会找到共同点。

家庭作业表28.2 你对安全关系和不安全关系的体验

1. 描述一次你在某段关系中感到安全的体验。例如,你的情绪、想法、感受和行为是什么?

2. 使用上面问题1中的同一体验,描述你不同部分的感受(如果它与你所体验的不同)。

3. 描述各部分之间的任何冲突。例如,某些部分是否会害怕、生气或不信任其他部分? 你有没有想退出关系的冲动? 是否有任何部分因为处于关系中或是因你的感受而批评你或你的其他部分?

4. 描述一次你在某段关系中感到有些不安心或不安全的体验(选择一个小事件,而不是大事件)。例如,你的情绪、想法、感受和行为是什么?

5. 使用上面问题4中的同一体验,描述你不同部分的感受(如果它与你所体验的不同)。

6. 使用上面问题4中的同一体验,描述各部分之间的任何冲突。例如,是否有些部分想继续和这个人在一起,而其他部分想离开? 是否有的部分想战斗,而有的部分想逃跑? 是否有任何部分批评你或其他部分,或将问题归咎于你?

家庭作业表28.3 平衡自我调节和关系调节

1. 描述自己进行调节比和别人一起让自己平静下来更合适的时候。例如,如果你感到有压力或焦虑,你更愿意退缩并仔细考虑,然后自行处理自己的感受。

2. 描述你独自一人时如何平息、安慰或安抚自己。

3. 描述为什么在这些事件中安慰自己比被别人安慰更合适。

4. 描述你发现在一段关系中受到调节比独自安抚自己更合适的时候。例如,如果你感到有压力或焦虑,你更愿意打电话给朋友或在治疗课程中与治疗师交谈,而不是自行处理。

5. 描述支持性的关系如何帮助你平静下来。

6. 大多数人在自我调节和关系调节之间至少有一些平衡。请描述你自行安抚自己的时间与你寻求关系的保障和支持的时间各占的(大致)百分比。你的各个部分可能更喜欢不同的方式,如果是,请关注有哪些部分需要自我或关系的平复和支持。如果你希望这些百分比发生变化,请描述你最希望采用的方式,并关注百分比的改变是否会引发内在冲突。

7. 如果你需要改变平衡,花一些时间思考并与你的治疗师讨论如何在自我安慰和关系支持之间取得更好的平衡。例如,你可以写下一些支持自我调节或关系调节的核心信念(如"人们应该照顾好自己,而不是寻求帮助"或"我自己什么都做不了,当然没法自己支持自己!")。

第29章　关系中的冲突

导　言

关系中的冲突是不可避免的。尽管处理冲突并不总是那么容易，但你可以学习一些技能，以便解决与他人的分歧和困扰。下一节将简要讨论其中一些重要的能力。然而我们发现，仅仅学习技能并不能解决自己各部分之间的内在冲突，以及各个部分在你有意识地思考并做出反应之前就会基于痛苦的过去做出反应的倾向。因此，我们还将为你提供能帮你更有效地应对人际关系冲突的方法。

解决关系冲突的基本技能

正如前一章指出的，在我们与他人的关系中被唤起的情绪是我们能体验到的最强烈的情绪，无论好坏。而且因为我们每个人都至少有一些与其他人不同的需求和目标，加上我们可能会误解他人或者被他人误解（尽管本是出于好意），所以冲突就会发生，并引起强烈的情绪。因此，在意见分歧或争吵期间，保持宽容有时可能是一种挣扎，尤其是当我们感到羞耻、受到威胁或被严重误解时。

我们每个人都有自己的模板或模式来处理这些冲突,它们以我们的早期体验以及我们后来所学到的东西为基础。有些人不惜一切代价来回避冲突并屈服于他人的需要;有些人似乎总是急于争论,随时准备为他们需要的和想要的东西而战;还有些人看似回避冲突,同时却又悄悄地绕过对方以获得自己想要的东西;有些人对待人际关系几乎就像下棋,总是提前考虑到对方的行为和他们自己作为回应的行为;有些人明白冲突只是关系的一部分,他们既不挑起冲突也不回避冲突,而是以冷静和反思的态度面对它,寻找兼顾双方最大利益的解决方案。时间和经验表明,最后一种方法效果最好。

当人们具备以下能力时,就能够最有效地处理关系冲突:

他们能活在当下并专注于此时此地,不会关注过去的伤害或未来可能出现的消极结果。

他们会关注对方的言语和非言语交流。

他们在发生冲突时会去处理冲突,不会回避冲突。

他们能够准确地反思自己和他人的内在体验,并同等地关注自己和他人的需要与愿望(见第6章)。

他们保持在自己的容纳之窗内(见第18章)。他们能够调节思想、感受和期望。当人们相对平静时,他们可以更准确地解读和诠释言语交流及非言语交流。而且他们可以更自信地表达自己的需求,而不会威胁、惩罚或羞辱他人。

他们能够意识到并尊重不同的观点、需求和愿望。他们以尊重自己和他人的方式说话和行事,因为他们能够反思并保持在自己的容纳之窗内。

他们愿意以考虑到自身及他人需要的方式做出妥协。

当然,如果你的冲突关系模型基于对他人会伤害、忽视、利用或背叛你的预期,并且你的某些部分做出的反应是防御性僵住、逃跑、战斗或崩溃,或是适应对方的每一个愿望和需要,想要利用这些技能也并不容易。

接下来,我们将讨论一些能解决你在人际关系困境中内在挣扎的方法。

解决复杂性分离障碍患者的关系冲突

关系中的冲突可能是分离障碍患者最严重的触发因素之一。即使发生轻微的冲突,你或你的某些部分也可能会产生强烈的或压倒性的反应(例如恐惧、愤怒、羞耻、恐慌、崩溃)。一般来说,这些反应之所以被触发是因为你的某些部分生活在创伤时期,并且你已经形成了核心信念和关系模型,其中破坏总是被解释为危险或灾难性的。当冲突发生时,对依恋或依恋丧失的恐惧,或两者兼而有之,会激活你内在的已经在人际关系方面产生分歧的各个部分(见第28章)。这只会增加你强烈的瞬间反应,让你感觉更加失控。重要的是至少在认知上要认识到,关系问题包括一系列不同程度的问题(从非常小的问题到确实毁灭性的问题),并非所有的关系问题都是灾难性的——事实上,大多数关系问题都不是灾难性的。下面是一些处理关系冲突和关系破裂的方法。

观察他人的关系

当你感到相对安全和平静时,花一些时间观察他人的关系,因为这可能会为你提供一些关于处理人际关系的有效方法(和无效方法)的见解。关注人们是如何相互联系的,例如可以去餐馆或商场观察。一定要鼓励所有部分都去观察并倾听,以便它们都可以学习。注意,许多关系都是良好、安全和稳定的,因此并非所有关系都是危险的或注定要失败。有些人会比其他人拥有更好的人际关系技能,所以要密切关注那些看起来很满足和放松的人。让所有部分都关注到这些人在与他人相处时的不同之处。这种观察,再加上向朋友询问他们如何在人际关系中取得成功,都是学习更好的人际关系策略的好方法。

如果某些部分感觉不够安全,无法进行观察,那么你(和其他部分)可以去观察,然后向它们报告你所学到的内容,或者它们也可以远距离观察。你可能还想阅读一些有关健康关系的书籍,并鼓励你的所有部分一起阅读或倾听。花时间了解你的某些部分及它们关于人际关系的核心信念、它们对其他人的预测。当你对这些更加了解后,就可以开始借助共情和尊重来克服这些障碍了。

暂 停

当你或你的某些部分被关系冲突触发时,无论你是生气、受伤、害怕还是恐慌,都请先暂停。或者也许可以通过让某些部分进入内在安全空间来使它们暂停。通知对方你需要休息一下,找一个双方都同意的时间稍后再回来讨论冲突(从几分钟后到或许第二天)。设定一个确定的时间回来解决问题——不要一直回避它。当你暂停时,去一个不会被打扰的安静场所,放慢你的呼吸,与内在所有部分对话,让它们放心你是安全的,并帮助它们回到内在安全空间。你可能想要散散步、躺下并想象自己身处安全空间,或者分散自己的注意力,直到自己冷静下来。使用你当下的锚点物品尽一切努力让自己活在当下,并引导所有部分都专注于此时此地。

反思自己和他人的意图和行动

当你冷静下来后,就可以花时间反思发生了什么。处理关系冲突的最重要方法之一是反思对方可能的动机和意图（关于学习反思，见第6章）。然后，你也许就能理解朋友为什么会突感不适或约会迟到，并与他共情。再然后你就可以放松了，因为他突感不适并不是要故意冷落你。如果可能，帮助你的所有部分都参与进行反思。如果有些部分做不到，就让那些心烦意乱的部分留在安全空间里，而你（也许还有其他部分）则在没有激烈情绪的情况下反思各种状况。之后再回去找那些被触发的部分，帮助它们冷静下来，并与它们分享你的见解。

反思自己的反应（包括自己各部分的反应）也很重要。如果你能够暂停，那么你就已经能够关注到自己需要这样做并能停止直接的反应。能够退后一步并关注到自己或自己的某些部分正在做出无意识的反应（react）而不是做出有意识的响应（response），且能关注自己做出反应的方式而不是继续被反应控制——这一点是至关重要的。例如，你可能会关注到，当你的朋友举止唐突时，你或你的某些部分会立即感到麻痹和发冷。也许你马上就会假设他不想和你在一起，这让你这个有依恋丧失恐惧症的人感到很害怕。同时，你的某个部分感到愤怒，因为你感到被冷落了。你可以先对自己说："我被吓得僵住了。这是一种熟悉的体验。我在思考或做任何其他事情之前都需要退后一步，让自己冷静下来。"

当你意识到了某些重复的反应，就可以开始努力去理解有这些反应的部分，以及帮助它们更加了解此时此地的准确知觉并对其持开放态度。

引导各部分专注于当下

当然，许多分离部分的世界都非常有限，它们在人际关系中一次又一次地重新体验同样可怕的感觉。至关重要的是，你要更加了解和同情这些部分，帮助它们变得更加专注并立足于当下，至少当下的某些体验确实与过去的不同，并且比过去的更加积极。

帮助回避的部分处理冲突

其他部分可能会相当麻木而且关闭，或者由于对工作和单独活动等非关系的活动过于关注，以至于关系的连接（connection）和断开（disconnection）似乎都无关紧要。它们有一种极端的依恋恐惧症。这些部分似乎忽略了你自己和他人的需求。当这些部分在日常生活中长时间起作用时，它们会深刻影响你的人际关系，使那些人际关系被忽视和忽略。这种立场对你或你周围重要的人都是没有帮助的。同样，这些部分也非常需要共情，因为它们只是试图通过忽略内在或关系的剧烈混乱来尽可能地继续日常生活。你的任务是让这些部分知道你可以管理好自己的日常生活和内在世界，对它们的体验给予共情，从而帮助它们感到更安全；但是，你还需要与它们分享你的需求和愿望，并开始寻找共同点。当然，这项工作仍在进行中，但是每一个小步骤都会让你更进一步地走向治愈。

保护自己脆弱的部分

如果你知道特定的关系情况可能会触发你的某些部分，就事先花时间帮助这些部分使用它们的安全空间，这样它们就可以开始相信有一些部分可以处理那些情况。例如，如果你的朋友无意中说了一些伤人的话，你在与他再次见面或说话之前，可以与内在的脆弱部分对话，向它们解释：伤害是无意的、那个人是你的朋友、你有能力解决与他人的冲突，你内在更强大的部分会去和朋友讨论这个问题。

对于许多患有分离障碍的人来说，当下的性关系可能是生活在创伤时期的脆弱部分的主要触发因素。它可能会引发闪回和防御反应，尤其是僵住或崩溃。有些人可能对情感亲密和性亲密之间的区别感到困惑，这使得他们很难准确理解对方的意图。我们将在关于界限的第32章中进一步讨

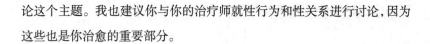

论这个主题。我也建议你与你的治疗师就性行为和性关系进行讨论，因为这些也是你治愈的重要部分。

安抚并控制自己愤怒的部分

感到受伤、被拒绝或羞耻时，一种常见且自然的反应就是愤怒。人们可能只是想在言语上（甚至身体上）攻击以使对方退缩。或者某些部分可能会沉迷于让其他部分体会相同或更糟的体验，并且认为它们的这种行为是合理的（报复）。以不尊重、伤害或羞辱的方式行事只会增加关系冲突并减少信任；它不会帮助你治愈或建立你在生活中所需的有爱的关系。

也许你意识到自己的某些部分在冲突中体验了强烈的愤怒，或许你希望回避它们。但你必须开始对这些部分所感受到的强烈伤害和愤怒产生共情。能感到被倾听和理解就已经是朝更冷静的方向迈出了一步。同时，作为一个完整的人，你必须努力为自己的这些部分设定适当的限制。你越多地练习本手册中（尤其本章中）的技能，就越能控制爆发反应或有害的消极抵抗（passive-aggressive）行为，例如"置之不理"（silent treatment）、生闷气、隐忍爱意或以其他卑鄙方式惩罚对方。你越以你希望被他人对待的方式来对待他人，你就越有可能拥有更好的人际关系。虽说如此，当然，有些人确实是很危险的，并且会故意伤害别人，你需要能够识别并回避这种人。

在关于界限的第32章中有处理关系破裂的其他方法。网上、书籍或课程中也有许多现成的资源可以帮助你学习更有效地处理人际关系。

家庭作业表29.1　使用冲突管理技能

如果你在接下来的一周与另一个人发生了轻微冲突，请使用本章（及下面）列出的尽可能多的技能来应对。如果你在这一周内没有发生冲突，你可以描述过去的冲突,并想象使用这些技能,以与你从前实际采用的办法不同的方式管理冲突。然后回答下面的问题。

技能

- 活在当下并专注于此时此地
- 引导你的各部分专注于当下
- 反思自己和他人的体验及意图
- 保持在你的容纳之窗内
- 暂停,或帮助你的各部分去内在安全空间
- 帮助自己麻木或回避的部分
- 帮助自己愤怒的部分
- 保护自己脆弱的部分
- 尊重自己和他人
- 愿意妥协

1. 你使用或想象使用了哪些技能? 描述你在使用这些技能时遇到的任何困难。

2. 关注你的所有部分是否都能接受这些技能的重要性并愿意学习它们。描述各个部分有关使用这些技能的任何恐惧或担忧。如果你能描述出恐惧和担忧,反思其根源是否存在认知扭曲或消极核心信念。

例子:"如果我不生气,我恐怕无法保护自己。"

反思:虽然保护自己很重要,但考虑他人的背景和意图以确定我需要

被保护的程度也很重要。也许这个人不是故意伤害我,而只是不同意我的观点,或者他只是说了一些让我觉得不受重视但并不是故意伤害我的话。在关系冲突中,有很多方法可以保护自己,而不是只有生气。我可以对自己所需要的东西更自信(见下一章),而不是生气和咄咄逼人。我可以保持留在当下并意识到自己没有危险,因此我有更多的选择来予以回应。我可以暂停并检查所有部分,安抚并引导它们,澄清错误的信念和知觉。

第30章 孤立与孤独

导　言

在本手册中，我们讨论了分离障碍患者可能孤立并感到孤独的诸多原因。孤立是一种与他人隔绝的状态；孤独是一种在你最需要有人爱或支持你的时候却完全孤身一人的感觉，它会引起恐慌和绝望。孤独的恐惧或空虚是危机（包括自我伤害和自杀企图）的主要诱因。虽然你有朋友或家人，你也可能觉得自己是一个没有归属的局外人。或者你可能会体验到令人筋疲力尽、复杂和可怕的人际关系，从而孤立自己。猜疑是当下与他人建立联系的普遍障碍，也是一种将你推向孤立的力量。这种孤立可能会滋生孤独。在本章中，我们将讨论孤立和孤独，以及使它们维持的一些因素，并就改变孤立模式提供一些基本的建议。

了解孤立

朱迪思·赫尔曼（Judith Herman）是长期儿童虐待领域的先驱之一，她的经典著作《创伤与复原》（*Trauma and Recovery*, 1992）中描述了创伤如何破坏个人与其所处群体之间的联系。当虐待和忽视行为与受信赖的照顾者有关时尤其如此。无论与对方的亲密程度或距离如何，被遗弃和背叛的感觉及疏远或分离的感觉都可能干扰后续的关系。当然，"感到孤立"和"被孤立"可能不是一回事。即使被人群环绕，一个人也可能会完全地感到孤立和孤独。

维持孤立状态

某些知觉、预测、情绪和想法可能会维持和增强社会孤立（social isolation）。像"人们不值得信任"或"如果有人真正了解我，他们会感到厌恶"等这类核心信念会支持个体不断远离他人。如果你认为自己是个坏人，或者拥有令自己感到羞耻的秘密，那么"被发现"的恐惧和羞耻感可能会让人瘫痪，从而导致孤立和关系断裂的感觉越来越深。猜疑是减少孤立的主要障碍。患有分离障碍的人通常对自己将如何被别人背叛、伤害或感到失望有很多预测。他们中有许多人发现在人际关系中冒险很难（关于依恋恐惧症，见第28章）。一旦发生不可避免的冲突，他们通常会迅速退缩，并做好最坏的打算（关于关系冲突，见第29章）。有些人的孤立只是因为他们没有足够的社交技能来结交朋友并保持联系。但通常缺乏社交技能会伴随着前文所述的更复杂的内在体验。幸运的是，社交技能和任何其他技能一样都是可以习得的。

分离部分之间的孤立

对于那些患有分离障碍的人来说，分离部分的内在孤立是一种额外的痛苦挣扎。有些部分困在创伤时期，它们孤立在那里，永远感到孤独和处于危险中。无论其他部分感到与他人有多么深切的联系，这些部分都会感到孤独。其他部分可能因羞耻、恐惧或厌恶而被"驱逐"出内在意识，或者被内在阻碍所忽视。自我各部分之间的内在脱节越多,孤立和孤独就越有可能成为问题。各部分之间的这些内在"阻碍"因持续的羞耻、恐惧和随后的回避而得以维持(关于内在体验恐惧症,见第5章)。

孤立是过去创伤的重演

许多受过创伤的人在童年时期与支持他们的人隔离开来。他们通常独自忍受被虐待的后果。一方面,这可能会产生可怕的孤独感;但另一方面,孤立也是一种信号,表明"现在已经结束了",即虐待已经停止。于是,有些人或他们的某些部分会自动退回到孤立状态以获得安全感和解脱感。当他们在当下感到压力时,他们可能会养成孤立的习惯,而且他们通常甚至意识不到自己在做什么或为什么这样做。

孤立和功能失调的界限

在第32章中,你将了解宽松或严苛的个人界限(personal boundary)的缺点。这两者都会导致孤立和孤独的问题。界限宽松意味着人们可以比你想象中更多地闯入你的生活,因此你的某些部分可能会孤立起来以保护自己免受过多要求的限制,而不是会对他人设定适当的、坚定的限制。界限严苛则会让人们远离以致他们对你的帮助比本可能的更少,导致自我强加的孤立,进而造成深刻的孤独。能够确定你的个人界限以及它们如何影响你的孤立或孤独感非常重要。

了解孤独

孤独是一种复杂的状况,涉及社交技能问题,依恋困难,特定情绪、想法和核心信念，情境问题，有时还包括不切实际的期望。孤独不等于独处。由于环境或自己的选择，我们都有独处的时候。主动选择的独处时间可以令人愉快和恢复活力（关于利用空闲时间和放松，见第11章）。但是当你不想一个人待着，当你渴望和别人在一起，当你体验到需要和别人在一起、无法自己安慰自己的时候，你就会感到孤独。正如我们之前提到的，即使你与人为伴，你也可能会感到孤独，因为你感到与他人断开了联系。孤独会导致进一步的抗拒、自卑、羞耻甚至绝望的感觉。事实上，孤独就像亲人去世后的强烈悲痛，它带来的分离感让人崩溃。

孤独、恐惧和羞耻

你或你的某些部分可能会因为感到害怕或被其他人搞得崩溃而孤立，也可能因为对自己的身份感到羞耻而孤立。一方面，你会因为回避了让你遇到压力和易受伤害的情况而感到宽慰；但另一方面，你会感到孤独，因为我们本质上是社会生物，天生就有与他人相处的欲望。

孤独与依恋恐惧症、依恋丧失恐惧症

正如你在前文所了解的，你或你的某些部分可能有依恋丧失恐惧症，即害怕分开、被拒绝或被遗弃，而你的其他部分则可能害怕与他人联系（见第28章）。因此，你对独处的看法有很强的冲突：有些部分希望独处并在离群索居中找到安全感；另一些部分则感到孤独并在与他人的联系中找到安全感。对双方有所了解，并解决这一强烈冲突中每一方的问题，对你来说是很重要的。

孤独是过去的重演

儿童时期曾被虐待或忽视的人在承受崩溃的感受和体验时得不到支持，于是在此基础上他们往往会体验深刻的孤独。这种创伤性的孤独会在当下以一种重温那时感受的闪回的形式被重新体验。因为孤立和孤独可能通常是伴随虐待而来的，所以如果当下发生一些痛苦的事情，有些人会自动孤立自己并感到孤独。他们正在重演孤独的过去。

对孤立和孤独体验的反思

与往常一样，克服问题的第一步是对其进行反思。花一些时间（无论是否有治疗师的帮助）在各个部分之间进行一次内在会谈，开始谈论孤立和孤独，而不仅仅是体验它们。

首先要求所有部分尽可能参与。即使某些部分不能参与，你也可以感觉或知道那些部分是如何体验和处理孤立和孤独的。

关注你各部分之间关于孤立或孤独的冲突。

你是否有喜欢独处的部分？如果有，它们是真的喜欢独处，还是想要回避其他人或感到压力的情况？它们会感到孤独吗？它们是否意识到并关注其他可能不想被孤立的孤独部分的需求？它们对这些孤独部分有什么感受和想法？这两种部分之间有什么联系吗？

你是否有非常孤独并想和其他人在一起的部分？如果是，是什么阻止了它们与别人接触？它们是否陷入创伤时期、害怕他人、社交焦虑、缺乏社交技能？它们是否知道你的某些部分可能更喜欢独处或被孤立？使用内在会谈空间，尝试鼓励孤立部分与孤独部分进行不带批判的交流，反之亦然。它们能否找到共同点，例如是否都同意让所有部分都不要感到害怕、羞耻或孤独？

关注是什么在激起你的孤立。在你感到压力时、参加了艰难的治疗课程后、想回避冲突时，或是感到不适时会发生孤立吗？是否有其他的方式可以代替？例如给朋友打电话或发电子邮件谈论你的压力或问题、在处理冲突时表现得自信、生病时请别人来帮助自己。关注当你做出与平常不同的选择时存在的任何内在障碍。

当你孤立时，请关注你和所有部分的体验。你是否感到恐慌、疏离、羞耻、孤独或麻木？

当你感到孤独时，你的身体会发生什么？例如是否会感到紧张、发冷、瘫痪或发热？

关注你的想法和核心信念。

当你感到孤独时，如果想与他人交流，你会期待得到什么？如果你独自一人且无法联系到别人，你会期待什么？

你的某些部分是否能够在它们需要孤立或渴望不孤独时相互理解？你和你的治疗师如何进一步促进和加强这种共情，从而促成协作并解决冲突？

应对孤立和孤独的提示

从让自己有临在感开始，使用本手册中的练习和你学到的其他方法帮助自己活在当下。

接下来，进行内在反思（如果你愿意，可以使用前一节作为指导）来确定你的冲突以及你所有部分需要和想要的是什么。

首先关注内在的孤立和孤独。你可以使用本手册中的所有技能来支持自己和内在的所有部分，从而减少内在的孤立和孤独：相互接纳和联系；反思；引导各部分专注于当下；帮助各部分培养共情、沟通和协作的能力；帮助各部分放松、平静下来；开发安全空间；开发愉快或有趣的活动，让各个部分都可以作为一个完整的人享受乐趣。

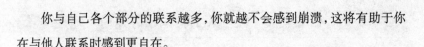

你与自己各个部分的联系越多，你就越不会感到崩溃，这将有助于你在与他人联系时感到更自在。

你越能接纳自己和自己的所有部分，你就越不会因为与他人联系而感到羞耻和害怕。

如果你在与他人联系或交友方面遇到严重问题，可以从最简单的事情开始。与一个人交谈和与多人交谈哪个容易？有一个共同的话题（例如志愿工作或爱好）对你有帮助吗？你可能会考虑参加课程来学习一些新事物，在课上你将有机会结识新朋友，或者在你可以在能与他人在一起的地方做志愿者。

一些患有分离障碍的人更喜欢在网上与人聊天或是交笔友。这并不理想，但它可以作为一个开始。

有些人发现养宠物有助于他们减少孤立感。如果你出去散步，友好的宠物是与其他人交谈的重要话题来源。

孤立可能是一种习惯。努力让自己定期出门转转或与朋友在一起，即使这可能很难做到。如果需要，请在与他人联系时鼓励你那些感到崩溃的部分留在安全空间中。

使必要的独处时间变得愉快（例如美妙的音乐、一本好书或一部好电影、健康美味的食物、散步等）和高效（关于利用空闲时间，见第11章）。

如果你有宗教或精神上的偏好，可以在独处的时候利用冥想或祈祷来感受与上帝或宇宙的更多联系（你可以反思你对上帝的爱或报复的观念是否反映了你过去与其他人相处的体验）。当然，有些人通过参加喜欢的宗教活动或与其他志同道合的人进行精神交流来感到自己得到支持。

保持临在，这样你至少可以与周围的世界保持联系。走到外面，听听鸟叫或看看树木。生命无处不在，如果你能感觉到自己与它至少有点联系，那将会有所帮助。

努力主动去与他人联系，而不是等待他们给你打电话。

家庭作业表30.1　对孤立和孤独时期的反思

　　选择你最近感到孤立、孤独或两者兼而有之的时期，然后回答以下问题。

1. 描述你感到孤立和孤独的情况。

2. 描述任何让你孤立或感到孤独的具体触发因素（如果你知道）。上述情况中是否存在任何这些触发因素？

3. 描述你可能涉及孤立或感到孤独的任何部分。描述孤立部分和感到孤独的部分之间的任何冲突。

4. 描述你被孤立或孤独的体验（包括各个部分的体验）。你可以描述的体验包括想法、感觉、感受、知觉和预测。

5. 如果有人想与你交流，或者你想与某人交流，在这种情况下，你希望从对方那里得到什么？是什么让你无法主动与别人交流？

6. 列出两三个小的、易于管理的你能做到的步骤来开始解决你的孤立和孤独问题。

家庭作业表30.2　解决孤立和孤独的技能

　　你在本手册中学到的大部分技能都可以在某种程度上帮助你应对并解决你的孤立和孤独。下面列出了一部分技能。选择任意四项技能，并针对这四项中的每一项完成以下任务。

1. 你使用该技能成功地应对了孤立或孤独的情况。描述起作用的是什么。
2. 你尝试了该技能但没有起效或是你无法完成该技能的情况。描述造成干扰或太难的是什么。
3. 你想去尝试该技能的情况。

技能

- 脚踏实地，活在当下
- 引导自己的各部分专注于当下
- 反思你的孤立或孤独的体验
- 利用内在安全空间
- 有效地利用独处时间
- 意识到并挑战核心信念和想法
- 意识到并调节情绪
- 与自己内在的情感交流（包括使用会谈空间）
- 与有依恋恐惧的部分和有依恋丧失恐惧的部分谈判
- 应对孤立或孤独的触发因素
- 在你的容纳之窗内调节自己
- 应对恐惧或羞耻
- 自信
- 改变功能失调的个人界限

第31章　自信

导　言

　　自信（assertiveness）是一种基本的人际交往能力，它要求你能够以自信的方式表达自己的需求和愿望，不侵犯他人的权利，也不咄咄逼人（Paterson，2000；Phelps & Austin，2002）。自信是主动的，而不是被动的或强制的，并且涉及尊重自己以及他人。它让你能够自信地要求想要的东西而不伤害任何人。自信要求你能够清楚地知道自己在想什么、感受什么、需要什么和想要什么，然后清楚而尊重地说出来。它还要求你能够在不感到内疚的情况下设定适当的限制和界限（关于界限，见第32章；Adams，2005；Dorrepaal，Thomaes，& Draijer，2008；Linden，2008）。自信总是与人与人之间界限清晰、彼此尊重的交流有关。在本章中，你将学习基本的自信技能，以及如何帮助自己的不同部分克服那些阻碍你作为一个完整的人变得更加自信的障碍。本章首先介绍了一些基本的自信技能，然后讨论了自信的常见困难，以及那些复杂性分离障碍患者遇到的特殊问题。最后，我们将分享一些提示，帮助你学习如何作为一个完整的人变得自信。

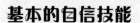

基本的自信技能

自信的行为能为人们提供许多重要的益处。自信的人往往有较少的关系冲突，因此整体压力较小。而且正因为他们冲突较少，所以他们通常与他人有更稳定且牢固的关系。他们可以更一致地满足自己的需求，也可以帮助他人满足需求，从而进一步加强关系。

如何看待自己和他人是你能否自信的核心；因此，反思是自信技能的主要部分。你必须反思自己及他人的观点、想法、感受和需求。自信需要你对自己有一些信心，但即使你对自己或他人还没有觉得完全自在，也可以通过练习来学习如何做到自信。

自信包括能够做到以下几点：

- 给出及接纳建设性的批评或反馈
- 要求某物；发出请求
- 通过说"不"或"现在不"来设定明确的界限
- 看到问题的两面并以自己的观点进行谈判

有很多方法可以帮助你表达你的观点和立场，让其他人更有可能倾听你的意见。

反思地倾听。当另一个人对你说话时，尽量不要在你的脑海中构思如何回应。相反，要以开放的心态倾听并确保你理解对方。你可以这样讲清楚："让我确定一下是不是理解对了。"然后总结这个人说的话。自然地提出你不理解的问题，例如："我不太确定你的意思。……对此你能多说一点吗？"

在适当的时候使用尊重的幽默。幽默可以缓和气氛，是与他人保持联系的好方法。

交代背景情况。简要说明你为什么想要某样东西或为什么不同意，这样人们就不会认为你是在试图伤害他们。"你说的话对我来说很重要，我不想伤害你的感情，但我现在必须挂掉电话，这样我才能准时到达约会地点。"

尽可能具体和清楚。例如，模糊或不确定的陈述可能会导致误解，直接说："我今晚想看电影。你愿意和我一起去吗？"而不是："我想知道电影里讲的是什么。你想做什么？"以下陈述就很清楚："我想要……""我需要……""我觉得……""我不想……""我听得懂你在说什么，并且在……方面可以同意你的看法。但我在……方面不同意你的看法。"

征求反馈意见，并仔细倾听对方的话。询问对方你是否表达清楚，以及你的立场是否合理。然后寻求反馈，向对方表明你也愿意接纳他的意见和需求，而不仅仅是提出要求。

"拥有"你的信息。使用第一人称"我"而不是第二人称"你"来陈述（即使你患有分离障碍并且有时使用第一人称可能很困难）。要承认你说的是你的个人观点，不要责怪别人，例如可以说"我不同意你的看法"，而不是说"你错了"。当你批评某人或提供反馈时，要尽可能具体且表现出对他人的尊重。

用眼睛交流。当你直视某人（不是瞪视，而是令人舒适地进行视线交流）时，对方更有可能听到你在说什么。

使用你的肢体语言。转向对方并看着他。站起来或坐直，不要萎靡，也不要生气。

保持一致。你的面部表情和肢体语言应该与你所说的相符。不要在生气时微笑，也不要在试着为自己发声时表现出恐惧。

使用正常的语气。用正常的声音说话，不要大声、胆怯、轻声或吞吞吐吐地说话。关注你的音调、顿挫和音量，并根据需要对其进行调整。

找到合适的时间。如果可以，处理大多数情况的最佳方法是在发生时就处理。但是，如果你需要反思以免做出冲动的决策，就为自己"争取"一些时间。例如，你可以说："我需要先考虑一下。等我稍后回来。"然后选择一个特定的时间再进行讨论，这样该情况就不会被回避掉。通常，最佳做法是立即做出回应。它会让你专注于当时的感受。但是，之后再去找人分享你对互动的感受也并不算太晚。

当你开始练习时，可以从小步骤开始，对小问题保持自信。你可能已经熟悉许多自信技能。然而，即使你可能从认知上理解了自信的价值，但还有很多因素可能会造成困难。接下来，你将了解常见的不自信策略、人们使用这些策略的原因以及如何改变它们。

不自信的策略：迁就、回避和攻击

在成长过程中，我们每个人都学会了在家庭中表达和协商我们的需求以及愿望的模式。有些人可能很少有机会说"不"或索要某物，或者如果他们这样做了就会受到惩罚。也许有的家庭中家长根本不知道自信技能，也不知道如何示范和教授给孩子。还有的人则学会变得特别有攻击性（aggressive），或者说具有攻击性是他们获得需要的东西的唯一途径。在自信技能方面的学习也存在不同文化、宗教和性别的差异。

从这些早期体验中，我们每个人都形成了关于自信的核心信念，这些信念影响我们会不会自信，以及在什么情况下可以自信。例如："我无权发表意见；我不配得到我需要的东西；在我得到需要的东西之前，其他人必须先得到满足；我可以要求我需要的东西；有需求是不好的；我得不到我想要的；当我为自己说话时，人们会尊重我；男人应该索取，而女人应该给予；当有人请求帮助时，我永远不应该说'不'；照顾好自己并尊重他人很重要；我可以和朋友划清界限，但不能和家人划清界限；在大多数情况下，几乎每个人都能得到他们需要的东西。"

通常，当他们需要做出选择或与他人发生冲突时，难以自信的人就会采取迁就（appeasement）、回避或攻击的方式。

迁 就

有些人害怕自己的索取会激怒他人或给他人带来负担，然后自己就会被拒绝或受到伤害。这些人是"讨好型"（people pleaser）的人，因此他们将大量精力放在迁就行为上，即以牺牲自己为代价让他人快乐和满足。即使他们长大后变得自信，如果对方反应强烈，他们也会退缩甚至道歉，并觉得自己做错了什么。他们通常是被动和顺从的，很少表现出愤怒。然而，他们确实体验了没有向他人表现出来的怨恨和愤怒。他们感到被利用和被低估，有时他们也希望不用自己说，别人就应该"知道"他们需要和想要什么。他们这样看待冲突："我输你赢。因为你的需求更重要，我怕你生气或拒绝我，而且你也并不关心我想要什么。"

回 避

有些人对内在体验有恐惧症，或者内心很迷茫，完全不知道自己需要或想要什么，从而无法表达出来。他们看似是在迁就，因为他们通常会顺从他人的意愿。这种顺从并非出于有意识的恐惧，而仅仅是因为他们无法找到心里的指南针来引导他们走向自己需要的东西。他们这样看待冲突："你赢了。因为我不知道，这对我来说真的无关紧要，而且我也不在乎。"

攻　击

有些人深信，满足自己需求的唯一方法就是为自己的权利而努力积极争取，就像其他人也只是在追逐他们自己想要的东西。这些人不了解攻击性和自信之间的区别，很快就会不信任他人的动机，害怕他人会伤害或利用他们，对他人可能需要什么没有同理心，并且很容易处于防御状态。他们可能会被认为有特权或是在欺凌他人，他们这样看待冲突："我赢了。因为我应该得到我需要的东西，即使我不得不强迫你给我——我真的不在乎你失去什么。如果你在我拼尽全力后赢了，那你肯定占了我的便宜，严重地损害了我的利益。"

例　子

为了探索这些行为中的每一种可能是什么样子，想象一下：你的老板要求你在周末加班，这是一个月内的第二次了。你在几个月前就计划与家人或朋友度过一个重要的周末，大家都很期待，而且你已经在这一周加倍工作了。

迁就。你说："你找不到其他人来加班吗？"老板回答说："没有，我已经问过了，没有其他人能来加班。"你感到有压力，害怕老板会生气甚至解雇你，然后说："好吧，我来做。"但与此同时，你会感到强烈的紧张，尤其是当你想象到家人或朋友会对你有多失望或愤怒时，你会变得非常焦虑。你讨厌被利用，讨厌被夹在老板对你的需求、你对自己的需求以及家人或朋友对你的需求之间。你感到一种可怕的两难境地，因为你需要取悦你的老板，又要取悦你的家人或朋友，而你已经屈服于此刻给你最大压力的人。你的家人或朋友会对你没有勇敢地面对老板而感到失望和愤怒。你感到无助、绝望和怨恨，周末的工作效率也不高。

回避。你发现很难清楚地考虑应该工作还是保留周末的计划。你觉得糊涂了。一方面，按照老板的吩咐去做是好事；另一方面，你的朋友在等你。去工作也行，和朋友在一起也行。只是二者无法兼得。很难想象你老板或你朋友会有何感受，或者你可能没有想过他们的感受。这对你来说真的无关紧要，因为你也不知道哪个选择对你更好或更重要。厘清这些似乎太难了，所以你尽量回避再去想这个问题。

攻击。你立刻对你的老板大发雷霆，说："那是你的问题，跟我没关系！你总是让我加班！你为什么不自己干？这地方太可悲了！"你感到愤怒和被利用，你觉得老板根本不欣赏你的努力，只是对你的期望更高。然后你生气地走开。你整个周末都在为你老板是多么不可理喻、刻薄以及他总是挑剔你而气愤。因为你非常生气和沮丧，家人或朋友不喜欢和这样的你在一起；你自己也不享受这个周末。

自信。你想了一会儿，然后说："对不起，我周末没法加班。我很理解你，工作的确需要完成。然而，周末是我的休息时间，我在一段时间前已经与朋友和家人一起制订了周末计划。工作对我来说很重要，但与朋友和家人在一起的时间对我也很重要。我很重视信守承诺和我生活的平衡。我非常乐于在下周讨论我能提供什么帮助，以及我们的团队如何更好地规划工作以便在未来一周内提高效率。"你离开时感到很满意，因为你向老板提供了一个很好的妥协方案（不管他是否慷慨地接纳了），设定了一个合理的限制，对你可能会反感的事情说了"不"，并且仍然可以度过你期待的周末。

复杂性分离障碍患者的自信问题

与许多人一样，患有复杂性分离障碍的人往往难以自信，而是会采用前面描述的一些无效方法。另一个复杂的问题是各部分之间未解决的冲突，这使得自信变得更困难。例如，愤怒部分可能倾向于有攻击性，而恐惧部分可能想要屈服。然后，攻击性部分也会因为恐惧部分如此被动而内心愤怒不已，反过来，恐惧部分则会变得更加害怕。结果，整个人可能会感到崩溃，陷入内在混乱，并希望回避需要做出选择和自信行事的情况。

正如你从前面的例子中看到的那样，分离部分通常对内在的彼此之间不会自信，而是采用攻击、回避或迁就的态度。因此，你不仅是在学习如何对他人保持自信，你的每一部分也都在更多地了解如何与其他部分建立联系。你的每个分离部分都会根据自己的特定世界观（通常基于创伤时期）对情况（以及其他的部分）做出反应。因此，如果某个部分倾向于做出某种特定的行为，例如僵住、逃跑和回避、战斗和具有攻击性，或屈服，那么该行为很可能不仅被用于当下的情况，还会被用于对自己其他部分做出反应。

为了了解你的各部分之间可能存在的内在挣扎，我们回到前面的例子：老板要求你在周末加班，而你已经有了计划。当老板走近你，甚至在他说什么之前，你的儿童部分就相信你有麻烦了，你会觉得自己僵住了。一个挑剔的声音会指责年幼部分的害怕，并且准备好攻击你愚蠢的老板。你已经准备好采取行动，但那是基于逃跑或战斗的行动，而不是基于临在和自信。接着老板说让你周末加班。年幼部分顿时就想说"好的，我很乐意"以免惹怒老板，因为觉得自己此刻没有遇到麻烦而放松，但还是害怕；愤怒部分则会立即因为老板荒谬的要求而对他大吼大叫；你的某个部分害怕和朋友在一起，因为你在别人身边很不舒服，所以这个部分会松一口气，因为现在你有了不去的借口；而你的另一个部分迫切地想要不上班，空出一些时间来娱乐。你可以考虑变得自信，但你被自己各部分的内在冲突和活动分散了注意力，你站在那里，满脸困惑，不知道该怎么做。在极端情况下，一个人可能会切换到这些部分的其中一个，通过控制而非自信来解决冲突。

下面是一些关于如何与自己某些部分协作以提升自信的提示。

帮助各部分协作以保持自信

本节将为你提供一系列步骤,帮助你的所有部分变得更愿意尝试安全地自信起来且更加精于此道。这些步骤需要时间、需要练习,因此不能总在必须立即做决策的时候使用。当你知道在即将到来的情况下需要保持自信,并且你有时间和意愿为此做好准备时,就是最适合使用这些步骤的时候。但是你练习这些步骤越多,当情况需要时,你的所有部分就能越快地自动变得自信。

使用你的内在会谈空间。将所有部分聚集在你的内在会谈空间(见第27章),或使用其他方式进行最适合你的内在讨论。帮助所有部分尽可能专注于当下,这样你就可以关于自信进行对话并解决它们的内在障碍。

进行内在反思。即使你有不同意见,也要尊重地倾听自己所有部分的声音,并更多地了解每个部分需要和想要的东西。关注不同的部分对保持自信能有所帮助的情况会做出什么样的反应。关注各部分之间会互相做出什么样的反应。

反思内在冲突。当你的某些部分对具有挑战性的情况有不同的观点、情绪和行为时,你可能还无法自信地采取行动。然而,与此同时,这种情况可能也是所有部分都可以通过回顾来进行反思的学习经验(关于反思,见第6章)。例如,那个时候每个部分想要或需要的是什么?它们的担忧或恐惧是什么?如果有触发因素,是什么触发了你的某些部分?你的每个部分都想要什么样的结果?你当时想做的是什么(无论它们是否真的做了某事)?在这种情况发生的期间和之后,你的各部分又互相做出什么样的反应?随着你越来越能意识到阻碍你自信的内在冲突,你就可以开始使用以下步骤来解决它们。

挑战功能失调的核心信念和想法。当你意识到支持你某个部分特定反应的信念和想法时,尝试建立沟通并就这些信念进行内在对话,例如:"我不配拥有任何东西;如果我索要什么东西,我就得不到它,所以我还不如接受现状(或放弃)。"

通过共情协商。如何在不久的将来出现的特定情况下自信地采取行动,就这一点达成内在共识,并确定各部分是否愿意妥协或延迟获得它们想要或需要的东西(如果有必要)。尽你所能找到让所有部分都对你的决策感到满意的方式(见第27章)。

就将由哪些部分处理这种情况达成一致。努力获得足够的内在协作,以便你具有相关技能的更理性的成人部分能够处理你需要自信行事的情况。准备好你的信息,这样你就知道你想说什么。例如:"我这周不去拜访你;我无意伤害你的感情,但我有一些义务必须履行(或者,我需要一些时间休息)。"

帮助自己的恐惧部分、回避部分或愤怒部分。当然,你的愤怒部分或恐惧部分需要时间被引导和变得更加冷静,并学习新技能。如果你的某些部分仍然很被动,你可以尝试在需要自信的情况下让它们进入内在安全空间。这需要一定程度的内在共识——自信对所有部分都有帮助,并且更有可能满足它们的需求。首先解释为什么自信更有效,或者鼓励所有部分一起阅读本章,或者大声朗读给它们听(大声朗读有助于你记住内容)。询问所有部分它们是否愿意允许进行一个"实验",让其中一个成人部分同时也是更理性的部分在不重要的情况下练习自信,而其他部分留在安全空间里。之后再将所有部分聚集在一起,讨论你的情况如何。一定要尊重地听取各部分的反馈意见。一开始,最好让恐惧部分或非常愤怒的部分同意留在内在安全空间,同时认知能力更强的部分自信地做出反应。最终,这些部分可以通过想象的单向屏幕或窗户观看,从而能保持安全距离,并从其他部分示范的自信行为中学习。

使用想象排练。想象自己能成功地做到自信(关于想象排练,见第15

章）。还要试着想象对方的各种反应，并准备好应对它们。与可信赖的朋友或合作伙伴或治疗师一起分角色扮演这种情况也可能会有所帮助。把所有部分聚集在一起，想象它们在这种情况下互相支持，这样你就会感觉自己更强大、更是一个整体。你还可以想象一个安全且值得信赖的人站在你身边，他会在这种情况下为你提供支持。

融合。各种形式的融合（见第25章）有助于帮助各部分学会更加自信。例如，作为第一步，恐惧部分可以通过自信的成人部分的眼睛观察，逐渐熟悉自信的技能及其益处。随着你对融合变得更加适应，较有攻击性的部分可能愿意与具有较好自信技能的部分融合，甚至与较恐惧的部分融合以支持它变得更强大且更自信。如果需要，咨询你的治疗师以获得关于融合方面的帮助。

暂停。当突然面临需要立即采取自信行为的情况时，你没有太多时间进行内在反思和准备。此刻，你可能会因内心的动荡而感到僵住或崩溃。试着为自己腾出时间，告诉对方你会尽快回应他的请求，因为你需要先考虑一下。你甚至可以在浴室里快速休息一下，想一想，说："我会马上回来并做出回应。"暂停会让你和你的内在部分有机会"聚集在一起"，考虑到自己及其他人的需求和当时的情势，准备好做出自信的回应。

家庭作业表31.1　识别阻碍自信的内在冲突

选择最近一次你想表现出自信但未能做到的情况。使用上一节中提供的步骤，通过内在会谈来确定难以自信的原因，然后完成下面的任务。

1. 描述情况。

2. 描述当时你各部分的反应及它们的担忧或恐惧。

3. 如果在这种情况下有特定的事情触发了你或你的某些部分,请列出它们,包括你对它们的反应。

4. 作为这种情况的结果,你的每个部分想要的是什么? 对于结果是否有内在一致的意见或分歧? 如果存在分歧,请描述冲突。

5. 描述在这种情况发生期间及之后你各个部分是如何相互反应的。

6. 回想一下,尽你所能描述所有部分曾经处理这种情况的更有效方法。

家庭作业表31.2 使用自信技能:回顾

1. 描述最近一次你能够表现出自信的情况,即使只是部分地表现出自信。

2. 你能使用什么技能? 有关这些技能的说明,可以参阅本章开头,并在下面勾出所有符合的内容。

- 反思地倾听
- 使用尊重的幽默
- 交代背景情况
- 尽可能具体和清楚
- 征求反馈意见,并仔细倾听对方的话
- "拥有"你的信息
- 用眼睛交流
- 使用你的肢体语言

- 保持一致
- 使用正常的语气
- 找到合适的时间

3. 如果你在上述某些技能上遇到困难，请圈出并描述你的困难。

4. 你在问题3中描述的困难是否涉及你各部分之间的内在冲突？如果是，请描述冲突。

5. 你对事情的结果是否满意？如果是，请描述它如何满足你各个部分的需求；如果不是，请描述为什么某些部分不满意，以及它们希望结果是什么。

家庭作业表31.3 准备在即将到来的情况下保持自信

选择一个即将到来的需要你自信的情况。你选择的情况应能反映出你为哪种水平的挑战做好了准备。

1. 描述即将发生的情况。

2. 你希望结果是什么？

3. 进行一次内在会谈，与自己的各个部分讨论即将发生的情况。按照上面关于"帮助各部分协作以保持自信"一节中的分步骤方法，描述自己各部分对每个步骤的反应。

反思自己各部分对这种情况的需求和愿望,并描述它们。

列出与情况有关的任何内在冲突。

列出有关当下情况的任何功能失调的核心信念或想法,以及你如何在保持尊重的情况下挑战它们。

描述你如何尝试通过共情与各部分协商处理情况,以及它们的反应如何。

就将由哪些部分处理这种情况达成一致,并描述各个部分对这次谈判的反应。

帮助自己的恐惧部分、回避部分或愤怒部分(通过引导至当下、讨论它们的恐惧或担忧、考虑它们的需求和愿望,并在这种情况下提供内在安全空间)。描述你能做的事及各部分的反应。

使用想象排练来设想该情况的成功结果。如果需要,可以寻求可信赖的人(包括你的治疗师)的帮助。描述你在这个练习中的体验。

如果你准备好了并有能力做到,可以在情况发生之前练习各种形式的融合,这样你就会准备好充足的力量和信心来处理这种情况。如果可以,描述你的融合体验。

第32章 设定个人界限

导 言

在上一章中，你学到了更多关于如何自信的内容。自信技能对于设定你的**个人界限**是必不可少的，个人界限既是能让其他人在你周围以合理和安全的方式行事的指导方针，也是让你知道当有人越界时你该如何回应的指导方针（Adams，2005）。界限可以帮助你在与他人保持距离的同时又能保持联系（Linden，2008），包括你与他人在情感和身体上的亲近或疏远的舒适程度。你的界限与你希望和他人有什么样的距离有关。当你患有分离障碍时，你经常会遇到冲突，这些冲突不仅与自信有关，也与你和对方之间的最佳情感距离有关（关于关系，见第28、29章）。你可能对如何与他人分开但仍保持亲密感到困惑。你的一些部分可能会推开人群、不想靠近人群，而其他一些部分则希望靠近人群或是阻止人群离开或拒绝你，从而导致你的界限混乱而不清楚。在本章中，你将更多地了解不同类型的个人界限、如何设定界限以及如何帮助自己各个部分协商确定合理的界限。

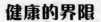

健康的界限

　　健康的界限有助于你保护和照顾自己。你可以尊重但坚定地设定它们：界限并不是威胁，它们只是清楚地传达你的限制以及当有人继续这样做以致越界时的后果。对方可以选择是否继续他的行为，因此你的设限是其他人行为的结果。界限通常与你和对方在一起的时间有多少、你为对方做了多少、你在这段关系中投入了多少情感及对方如何对待你有关。而且它们有时会涉及金钱问题，即如何管理财务、你愿意花多少钱及你愿意让伴侣花多少钱。

　　有些人可能对设定界限是否等于试图控制他人感到困惑。其实它不等于控制，相反，这正是我们对自己及人生负责的一种方式。当设定界限时，我们就放弃了对结果的投资。这就将界限与试图控制区分开来了。例如，如果你和一个喝酒的人做朋友，而他喝醉后会给你打电话或去你家，你就可以设置一个界限，但你必须愿意接纳你的界限所带来的后果。你可以明确而有礼貌地说："当你喝酒时，我感到不舒服并且会疏远你。我珍惜你，也珍惜我们之间的友谊，也记挂着与你的联系，但如果哪天你喝了酒，那么我不希望你给我打电话或来我家。我不会搭理你，也不会让你进门。如果你喝酒后给我打电话或来我家，我将不得不重新考虑我该怎么做，包括结束我们的友谊。"在这种情况下，你希望你朋友尊重你的限制，而你也愿意帮助他戒酒。但这些都是他自己的选择，你无法控制。你必须愿意按照你所说的去做并容忍他的反应，甚至冒着在极端情况下失去友谊的风险。

最佳亲密度及最佳距离

　　正如我们之前讨论过的，每段关系在情感（和身体）的亲密度和距离上都有正常的波动（关于关系，见第28、29章）。每个人对太近或太远的事物都有自己的偏好，无论是在一般情况下还是在特定情况下。正常情况的范围很广，但通常人们有一种平衡，他们不会打扰或制止他人，也不会太疏远或回避接触。每个人都会时不时地产生一些有关亲密度和距离的冲突，这是很常见的。你的个人范围是一种主观体验，基于你所知道的、你想要的及让你感到舒服的。许多关系冲突都涉及在特定时间及整个关系过程中，两个人想要和需要的亲密或疏远程度不匹配。

重要的是要明白，大多数时候人们想要保持较远的距离，并不是因为他们不在乎你，而是他们当时在寻找适合自己的距离，就比如在理想情况下你也会那么做。而当人们在当下想要更亲近你时，他们通常也不会试图制止、控制或伤害你。正如我们之前讨论的那样，如果你的某些部分陷入创伤时期，总是认为你必须按照对方的意愿行事，否则就会受到伤害，那么这可能会难以理解。

以下是一些主要的健康的个人界限，以便你开始更好地了解适合你一小步、一小步地争取的目标。

健康的个人界限

- 你能够对其他人说"是"或"不"
- 有人对你说"不"，你可以接受
- 你尊重自己
- 你和他人在关系中分担责任和权力。你既不受他人控制也不控制他人
- 你可以识别或乐于听到自己的错误及在相关问题中所扮演的角色，并为此承担责任
- 你在相互共享和信任的关系中会逐渐地将个人信息分享出来
- 你不能容忍虐待或不尊重

- 你了解自己的愿望、需要和感受

- 你向对方清楚地传达你的愿望、需要和感受

- 你知道自己在身体和性方面的界限并且能够坚持它们

- 你对自己的生活负责,也允许其他成年人对他们的生活负责

- 你重视自己及他人的意见和感受

- 你尊重其他人的界限,也期望他们尊重你的界限

- 你可以在需要时寻求帮助,也可以在适当时自行处理

- 你不会为了避免被拒绝而在价值观或诚信方面妥协

- 如果有人继续越界,你愿意按既定方案做出反应,使他们承担后果

不健康的界限

不健康的界限要么太宽松,要么太严苛。宽松或"崩溃"的界限使得你任由他人的欲望和需求摆布;而严苛的界限将你隔离开来,并阻止人们与你亲近到能够与你建立重要关系的程度。

下面是宽松界限和严苛界限的基本特征。

宽松或崩溃的界限

- 你无法说"不",因为你害怕被拒绝、遗弃及他人表现出愤怒或失望

- 你对自己的身份非常不清楚,以至于要让别人定义你是谁及你做了什么

- 你往往要么过度负责和控制,要么被动和依赖

- 你把别人的问题和感受当成你自己的

- 你在关系中过早地分享了太多个人信息;你不知道如何掌控分享私人信息的节奏

- 你无法对不想要的性接触说"不";你发现自己处于并不是自己真正想要的性关系中;或者你总是认为如果对方愿意,同意发生性行为也并无不可

- 你非常能容忍或忽视被虐待或不尊重地对待

- 你无法确定自己的愿望、需要和感受

- 如果你能够识别,那么你的愿望、需求和感受几乎总是次于其他人的

- 你觉得应该对他人的幸福和福祉负责,而忽略了自己的幸福和福祉

- 你比起自己的更依赖其他人的帮助、观点、感受和想法

- 你依赖其他人的界限而不是你自己的

- 你为了取悦他人或回避冲突而牺牲自己的价值观和信念

- 即使你确实设定了界限,只要对方稍微施压,你就会退缩

严苛的界限

- 你说"不"的次数远远多于"是",尤其是一些涉及密切互动的请求

- 你会通过不沟通、挑起争斗、过度工作及其他不合适的方式来回避亲密关系

- 你有依恋恐惧症(害怕靠得太近),可能还有依恋丧失恐惧症(害怕被拒绝或抛弃),这让你总是保持距离

- 你很少分享个人信息并且在分享个人信息时会感到不舒服

- 你很难确定自己的愿望、需要和感受,并因此而与他人保持距离

- 你很少或没有亲密关系;你大部分空闲时间都是一个人度过的

- 你很少寻求帮助

- 如果其他人的界限与你的不符合,你就不会好奇或尊重他们
- 你不想被卷入其他人的问题

复杂性分离障碍患者的界限问题

对于患有分离障碍的个体,每个分离部分都可能对特定界限以及关系亲密度和距离有不同的需求和偏好。有些部分可能有一种深深的渴望,想要真正属于某人,想要与他人建立联系,想要被人看到和欣赏,想要感觉到对方对你的关心;有些部分会觉得自己年纪尚小、容易崩溃、能力不足,因此感到非常依赖他人、非常需要他人。这些部分往往害怕被抛弃,界限崩溃,愿意让他人为所欲为,这很容易让你受到进一步的伤害。而另外一些部分则鄙视依赖,根本不想与他人亲近,在自己周围筑起高墙将人拒之门外。这些部分因能自给自足和独立而自豪。而还有些部分可能会有更适应的平衡。但你很可能会遇到关于界限和关系中最佳亲密度和距离的严重内在冲突。由于过去的痛苦体验,你的某些部分会付出额外的努力来回避任何可能的拒绝、遗弃或伤害,无论是通过屈服还是保持距离。在各个部分之间的所有相互矛盾的愿望和情绪的漩涡中,你可能很难知道哪些界限是有帮助的、健康的。

性界限问题。患有分离障碍的人可能会发现自己很难设定性界限,因为他们害怕如果设定了就会遭到暴力、嘲笑或拒绝。或者他们可能会强迫自己进行性行为来作为一种重演。有些人则设定了极其严苛的界限,将性排除在生活之外。也许他们或他们的某些部分对性感到羞耻,并且可能无法与他们的伴侣讨论性问题,例如分享他们在性接触中喜欢和不喜欢的事情。一些分离部分可能会强烈影响个体与陌生人或熟人的性接触,使自己极易受到危险。而另一些部分可能认为性是接近一个人的唯一途径,因此它们没有性界限。还有些部分根本没有任何感觉,例如它们

认为性无关紧要,而别的部分已经感到痛苦并被触发。还有些部分可能会觉得性是恶心或可怕的。最后,正如我们在第29章中所描述的,有些部分会被性触发,唤起痛苦的回忆,这些部分有时可能会将目前的伴侣与原来的施暴者混淆。

性行为通常是一件会引起强烈感受的事情,对你或你的某些部分来说可能是强迫性的、可耻的或困惑的。如果你在与伴侣的性关系中遇到问题,或者你意识到了前文所描述的任何问题,我们鼓励你与私人治疗师讨论,或者阅读一些与性虐待后性关系相关的有用书籍(例如,Carnes, 1997; Graber, 1991; Maltz, 2001)。

下面的一些提示能够帮助你在健康的界限内与自己的所有部分协作。你会发现它们的结构与前一章中的相同——你曾在前一章学习与各部分协作以变得更加自信。

帮助各部分协作以设定健康的界限

列出你目前的界限。把它们写下来后,再加上一种你想要的界限,即使内在有分歧。

列出你想设定但没有设定的界限。

使用你的内在会谈空间。将所有部分聚集在你的内在会谈空间(见第27章),或使用其他方式进行最适合你的内在讨论。帮助所有部分尽可能专注于当下,这样你就可以关于界限进行对话并解决它们的内在障碍。

进行内在反思。即使你有不同意见,也要尊重地倾听自己的所有部分,并更多地了解每个部分关于界限需要和想要的东西。关注不同的部分对设定界限能有所帮助的情况会做出什么样的反应。并关注各部分之间会互相做出什么样的反应。

了解关于界限的内在冲突。当你的某些部分对特定界限有不同的观点、情绪和行为时，找到平衡点可能很难。例如，有些部分想被触摸和拥抱，有些部分不想被触摸甚至不想靠近另一个人。第一步是要承认并尊重冲突的双方，并找到共同点（例如所有部分都希望安全并感觉良好）。当你越来越能意识到阻碍你设定健康界限的内在冲突时，你就可以使用以下步骤开始解决它们。

挑战功能失调的核心信念和想法。当你意识到支持那些特定的不健康界限（太宽松或太严苛）的信念和想法时，尝试建立沟通并就这些信念进行内在对话，例如："我相信，如果我分享一些脆弱的东西，人们会用它来对付我，所以我从不分享。"或："我不喜欢被打骂，但我必须忍受很多才能得到爱。"

通过共情协商。就在一般情况及特定情况下与某个人设定的界限达成内在共识。请记住，你的某些界限可能因人而异。找到所有部分都同意的界限有助于你感到安全和受到尊重。

就将由哪些部分设定界限达成一致。努力获得足够的内在协作，以便让具有相关技能的更理性的成人部分可以坚定地设定界限而不会受到惩罚。准备好你的信息，这样你就知道你想说什么。例如："我希望吵架时你不要对我大喊大叫。如果你大喊大叫，我会离开房间做其他事情，直到你冷静到可以平心静气地说话和保持联系。如果你继续大喊大叫，我将不得不考虑其他选项，包括结束这段关系。"

准备好让自己的某些部分来设定界限。你的各个部分都需要时间和注意力，以便准备好设定界限。从你能做的地方开始，与此同时，帮助引导所有部分且使它们保持冷静；了解更多关于自信的技能及关于健康界限的知识以帮助你设定界限。如果你的某些部分仍然很被动，你可以在需要设定界限的情况下尝试帮助它们进入内在安全空间。这需要一定程度的内在共识，即界限和限制将有利于所有部分的安全。首先解释为什么界限是有效的，鼓励所有部分一起阅读本章，或者大声朗读给它们听

（大声朗读有助于你记住内容）。询问是否所有部分都愿意进行一个"实验"，在这种"实验"中，你的成人部分（同时也是更理性的部分）会练习在较不重要的情况下设置小的界限，而其他部分则留在安全空间里。之后再将所有部分聚集在一起，讨论你的情况如何。一定要尊重地听取各部分的反馈意见。

使用想象排练。想象自己成功地设定了健康的界限（见第15章）。还要试着想象对方的各种反应，并准备好应对它们。与可信赖的朋友、合作伙伴或治疗师一起分角色扮演这种情况也可能会有所帮助。把所有部分聚集在一起，想象它们在这种情况下互相支持，这样你就会感觉更强大、更是一个整体。你还可以想象一个安全且值得信赖的人站在你身边支持你。

融合。在第25章中讨论过的各种形式的融合都有助于帮助各部分设定清晰而坚定的界限。恐惧部分可以得到更强大部分的支持，也许还可以缓和更强大部分的攻击性。

家庭作业表32.1　确定你的个人界限

1. 列出你目前的个人界限和限制（不同部分可能有不同的界限和限制）。

2. 尝试确定这些界限是健康的、宽松的还是严苛的。在上面列的表中做一个标记，表明每个界限的类别。如果你不确定，你可以咨询可信赖的其他人。

3. 有什么能帮助你保持界限？你的某些部分可以帮助你设定健康的界限吗？请描述一下。

4. 列出你觉得特别难以保持的特定界限。

5. 是什么让你难以保持界限? 你的某些部分是否促使某些界限难以
   保持? 请描述一下。

6. 关注你的界限是否与周围人的界限不同。描述你是如何处理这些
   差异的。

7. 关注你的各部分之间是否存在关于特定界限的冲突,并描述冲突。

8. 列出你想设定但尚未设定的健康界限。描述是什么使得它们的设
   定变得困难。

家庭作业表32.2 你的个人空间以及最佳亲密度和距离

1. 在一张纸的中央画一幅自己的图画或图像。(可以是简笔画。你的
   艺术能力在这个练习中并不重要。)接下来,画出或描绘出对你很重
   要的人,用标签标上他们的名字。用表示亲密度和距离的线条(可
   以是粗的、细的、连续的、点状的或不规则的)或图像(可以是墙壁、
   大门、河道、桥梁、树篱,你喜欢的所有一切)来表明你和这些人之
   间目前的界限。关注这些亲密程度和距离是否确实是你想要的,或
   者你的内在部分之间是否存在冲突。

2. 根据你与其他人接近时的舒适距离,在自己周围画一个假想的圆
   圈。这是你的"个人空间"。对于大多数人来说,它大约直径60厘
   米,但可能更大或更小,具体取决于个人。关注你的圆圈是否适合

所有部分。如果不是，请将圆圈画得更大，直到让需要最大空间的部分感觉舒适为止。接下来，将圆圈拉小，直到让想要与人亲近的部分感觉舒适为止。关注最开始的圆圈与更大的和更小的两个圆圈之间的差异。

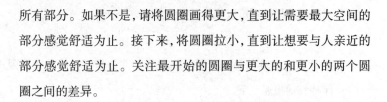

家庭作业表32.3　准备在即将到来的情况下设定界限

选择一种即将到来的可能需要你设定界限的情况。你选择的情况应能反映出你为哪种水平的挑战做好了准备。

1. 描述即将发生的情况。

2. 你想设定的界限造成的结果是什么？

3. 进行一次内在会谈，与自己的各个部分讨论即将发生的情况。按照上面关于"帮助各部分协作以设定健康的界限"一节中的分步骤方法，描述自己各部分对每个步骤的反应。

就你想要设定的界限，反思自己各部分的需求和愿望，并描述它们。

列出任何关于设定界限的内在冲突。

列出任何关于界限的功能失调的核心信念或想法，并写出如何尊重地挑战它们。

描述你通过共情与所有部分就设定限制或界限进行协商的尝试，以及它们的反应。

就将由哪些部分设定界限达成一致，并描述各部分对这次谈判的反应。

帮助自己的恐惧部分、回避部分或愤怒部分，引导它们专注于当下、讨论它们的恐惧或担忧、考虑它们的需求和愿望，并在这种情况下为它们提供内在安全空间。描述你能做的事情，以及各部分如何反应。

　　使用想象排练想象自己成功地设定了界限。

　　如果你准备好并有能力做到，就练习各种形式的融合以帮助你设定界限。如果可以，请描述你的融合体验。

第七部分　技能回顾

你已经在本部分中学到了许多技能。接下来你可以对这些技能进行回顾和进一步延伸。建议你在复习时回到章节中再次阅读并一点点地重新练习作业。记住,定期的日常练习对于学习新技能至关重要。

第28章:

寻找关系的内在共同点

你对安全关系和不安全关系的体验

平衡自动调节和关系调节

第29章:

使用冲突管理技能

第30章:

解决孤立和孤独的技能

第31章:

识别阻碍自信的内在冲突

准备在即将到来的情况下保持自信

第32章:

识别你的个人界限

你的个人空间以及最佳亲密度和距离

准备在即将到来的情况下设定界限

关于以上每组技能练习,请回答以下问题。

1. 你是在什么情况下练习这项技能的?

2. 这项技能对你有什么帮助?

3. 你在练习此技能时遇到过哪些困难(如果有)?

4. 为了更成功地掌握这项技能,你可能需要哪些额外的帮助或资源?

第八部分

团体技能训练指南

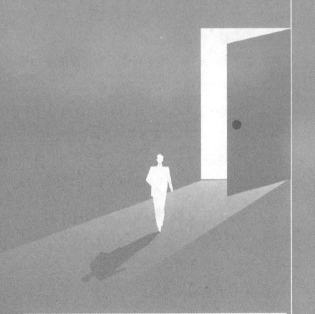

本章为团体训练师提供课程设置指南。在心理健康专业人员带领下，以课程的形式帮助分离障碍患者学习和训练技能，助力治愈。

第33章　团体训练师指南

导　言

　　本章为门诊技能训练团体提供了本手册的使用指南，也为那些无法参加团体治疗或不可用团体治疗的患者提供了个体心理治疗指南。技能训练团体不能代替个体心理治疗，后者是分离障碍患者的标准护理方法（ISSTD，2011）。不过，如果团体治疗是高度结构化的，且由在治疗复杂性分离障碍方面经验丰富的治疗师指导，它也可以是有用的辅助手段。

训练师资格和指南

　　课程训练师应该是熟悉目前的分离障碍护理标准的、有执照的心理健康专业人员，并且他们应该有多年在个体治疗中治疗复杂性分离障碍患者的经验。他们应该能够设定且保持坚定而灵活的治疗界限，在面对强烈的情绪和与患者的关系破裂时能够保持共情和不反应的立场，并愿意在必要时寻求咨询。训练师应该能够区分技能训练团体和治疗推进团体，并且他们应该保持技能训练课程的结构。此外，他们应该能够不仅基于理论知识，还要基于患者的临床体验来清楚地解释分离的概念，并描述分离症状和分离障碍。

我们建议每门课程由两名训练师带领。如果需要，可以安排第三名心理健康专业人员作为助手或观察员，以努力训练更多能领导团体的训练师。在其中一位主训练师缺席的情况下，助手可以作为替补。

训练师之间的团体任务分工

我们建议两名训练师在团体中交换角色来让自己熟悉指导团体的各个方面。例如，其中一名训练师可以讨论家庭作业和练习，而另一名则进行一周的讲座，然后在下一周交换角色。或者，训练师也可以选择每个月交换角色。如果当下有尚未完全参与进团体的第三位训练师或观察员，他可以在课程期间记录成员在家庭作业和团体参与中的困难和成功。在课程开始时，向所有参与者解释角色的分配。

虽然这不是一个治疗团体，但总会出现关系动态，所有参与的训练师都获悉并能够简单快速地解决这些问题，然后将团体重新引导回课程内容，这将会很有帮助。

我们鼓励训练师（包括观察员）协同工作。沉默的旁观者可能会在课程参与者中产生不安和不信任感，因此，我们鼓励他们在言语上参与，至少是最低限度的参与。团体欢迎所有训练师和观察员的参与。

对潜在课程参与者的评估和诊断

课程参与者应包括接受门诊个体治疗并已接受DID或DDNOS的评估、诊断和目前正在接受治疗的患者。我们不建议让尚未接受这些疾病正式诊断评估的个体参与课程。

复杂性分离障碍的诊断评估

在课程开始之前,应对任何尚未接受分离障碍诊断的参与者进行全面评估。这可以防止纳入可能无法从课程中受益的假阳性诊断患者。全面评估还可以确认许多疑似患者的诊断,从而更好地指导他们的个体治疗。诊断应由训练有素的治疗师做出,使用结构化的临床访谈来评估DSM分离障碍,即使患者已经接受过或目前正在接受疑似疾病的治疗。评估工具可能包括《DSM-IV分离障碍预设临床面谈(修订版)》(*Structured Clinical Interview for DSM-IV Dissociative Disorders, Revised*, SCID-D; Steinberg, 1994; 1995)、《分离障碍面谈程序》(*Dissociative Disorders Interview Scale*, DDIS; Ross, 1989; Ross et al., 1989);《分离障碍和创伤相关症状面谈》(*Interview for Dissociative Disorders and Trauma-Related Symptoms*, IDDTS; Boon, Draijer, & Matthess, 2006)、《多维度分离问卷》(*Multidimensional Inventory for Dissociation*, MID; Dell, 2002; 2006),以及其他广泛且详细的临床访谈和观察。

《分离经验量表》(*Dissociative Experiences Scale*, DES; Bernstein & Putnam, 1986)的得分高还不足以确认诊断,因为这只是一种筛查工具,其中也包括健康人群所体验的许多症状,并非分离障碍患者独有。《DES分类问卷》(*DES-Taxon*, DES-T; Waller, Putnam, & Carlson, 1996)有助于识别分离的严重程度,但它也不是诊断性的。《身体分离问卷》(*Somatoform Dissociation Questionnaire*, SDQ-20; Nijenhuis, Spinhoven, Van Dyck, Van der Hart, & Vanderlinden, 1996)是另一种有用的筛查工具,它是一个简短的自我报告测试,用于衡量躯体形式的分离。

分离障碍应与边缘型障碍(borderline disorder)、精神病性障碍(psychotic disorder)和双相障碍(bipolar disorder)及其潜在的共病区分开来。明尼苏达多项人格测验(MMPI)、罗夏测验(Rorschach)、针对人格障碍的《谢德勒-韦斯滕评估程序-200》(*Schedler-Westen Assessment Procedure-200*, SWAP-200, *Shedler-Westen Assessment Procedure-200*)和《针对DSM人格障碍的预设临床面谈》(*Structured Clinical Interview for DSM Personality Disorders*, SCID-Ⅱ)等额外的心理测试都有助于确定共病障碍(comorbid disorder),但并非专用于分离障碍。如果诊断存在不确定性,最好先等一下,让患者和治疗师有更多时间进行个体治疗,以便在参与课程之前更加明晰。

参与者的纳入标准

参与者应满足一些纳入标准。所有人员必须符合以下条件:

- 确诊为DDNOS或DID
- 目前正由个体治疗师对其分离障碍进行治疗
- 了解分离的基本概念以及分离障碍如何影响他们的日常生活
- 充分意识到他们的分离障碍,能够承认他们有分离部分
- 与他们的个体治疗师有一个相对稳定的治疗联盟(therapeutic alliance)
- 处于治疗的第一阶段,即病情稳定、症状减轻和技能训练的过程中
- 或者,如果患者已经开始第二阶段,即对创伤记忆的治疗,并且已经感觉崩溃,则应尽一切努力克制记忆并使患者恢复稳定。届时,患者可以进入一个技能团体,但在此期间不能积极处理创伤性记忆,因为不稳定的风险太大
- 定期参加个体治疗课程并表现出对治疗的投入
- 在个体治疗中对分离有明确的目标
- 精神上不活跃
- 不会反社会或严重失调以至于不适合团体治疗

- 能够容忍群体互动
- 能够在课程期间控制切换，至少不会对团体造成干扰
- 在团体期间不会假性癫痫（pseudo-epileptic）发作
- 能够使用手册并在允许的范围内完成家庭作业

选择参与者的其他注意事项

在选择课程参与者时，还有许多其他因素需要考虑。

将训练师的患者纳入课程。 有能力、有经验并愿意治疗复杂性分离障碍的治疗师并不总是那么容易找到。在许多地区，只有少数人从事这项工作。因此，训练师将他们自己的一些患者纳入团体中的情况并不少见。与其他任何团体一样，纳入自己的患者有利也有弊。治疗师能够积极观察患者使用训练材料的难易程度，并可以在个体治疗中更有效地支持他。此外，当治疗师有患者自己的课程参与体验时，可以更有效地解决患者与其他课程成员或团体动态的任何冲突。团体完成的工作可以整合到个体课程的工作中。

然而，发生有问题的移情（transference）和反移情（countertransference）反应的可能性很高。例如，某个患者可能想得到他的治疗师的专属关注，或者某个治疗师可能倾向于偏爱他的患者而不是其他课程成员。"同胞竞争"（sibling rivalry）移情在团体治疗中可能比参与者在别处接受个体心理治疗时更容易出现。还有一种风险是，治疗师可能会在不经意间泄露本应保留在个体治疗中的患者信息，从而破坏保密性。

不论出现这些问题中的哪一个，它们都应始终在个体治疗中讨论，而不是在团体课程中讨论。一些具有强烈的主动移情的患者，参加由他们的治疗师指导的课程可能没什么帮助。在课程开始之前，个体治疗师应始终与患者讨论可能（并且可以理解）的困难，这些困难可能源于治疗师和患者

在个体治疗与技能训练团体中的不同角色和关系,以及他们该如何最好地解决这些问题。

在个体治疗中,重要的是要强调,这种想要在团体中与众不同或受到个体治疗师保护的感觉并不是坏的或"疯狂"的。患者不必为这些感觉和欲望感到羞耻,这是表明需要发展安全依恋的重要线索。治疗师应该解释这种感觉可能与早期依恋困难有关,最好在个体治疗而不是在团体训练课程中处理它们。应该清楚的是,在团体中表现出这些感受是不合适的。

参与课程的时间安排。必须根据患者目前的生活状况来考虑课程的时间安排。有时目前的生活问题需要患者用上自己可用的全部精力,并且可能导致他暂时无法参与课程。例如有严重疾病或损伤,有严重的社会、住房、职业或财务问题,或是目前的关系具有虐待性,都可能表明此时安排团体治疗不适合该患者。

对严重的分离症状缺乏控制。无法控制严重的、具有破坏性的分离症状的人,例如假性癫痫发作,或是不受控制地切换到功能障碍部分(如作为儿童部分参加课程,随后无法开车回家)的人,在参加课程之前需要进一步稳定。这些行为症状通常是各部分之间存在严重内在冲突的迹象。课程互动的要求和专注于分离部分的家庭作业可能对这类患者来说太令人崩溃,而他们的行为对课程中的其他人来说可能又太具破坏性。

退出课程,稍后再返回。有时,在一段时间内团体参与者可能会感觉良好,而个体参与者最终可能会感到崩溃。在这种情况下,最好让参与者先退出课程,稍后再重新开始。例如,某个患者曾在14次治疗后开始意识到,自己分离部分的数量比他和他的治疗师之前知道得更多。这种新的认识以及新的创伤性记忆的侵入都是令人崩溃的。该患者退出团体治疗,恢复稳定,并在一年后返回,成功参加了新课程。

重复课程。与其他技能训练团体一样,一些参与者可能会发现重复课程以持续练习基本技能很有用。迄今为止,许多患者报告说,第一次课程让他们熟悉这些技能，而第二次课程能支持他们更专注地工作，因为他们克服了更多的回避问题。对于那些没有成功或不得不退出第一次课程的人，训练师和个体治疗师应该协作评估患者是否能从第二次尝试中受益。

入 学

在课程开始前大约4～6周，每位潜在参与者应与一名或两名训练师会面以进行入学评估。如果当时对分离障碍的诊断存在疑问，应在患者被接受分组之前由合格的临床医生完成诊断评估。如果初次上课后对于团体是否有益于患者仍有疑问，可以安排第二次课程进行进一步评估。

除了评估患者以进行分组之外，训练师还要描述课程、每节课的安排、对参与者的期望、训练师的作用，并向患者提供一份基本规则的书面副本（见附录B）。应签署一份**信息发布表**，以便训练师和治疗师一起讨论患者的情况。如果课程是研究性研究的一部分，参与者必须根据研究方案给予知情同意。

与个体一起详细审查基本规则并确定他是否理解并愿意遵守这些规则，这是很重要的。训练师要明确指出，个体应积极参与课程并完成和讨论家庭作业。如果患者（或转诊治疗师）看起来很困惑，若需要，训练师可以解释技能训练课程和团体心理治疗之间的区别。

重要的是确定患者是否认为他可以安全准时地到达和离开每次课程，以及是否可以在课程期间讨论家庭作业。训练师应仔细探讨患者对课程的期望和担忧。即使是不切实际的期望和恐惧也应被讨论。如果患者曾参加过其他技能训练团体，例如辩证行为疗法（dialectical behavior therapy，DBT）团体，则训练师应询问其结果、体验中哪些内容有帮助以及哪些方面存在困难。

训练师可以与参与者对课程中可能出现的潜在问题进行评估和讨论。

例如,如果患者此前有受到压力时切换到儿童部分或愤怒部分的先例,则训练师需要强调在课程中成人部分必须留在当下,并询问患者是否认为可以遵守此限制。同样,如果患者出现假性癫痫发作,治疗师需要强调在治疗期间不得发生此类发作,否则患者将停课接受治疗。如果不确定患者是否有足够的控制力,最好先等等,在之后重新评估他的另一个课程。如果患者非常害怕参加团体活动,也可以做出同样的决策。

最佳团体组成

每组参与者人数最多9人,最少5人,最佳为8人。大多数有技能基础的团体在前3个月内会有一两个人退出课程。但是,我们不建议参与者人数有10人或更多。通过对潜在参与者进行彻底评估并严格遵守入学标准,可以最有效地防止成员退出课程。

专业文献表明,我们一般鼓励团体中各个成员在年龄、性别、性取向、社会经济地位和生活体验之间保持健康的平衡,使个体不至于达到不适合团体的程度。例如,在一个由非常年轻的参与者组成的团体中,仅有的一名年长成员就可能会出现问题;或者在全部由女性组成的团体中,仅有的一名男性就可能会遇到困难。他们的生活体验可能差异过大,以至于他们无法与其他每个人都很好地建立联系。

但除了这些众所周知的团体组成问题之外,还有一些针对分离障碍患者的特殊考虑。首先,我们建议在患有DDNOS的参与者和患有DID的参与者之间取得平衡。团体中较不普遍的那种诊断的参与者应该至少有2名(最好是3名)。例如,将一名DDNOS患者置于一组DID患者中可能没有帮助,反之亦然。尽管在这两种诊断中,有些部分的一些体验是相似的,但DID患者在各部分之间的相互影响上存在显著差异,他们可能更愿意保持各部分的分离。

其次,参与者对诊断的认识程度和对分离部分的承认程度以及他们与自己的部分进行交流的能力方面,都应该保持平衡。例如,如果大多数患者回避接纳自己的诊断和分离部分,那么少数接纳程度较高的患者可能会觉得他们不属于该团体,并且感觉在团体中把太多时间花在接纳诊断上了。相反,如果某个患者没有接纳自己的诊断,而其他人则能对自己的诊断认识得越来越深刻,那么这个患者可能会觉得自己失败而退出团体,甚至代偿失调(decompensate)。

最后,任何一个人在课程和日常生活中的功能水平都可能影响整个团体。例如,某个非常高功能(high-functioning)的人可能无法与团体中其他低功能(low-functioning)参与者相处融洽,反之亦然。训练师可以根据功能水平选择课程参与者,而不是将差别很大的人进行组合。例如,总体功能较高的患者团体中不应有功能非常低的个体,反之亦然。具有适应性的团体可以包括较高和中等功能水平的患者,或者包括中等和较低功能的患者。作为功能水平的一部分,应考虑到轴II障碍问题[1]。例如,表现出极端回避、自恋和攻击性的患者可能会扰乱和破坏团体的稳定。

与治疗师的联系和协调

在获得适当的知情同意后,训练师与参与者的个体治疗师之间要进行定期和一致的协调,这是必不可少的。课程工作要求高且具有挑战性,需要患者定期练习,当遇到僵局时需要由训练师和治疗师排除治疗性故障以解决,并鼓励治疗师积极与患者一起学习技能。因此,参与者需要训练师和治疗师的协调支持。还必须防止训练师和治疗师之间的分裂。因此,我们建议治疗师和训练师之间保持定期的联系,可以通过电话完成。要敦促

1　DSM5中已经改为采用非轴性的评估系统。

训练师至少每隔几周向治疗师更新患者的进展情况,并且如果出现任何危机,当然应该立即联系治疗师。同样,如果出现任何可能影响团体参与者的重要事件,也要求治疗师联系训练师。

如果可能,我们建议在组成团体之前先为治疗师举行一次教育会议,帮助他们学会如何帮患者从课程中获得最大收益。在这次会议期间,训练师可以将团体会议的日期安排、基本规则和参与者合同的副本,以及自己的联系方式分发给治疗师。同样,训练师也会获得各个治疗师的联系方式。会议鼓励治疗师也拥有一份手册副本,并接受指导,学习如何与患者一起使用手册及如何帮助患者解决成功实践技能的障碍。最后,治疗师还会获得有关团体课程的信息。根据治疗师的技能水平,也可以提供有关分离障碍的教育材料,包括DID和DDNOS治疗指南(ISSTD,2011)的副本、将在该领域进行训练的信息,以及在治疗分离障碍方面经验丰富的顾问和主管的联系方式。应该留出时间讨论有关课程、手册、团体结构的任何问题,以及对团体中个别患者潜在困难的担忧。

如果需要,可以在课程中途甚至课程完成后再开展附加的会议。事实上,我们鼓励治疗师相互了解并聚在一起向同行咨询和寻求学习机会。毕竟,治疗分离障碍患者具有挑战性,有时甚至是孤立和令人崩溃的。当治疗师能感受到同事的支持时,他们就能为患者提供最好的服务。

转诊治疗师的动机

虽然大多数治疗师会适当地将患者转诊给训练团体,将其当作个体心理治疗的适当辅助手段,但少数治疗师也会出于其他原因进行转诊。训练师必须适应这些动机并能够解决它们。一些在治疗分离障碍方面是新手的治疗师会因真诚努力地治疗患者而感到崩溃,期望训练团体能承担一些工作来减轻他们的负担。遇到此类问题的治疗师只要愿意继续接受良好的训练和监督,这可能都不是问题,但治疗师不能将治疗任务推给课程训练师。

然而,偶尔会发生转诊到专业团体(specialty group)的情况——在专业领域(此处指的是分离障碍的治疗)未经过足够训练的治疗师可能会回避治疗,试图将患者转诊到这种团体。他们可能错误地认为患者的分离障碍可以与其他治疗分开。事实并非如此:长期遭受创伤的人需要全面、成熟、综合的治疗。这种类型的转诊可能会给患者带来潜在的灾难性后果,他们可能会被团体中的资料搞得崩溃,于是无法从治疗师那里获得足够的帮助。应鼓励缺乏训练的治疗师去接受训练和监督,或将患者转诊给另一位可以提供适当治疗的治疗师。**训练团体永远不能代替综合心理治疗,相反,个体治疗师必须同意将技能训练和团体作业纳入治疗过程。**

一些治疗师坚持认为,他们确实能治疗分离障碍患者,但会将分离部分视为真正的"人",会过度关注创伤性记忆,或者可能过度介入患者。虽然这类治疗师的患者可能会从团体中获得一些有用的知识,但因为很可能会误导治疗,所以会给患者带来混乱和危机,以及造成训练师和治疗师之间的分歧。纳入这类治疗师的患者可能会对训练团体和训练师产生消极影响。

训练师应该注意,不要试图通过邀请患者加入团体来从治疗师那里"拯救"患者,因为整个团体的福祉优先于任何一个参与者的个人需求。个体治疗师和训练师都应同意遵守最新的分离障碍治疗指南。

简而言之,课程训练师应该对潜在团体成员的优势和劣势形成独立于个体治疗师的印象,同时也要考虑到可能导致治疗师将患者转诊到课程的诸多因素。

开展课程

本节为训练师提供了有关带领团体课程的资料。

入门课

入门课(第34章)为课程奠定了基础。建议入门课从自我介绍和轻松、有趣且快速的团体破冰练习开始。例如,训练者和参与者展开手指,在一张纸上描绘自己的双手,在每根手指上自由选择写下自己的年龄、爱好、喜欢的音乐、喜欢的动物等。或者每个人都可以用一句家人说过的有趣的话来填写以下句子:"我的祖母(或姨妈,祖父,兄弟等)总是说……"(例如:"我祖母总是说你应该穿着干净的内衣,万一你出车祸了呢。")在入门课中,与团体一起讨论课程的一般形式、课程目标和所有基本规则(见附录B)。还要对重要他人组织教育会议(见本章后续内容)。参加者在入门课期间应签署课程合同(见附录C),并有时间让他们询问有关课程和基本规则的问题。

基本规则

必须为团体制订明确的规则,并让所有参与者理解这些规则。这些规则在接受课程之前的面试中讨论过,并在入门课中再次讨论。在团体中遇到的许多困难都与基本规则及课程训练师在维护基本规则方面的困难有关。基本规则见附录B。

在这里更详细地提及一个很重要的规则。在会议期间,参与者可以短暂离开房间并暂停参与会谈(最多10分钟;如果他们觉得有必要这样做以获取临在感)。他们必须告知团体自己要暂时离开一会儿,而不是在没有通知的情况下突然离开房间。训练师不会陪伴他们,团体活动将继续。他们预计将在10分钟内自行返回团体。如果他们认为完成入门课不符合他们的最佳利益,那么至少必须返回团体通知每个人他们要回家并且能够安全到家。如果参与者在课程结束时仍未感到临在,训练师应致电紧急联系人来接走患者,或者在最坏的情况下,可以联系紧急服务。至关重要的是,

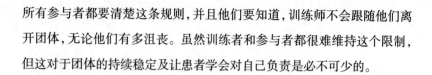

所有参与者都要清楚这条规则，并且他们要知道，训练师不会跟随他们离开团体，无论他们有多沮丧。虽然训练者和参与者都很难维持这个限制，但这对于团体的持续稳定及让患者学会对自己负责是必不可少的。

课程形式

技能训练课程采用高度结构化的形式，这对于参与者的成功至关重要。课程应在一个足够大的房间举行，参与者可以在那里开会而不会受到不应有的干扰。坐在课桌前比传统团体的围成一圈更可取，因为座位结构有助于为训练提供支持。每节课总时长1小时45分钟，分为两段45分钟的课和中间15分钟的休息时间。前半节课以简短的签到和任意声明开始，然后讨论家庭作业及有关上一节课主题的任何问题。

在15分钟的休息期间，训练师离开房间，有机会互相检查各自团体的进度或对个别参与者的任何担忧。休息后，回答有关前半节课的任何问题。接下来的45分钟专门用于解释和讨论新主题，以及进行练习（如果适用）。讲解家庭作业，以便所有参与者都清楚地了解他们在一周内需要完成的任务。课程的最后几分钟应专门用于总结每个参与者的下课陈词（check-out statement），或是简短的接地练习或仪式，以确保所有参与者都临在并能够安全离开。训练师可以自由地对结构进行细微的更改，例如可以在休息前进行练习，但应告知参与者有关更改的信息。课程应准时开始、准时结束。如果有些参与者迟到，最好不要让其他成员等迟到者来了之后再开课。

讲授技能练习

在课程期间，所有的练习都会被解释之后再进行。邀请参与者参加练习而不是强迫他们，因为节奏是必不可少的。鼓励所有参与者在家中或在他们的个体治疗期间进行练习。支持他们改变任意练习以使其更适合自己，或是寻找具有相同目标的其他练习。训练师和参与者都应该明白，对某个人（或某些内在部分）有用的东西可能对另一个人（或其他内在部分）没有帮助。因此，在使用任意练习来学习技能时，个人创造力和灵活性很重要。当参与者无法进行练习时，应鼓励他们写下或阐明使他们感到困难的原因，并将这些问题带到个体治疗中。

讲授课程主题

课间休息后，由一位训练师讨论新主题。鼓励训练师不要只是大声朗读材料；相反，他们应该使主题更具关联性和互动性。这种教学风格要求训练师能够记住并熟悉该主题的所有方面，这有助于参与者临在并保持更高的参与度。训练师可以讨论关键的概念和想法，并讲清细节。使用温和的幽默、趣闻轶事、幻灯片或短片是能够使主题更具娱乐性并更好地吸引参与者注意力的好方法。在分享其他患者的轶事时应谨慎，因为参与者可能会觉得训练师违背了保密（confidentiality）义务，从而影响他们对训练师的信任。任何案例材料都应仅以不侵犯个人隐私的一般形式进行讨论。

重要的是要营造一种安全提问的氛围，即任何问题都可以提，只要是关于课程主题的。虽然课程期间到处都是材料，但鼓励参与者自己阅读和重读材料也尤为重要，以便他们能够更好地整合各种材料。

如果训练师担心成员对材料的了解不足，可以让他们时不时向团体大声朗读。在这种情况下，训练师应该让参与者在每个段落停一下，检查他们是否有临在感并理解了材料，邀请他们提问、发表评论或举出自己的例子。但是听别人阅读会导致恍惚，并可能引发分离，这是因为参与者经常有因主题内容产生的恐惧症。因此，这种教学方法并不理想，训练者应多花精力去充分学习材料，使讨论具有高度的互动性。

家庭作业

家庭作业是训练课程的核心部分，因为始终如一的练习就是学习新技能的可靠方法。尽管可以要求并期望参与者以书面形式完成作业并尽其所能将它们带到下一节课上，但不应该因为参与者不这样做而产生消极后果或给予惩罚。许多受到创伤的人害怕失败，并且在很长一段时间里，当他们不按要求去做时就会受到严厉的惩罚。某个人无法完成家庭作业的原因可能有很多，包括对这个主题的恐惧、羞耻、回避、困惑、崩溃，以及家庭作业的主题可能偶尔与这个人的体验无关。未完成作业的原因应该是个体治疗的主题，如果需要，课程训练师也可以帮助参与者克服这些障碍。但是训练师也应该处理参与者不做家庭作业的问题，因为他们选择参与课程就会被预测要完成作业，而回避在分离障碍患者中很普遍。无论参与者是否完成了家庭作业，在课程期间积极参与都是至关重要的。

每个参与者都应时不时在团体中分享他的家庭作业。对于许多人来说，分享的行为本身就是一种可怕的风险，而这种风险可以在课程中安全地承担。那些高度回避和害怕说话的人应该得到支持以克服他们的恐惧症。起初，分享行为通常很少，但逐渐形成的安全感和分享体验会支持大家更积极地定期参与。当参与者长期保持沉默时，团体内部就会弥漫着紧张的气氛，信任就会成为问题。

针对重要他人的教育会议

在课程期间，通常在八九节课后，训练师会为参与者的亲人、合作伙伴或朋友，即参与者的重要他人组织一次教育会议，目的是让重要他人了解复杂性分离障碍和课程目标，并回答他们关于分离障碍的一般问题。因此，参与者可能会在他们与重要他人的关系中获得更合适的支持。教育会议通常在晚上举行,或者可能在周末举行,这样大多数人都可以参加。

在教育会议之前,训练师会在课程期间与所有参与者讨论这次教育会议的目标和内容,邀请他们提出希望在教育会议上讨论的主题,并鼓励他们讨论自己的期望和关注点。例如,参与者可能希望合作伙伴知道如何在他们切换时或不能立足于当下时做出适当的反应。训练师可能会想在会议中讲解,像是与儿童部分持续互动而不顾成人部分,或是将某些部分视为独立的"人"等,这都是不利于康复的。

虽然这不是强制性的,但我们还是强烈建议课程参与者与他们的重要他人一起参加教育会议。训练师要明确表示不会讨论个人详细信息,也不应提出私人问题:内容将保持一般性。

结束课

课程的最后两节侧重于告别,并包括参与者对课程的总结评估。在这两节课的第一节中,参与者在休息前像往常一样讨论上一节课的作业。休息后,训练师支持团体制订自己的道别仪式。仪式有很多选择,仅受团体的创造力和愿望的限制。例如,每个参与者可以购买或制作一张卡片,并在上面为每个团体成员写一些祝福语。团体中的每个人都可以对其他成员说一些积极的勉励语。参与者可以写下或口头分享他们从课程中及与其他有类似体验的人的相处中学到的最重要的东西。每个人都可以给其他人写一张便条,表明他们对未来的愿望。有些人可能更喜欢用食物来庆祝。团体训练师可以向每位参与者赠送小彩石或其他有意义的纪念品。最后一节课,前半部分专门用于课程评估,后半部分参与者举行道别仪式,随之团体结束。

如果训练师认为有用,他们可以在团体结束后的8~12周再安排一次后续课程。在本次课程期间,参与者再次回顾课程和他们学到的东西,分享他们在过去几个月中如何使用技能,并获得支持以继续学习他们仍在努力学习的技能。训练师向大家强调需要定期练习和持续努力,直到掌握技能。

了解和解决团体中的困难

以下是团体中出现的一些常见困难,应直接处理。当团体中的问题得不到正视时,就会滋生紧张和不信任,因此必须尽早并坚定地解决这些问题。

参与者说话过少或过多

在大多数团体中,会有些参与者相对沉默,并且觉得谈话或讨论家庭作业很痛苦;也有些参与者说得太多,会打断别人,或者在冗长、详细、离题的漫谈中迷失了自己。训练师在入门课中需要强调,每个人都应该讨论作业并积极参与,并且有时间限制,以便每个参与者都可以轮到发言。但即使强调了这些指导方针,在课程中也不可避免地会出现参与者说话过少或过多的问题。训练师应发挥积极作用,确保每个参与者都能够反思自己参与课程的质量,并共情且坚定地对那些无法按照团体指南保持自我的人设定限制。如果参与者说话过多或过于沉默,同时这种行为对团体造成了破坏且无法改变,则应联系参与者的个体治疗师讨论该课程是否适合他。

参与者讨论不适合的内容

尽管团体指导方针明确规定参与者应避免讨论严肃紧张的或具有挑衅性的材料,但参与者总是会分享不适合的家庭作业例子或提出不适合的话题。这可能会导致其他课程参与者的失调。虽然个体可能没有意识到自己分享的内容对其他参与者的影响，但训练师应该立即进行干预。

例如，一名参与者正在讨论羞耻。她描述了过去一周自己有强烈的自杀倾向，并且感到非常羞耻，甚至打电话给年幼的儿子寻求帮助以防止自己试图自杀。其他参与者变得紧张起来，不仅是因为他们在她分享自己的极端自杀倾向时被触发了，还因为他们担心她年幼的儿子会被她不适当地依赖。训练师介入并告诉她，谈论自己感到羞耻的内在体验确实对她有帮助，但该例子的内容最好在她的个体治疗中讨论，而不是在课程中讨论。训练师确认其他参与者的体验后结束讨论，建议所有参与者如果觉得需要进一步关注此事，就针对该主题进行个体治疗。在下一节课中，这名参与者道歉说自己意识到不应该让儿子卷入这种情况，并且她的个体治疗师正在寻找更好的方法来解决她的问题。团体里的人都松了口气，课程可以继续了。

参与者无法保持临在

对于分离障碍患者来说，在讨论他们的分离障碍及其后果和影响时保持临在尤其具有挑战性。因此，保持临在的困难是本课程所特有的。尤其是在休息后的后半段课期间，注意力可能会下降。这可能与回避有关，但也可能是因为患者难以长时间保持临在，上了一堂课后容易疲劳。训练师在课程开始时对这种可能性做出解释是有帮助的，他们会提供一次直接干预，以帮助参与者立足于当下。然而，如果参与者在干预后仍然无法临在、注意力分散或似乎注意力集中于内在，则训练师应继续进行课程，并期望参与者能够自行回到课堂上。不完全临在过程的持续时间可能只有几分钟，也可能占据课程的大部分时间。如果在课程期间反复出现，或者如果参与者没有足够的临在感以致无法在课程结束时离开并回家，训练师应联系个体治疗师,讨论患者是否能够继续课程。

参与者长期迟到

　　长期迟到可能是回避、分离和内在冲突的结果,或者是涉及时间管理的执行功能障碍。通常它是所有因素综合的结果。当参与者迟到时,训练师应立即处理并要求个体找到解决方案。如果是因为回避,那么患者应该在个体治疗中寻求解决方案。某个参与者就通过让一位朋友暂时开车送她去上课而解决了她因严重内在冲突而迟到的问题。有很多方法可以让参与者学习更充分地管理时间(关于时间管理,见第10章)。如果迟到仍然是一个问题,课程训练师应该与个体治疗师讨论参与者是否应该退出课程。

参与者必须提前退出课程

　　做出让参与者退出课程的决定绝非易事,但也必须遵守课程指南并尽量减少课程期间的干扰。如果患者没有能力处理,还应该保护他们免受团体中的崩溃体验。理想情况下,参与者应与训练师一起咨询个体治疗师后共同做出决定。决定后,课程训练师应私下与参与者交谈,并在下一次课程中向其他参与者说明情况。有时,参与者在下一团体开课时回来简短地告个别也是合适的,但这不应该涉及处理发生的状况。

　　其余留下的参与者可能会对训练师的决策有各种强烈的感受,从解脱到愤怒、从被关心到被背叛。虽然这是一门训练课程,但团体中至少应该有一些空间可以用于讨论这些感受。不过讨论应侧重于团体的安全和顺利进行。一旦参与者出现了他们所承认的这些感受,就应该要求他们将问题提交给个体治疗师,以便课程可以继续。

要求团体成员离开的常见原因有多种，包括课程中的严重破坏性行为，例如：假性癫痫发作；不受控制的切换；不适当的愤怒爆发或对训练师、团体成员的不尊重；对自己或他人的暴力威胁；在治疗期间自我伤害（如用头部撞墙）；无法临在并安全回家；在药物或酒精的影响下参加团体；携带武器上课；以及长期缺课（包括住院）。

参与者作为团体成员积极协作的时间越长，各方就越难以接受他离开团体的决定，不管规则如何。然而，大多数参与者最终能够承认他们是解脱的，因为训练师要保护整个团体。

参与者反对基本规则

当参与者在入门课中明确、公开地反对基本规则并且不愿意签署合同时，就不应将他纳入课程中。但是，参与者可能会在课程期间的某个时候挑战基本规则，那就必须立即处理这一问题。这通常涉及一名或多名参与者认为规则过于僵化或被不公平地应用的情况，或者他们应该作为"特殊"情况被排除在外。尽管一定程度的灵活性很重要，但课程训练师通过遵守基本规则来维持团体的结构也同样重要。这些指导方针是随着时间的推移和经验的发展而制订的，可以信赖它们是合理和有效的。

例如，有一名参与者就这样一条规则发起讨论：无论参与者多么沮丧，训练师都不会暂停课程去跟着离开的参与者。他表示，如果训练师不去跟着离开的参与者，他自己就会去跟着那个人，因为让心烦意乱的人独自离开课程是不负责任的。课程训练师解释说，参与者要对自己负责，感到崩溃或被触发是每个参与者日常生活的一部分，因此这是他们必须学会应对的情况。训练师还解释说，如果有八九名参与者都同时决定暂停，那么他们也根本没法同时跟着这八九个人。其他的所有参与者都清楚地了解这一点。提出这个问题的参与者被告知，他可以在接下来的一周内重新考虑

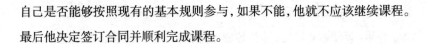

自己是否能够按照现有的基本规则参与，如果不能，他就不应该继续课程。最后他决定签订合同并顺利完成课程。

课程之间的联系

关于课程之间的联系有几个问题。首先，希望参与者处于危机中时应该根据定好的协议联系他们的个体治疗师，而不是联系团体的带领人。如果团体中存在需要在课外解决的问题，参与者或训练师都可以发起联系。例如，某位参与者觉得另一位参与者过于激进，要求训练师帮助设置更多限制。但训练师反倒帮助她冒着风险更加自信地在团体中谈论这个问题。而另外那名参与者有严重的闪回，需要休息一周，并打电话通知了训练师。

不鼓励参与者在课程之外进行接触。在某些情况下，具有相同问题的患者可以相互支持，但对于患有分离障碍的个体而言，固有的风险往往大于益处。他们通常难以设定适当的界限也难以做到自信，容易失调，并且难以管理人际关系和关系冲突。团体外的参与者圈子和人际冲突可能成为团体内部的破坏性力量。

团体训练师可以酌情决定是否要将不与团体外的其他参与者接触作为参加课程的条件。大多数训练师都提倡这种立场。也就是说，有些训练师并没有把这一点看作问题，而且参与者也确实会选择进行接触。如果是这样的情况，训练师则应在参与者的个体治疗及团体内彻底讨论可能的后果，并广泛探讨对团体的潜在影响。通常，任何一个参与者在考虑可能的后果之前就已经开始了私下接触：事先讨论这个问题可能会使得他们慎之又慎。此外，整个团体都应该知道是否有些人有外部接触，否则这就成了秘密。

如果课程之间的私下接触导致一名或多名参与者出现了问题，他们应将问题提交给各自的治疗师。如果私下接触导致了团体问题，则必须立即停止所有形式的私下接触，包括电子邮件、短信、电话、社交网站和面对面会谈。

在个体治疗中使用本手册

当患者无法参加团体或没有团体时，本手册也可以很容易地适用于个体治疗。本手册可以以高度结构化的形式使用，以便在一段时间内用技能训练代替治疗课程。然而，大多数治疗师可能更喜欢一种更加非结构化的方法，将其用于定期技能训练，与心理治疗课程交替进行。通过这种方式，手册可以帮助处于个体治疗不同阶段（而不仅仅是稳定阶段）的患者。例如，患者可以在治疗的各个阶段重新讨论有关情绪、愤怒和羞耻的主题。

与课程参与者一样，未被正式诊断为DDNOS或DID的个体也不应使用本手册。如果治疗师不能确定，应该在对患者使用手册之前向有经验的同事征求辅助意见。不应在患者开始治疗时立即介绍本手册，应首先建立稳定的治疗联盟，建立安全性、治疗框架和治疗目标，并进行全面评估。同样，当患者首次被诊断出患有分离障碍时，通常会体验一段不平衡时期，这段时期不应该引入本手册。患者和治疗师必须首先彻底探索诊断对患者的意义，并了解患者将如何应对。患者应定期接受治疗，并应在介绍本手册之前对诊断及分离部分有一定程度的接受。

手册的结构化使用

一旦建立了合理的治疗联盟并且患者能定期参加个体课程，那么就可以像在团体中一样以结构化的方式使用本手册。治疗师从第一个主题（"分离"是什么）开始，按照患者自己的节奏系统地完成整个手册。在家里，患者应该阅读主题，完成家庭作业，并在个体课程中讨论哪些方面能够做到、哪些方面难以做到。我们推荐那些更需要技能才可在日常生活中正常活动的患者使用这种结构化的方法。

治疗师可以选择将技能训练课程与专注于危机干预和稳定的课程交替进行，或者治疗师可以将一半课程用于技能训练，而另一半则用于其他问题。一些患者可能觉得每周两次课程很有帮助（一次侧重于技能，一次侧重于其他问题）。谨防患者处于长期危机以至于没有时间讨论并练习技能的情况。这对患者和治疗师来说都是一个困境，应该积极地处理和解决。

手册的非结构化使用

高功能患者可能不需要低功能个体所需的严格结构。他们可以选择最相关的章节。患者和治疗师应该讨论哪些主题最有帮助以及以什么顺序进行。例如，一些患者很清楚他们的分离症状和各个部分，因此不需要前四章提供的指导。相反，他们可能从有关如何改善睡眠或如何应对特别困难的情绪的学习中能更好地获益。几乎所有患者都能从有关克服分离部分恐惧症、学习反思、培养内在安全感和容纳之窗的章节中受益。

在日间治疗团体和住院治疗团体中使用本手册

本手册的特定章节可用于组织日间治疗和住院项目中的短期技能团体。例如，基础教育团体可以受益于关于诊断和症状的第1章；生活技能团体可以使用有关日常生活结构、健康饮食和睡眠及利用休闲和空闲时间的章节；情绪技能团体可以使用有关反思、容纳之窗及特定情绪的章节；基于认知的团体可能会使用有关核心信念和功能失调想法的章节。

总之，如果训练师仔细选择团体参与者，遵守基本规则，并迅速处理团

体中可能出现的问题,就能取得最大的成功。鼓励训练师自己也接受定期
咨询,因为在团体课程中可能会出现许多复杂的问题,尤其是关系冲突、界
限和僵局。

第34章 入门课安排

基本规则说明（见附录B）

训练师应详细介绍基本规则，大声朗读出来会很有帮助。确保所有参与者除了技能训练手册外还有一份基本规则的书面副本。所有参与者必须同意遵守这些规则。

如何充分利用技能训练课程

努力将重点放在每次课程中发生的事情上。专注于现在，而不是过去或未来，专注于课程，而不是头脑中发生的事情。

为自己的行为负责，即使它可能会超出你的控制。

鼓励自己的所有部分都参与进来。

学会不打断别人的意见。在你开始说话之前，让其他人先讲完他的话。

具体且直接地向参与者和训练师提供反馈。描述你观察到的和感受到的，从第一人称"我"的角度而不是第二人称"你"的角度进行陈述（例如"我没听懂你说的话"，而不是"你什么都没说明白"）。避免指指点点或使用责备、羞辱的陈述。如果你有不同意见，就在当下讨论当下的主题，避免返回去讨论其他问题（例如"当你刚才大声说话并打断我时，我感到害怕"而不是"你欺负人。在过去的两次课程中，你一直在谈论其他人"）。还要考虑你希望如何获得与你给其他人的相同的反馈。这个想法应该是建设性的，而不是敌对或拒绝的。

表明你从其他参与者或训练师那里听到了反馈（重复你听到的内容）。如果你有不明白的地方，请要求他们阐明。不要试图为自己辩解：每个人都在这里学习并在学习中互相帮助。你不必同意反馈，只需要倾听和思考。

经常试验你在课程中学到的新行为。在学习新技能时，练习是最有帮助的一件事。

定期回顾你参加本课程的目标。

要有耐心，不要灰心！ 分离障碍是一种慢性疾病，改变需要时间和努力。如果你愿意一直练习你学到的东西，那么在最后一节课之后，改变可能会持续很长时间。但可以肯定的是，一定会有所改变的！

重要他人教育会议

患有复杂性分离障碍的人有强烈的倾向想要向他人隐瞒自己的诊断结果和有关问题。实际上他们可能在心里禁止讨论这个主题，或者可能深感羞耻或害怕谈论它。但是一个人很难靠自己改变自己。你需要可以帮助你练习并加强你正在学习的技能的人，你信任的人可以帮助你区分在特定情况下需要哪种技能。可以是你的伴侣、朋友、亲戚或其他你信任的人，至少在一定程度上是这样。

你当然不需要与所有人分享你有分离问题，但我们敦促你与至少一个人分享你目前分离困难的重要方面，以及你在本课程中学到的知识。你的个体治疗师可以帮助你决定分享什么及分享的最佳方式。我们建议你至少找到一个可以与你讨论在本课程中学到的知识以及你想邀请他参加教育会议的人。同样，我们只是强烈建议这样做，不是强制这样做。

如果你愿意，你可以与你的支持者共享有关技能的手册材料。与很重要的人在一起，你就能弄清楚他们如何支持你将这些技能付诸实践，甚至可能帮助你在发呆或切换时回到当下。重要的是你不要感到如此孤独。让你周围的人更多地了解你身上发生的事情对你来说是很大的帮助和解脱。

你不应该期望你的支持者有无限的可用性或能在情绪危机中始终照顾你。通常来说，他们最好不要过度关注你的各个部分，或者将它们视为独立的人，或者特别依恋某些部分。你和你的支持者都应尽可能地将你本人视为一个完整的人。

请列出你想邀请参加教育会议的人员的姓名。（这只供你使用；你不需要把它展示给其他人。）

姓名   **电话号码**

1. _____   _____

2. _____   _____

3. _____   _____

4. _____   _____

第35章　告别课安排

告别从第32章的后半部分开始。在家庭作业讨论和休息之后,训练师将介绍一个非常简短的主题,说明告别的重要性,然后团体将共同决定告别仪式。

在最后一节课中,参与者将参加告别仪式并完成课程。

导　言

说再见或告别是生活中不可避免的、很正常的一部分。但正是因为不可避免,所以重要的是要学会如何拥有与他人告别的良好体验。然而,许多人尽可能回避告别,因为它有时会带来痛苦、悲伤或失望的感觉。你一直在努力提高你对感觉的承受能力并减少回避行为,所以希望你能更好地应对在你与参与者和训练师告别时遇到的事情。当你结束本课程时,请务必使用你学到的技能来帮助自己。下面讨论告别的重要性。

说再见

是时候说再见了。你已经开始或多或少认识这个团体中的其他人,无论如何，你们曾经团结在一起，与困难问题、痛苦和努力治愈的意图作战。这些都是重要的共同点，尽管你们每个人可能在很多方面都大不相同。你们冒着彼此分享更多隐私的风险——这不是一件容易的事！这在你们之间建立了一种纽带，即使你们之间可能时不时发生冲突或分歧。这是正常的，也是不断成长的关系的一部分。你们努力相互理解和同情。你们应该庆祝你们作为一个团体完成了这项重要工作。而这种彼此联系的感觉让告别变得困难。

本课程的目的是让你学习新的技能和信息，以帮助你更好地应对生活，更具适应性地处理你的问题，并培养更多的内在共情能力、沟通能力和协作能力。但我们也希望你更多地了解如何与团体中的不同人建立联系。

虽然没有一种所谓正确的告别方式，但有一些通用的指导方针是有帮助的。例如，当你说再见时，反思你在关系中（这里指你与团体中的训练师和参与者的关系）得到了哪些积极的或能促进成长的收获。即使每段关系都不是最好的，但你可能会在此过程中学到一些关于自己和其他人的有用信息。

思考课程本身对你意味着什么。你不光意识到团体的积极方面，也意识到了消极或令人失望的方面，毕竟没有哪个人是完美无瑕的，也没有哪个团体是完美无瑕的。你可能对这门课程抱有希望，但可能尚未完全实现。承认和接纳这些很重要。如果愿意，你可以不带偏见地与团体分享这些积极的或消极的体验。

意识到你会想念团体中的哪些方面以及你各个部分对告别的感受将很有帮助。如果你能反思如何利用课程经验来帮助自己迈向未来也将很有帮助。想象将团体视为一个内在的"欢呼部分"，当你继续学习和练习新技能并解决问题时，它会在你的脑海中鼓励你。关注你所学的知识以及你希望进一步发展的技能，以便你可以继续进步。重要的是要在积极的情

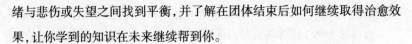

绪与悲伤或失望之间找到平衡，并了解在团体结束后如何继续取得治愈效果，让你学到的知识在未来继续帮到你。

最重要的是，当你与团体告别时，尽力保持现状并关注你的内在体验。也许你从来没有体验过积极的告别，或者你发现自己过去很难保持临在。关注你的想法、核心信念、感觉、感受和冲动。这些中的每一个都可以帮助你更多地了解你和你各部分对告别的反应。你可以将这些问题带到你的个体治疗中以获得进一步的帮助。与此同时，与这些陪你在漫长旅程中并肩走过的人一起享受你的时光。

告别仪式

你将与团体一起决定在下周的最后一次课程中更想使用哪种告别仪式。仪式有无数种，它们只受限于你的创造力和时间。也许团体中的一些成员有一些建议。接下来我们也会提供一些建议，但你无须照做。

关于告别仪式的建议

你可以考虑（取决于团体所在地区的规则）带食物来庆祝。

你可以带来整个团体都同意听的音乐。

带上表示团体对你的意义的纪念品，例如一块石头、一张小人物画像、一张照片、一朵花，或其他来自大自然的东西。团体可以决定为每个人使用训练师或团体成员同意携带的、相同种类的纪念品。纪念品应该很小而且很便宜（如果纪念品需要花钱）。

每个人在团体里传递自己的纪念品。每个人都将纪念品握在手中，将他们的正能量注入物品中，让对方带回家。你可以在参与者传递他的纪念品时对他说些什么，你也可以保持沉默。如果你愿意，你可以为这段仪式选择音乐。

你可以为每个团体成员和训练师写一张卡片,并附上不需在团体中分享的个人笔记。

如果你们使用了鲜花,可以让每个人都把他的花放在同一个花瓶里,直到所有的花一起组成一束花。这束花代表这个团体,也增加了在场每个人的各个部分之间的协作和交流。

课程评价

我们鼓励训练师从团体参与者那里获得反馈,以便听取他们的意见,并收集宝贵的建议以改进下一次课程。我们在附录D中提供了一个评估问卷,你可以使用它,也可以使用你喜欢的另一种工具。评估应在本次课程中进行,并在下次课程时带回来。如果参与者希望,评估当然可以是匿名的,也欢迎他们署名。训练师可以从他们收到的反馈中学到很多。

家庭作业表35.1　向团体道别

在一周中,花一些时间给团体中的每个成员写一张简短的便条,表达你对他的欣赏,以及你对他未来的一些希望。带上你为最后一次课写的东西。如果你愿意,你也可以发表其他评论。

- 我特别欣赏你的是……
- 我对你未来的愿望是……
- 其他备注

建议:我们鼓励你利用创造力使这种仪式符合你的需求。因此,你要以适合你的方式完成这个项目，方式无对错之分。无论你是用一张简单的便条纸，还是更精致的东西，细节都不重要；重要的是你的情绪和意图。如果你觉得自己写不出什么东西，你可以带一些代表你的想法和感受的东西，比如一张照片或小纪念品。如果你想做一些更复杂的事情，你可以考虑以下几点：

- 绘画
- 制作拼贴画
- 写一首诗或故事
- 制作音乐或歌曲CD
- 回忆你与团体中其他人分享的有意义、温暖或有趣的时刻

最后一节课

本次告别课没有教学部分。训练师和团体成员应该根据整个团体的愿望和需要来组织这次课程。有些团体带来食物或音乐，给这次课带来了更加浓郁的欢庆氛围；而有些团体则相对更加忧郁，有更多反思。你的团体将共同决定怎样才是最好的。

作者的最后说明

祝贺你在本次训练过程中付出了努力。如果你没有完成你希望的所有事情，请不要气馁。本手册中的技能练习和学习可能非常困难且耗时，你需要更多的治疗时间来继续你在这里开始掌握的内容，这很正常。分离障碍往往是慢性的，可能需要相当长一段时间才能解决。但我们每个人都见过许多患者，他们确实被治愈了，并继续过着卓有建树且安稳幸福的生

活。我们祝你在今后的人生旅程中一切顺利，拥有力量、自尊、勇气、爱、
欢笑、放松和治愈。

苏塞特·波恩

史嘉思

夏安诺

致　谢

　　我们的许多同事通过开发其他训练团体、提供想法以及建议，对本手册做出了重大贡献。在此特别感谢内尔·德赖耶（Nel Draijer）、伊西·多雷帕尔和凯瑟琳·托马斯，因为他们的稳定课程"Vroeger & Verder"启发了我们开展这项技能训练。与作者之一（波恩）协作的荷兰团队们和同事们为治疗复杂性分离障碍以及开发技能训练技术做出了宝贵贡献。特别感谢谢里·米勒（Sheri Miller, LCSW）和凯特·奥马伦（Kate O'Mullan, BA），感谢他们对第30章"应对孤立和孤独"做出的有益贡献。感谢约兰达·特雷弗从幸存者的角度为患者写的精彩序言。她最初为本手册的荷兰语版本写了序言，我们很高兴未来的所有译本和重印本中都将有她的序言。

　　最重要的是，我们要感谢我们的患者，感谢他们有勇气与我们分享自我体验，感谢他们为治愈而不懈努力，并且他们也是手册最重要的灵感来源。过去6年在荷兰开设的课程中的许多参与者以及来自美国的一些参与者都对手册的早期版本提供了宝贵的意见，从而帮助我们改进了本手册。非常感谢你们的建议和意见。

　　本手册包含许多技能。一些长期存在的技能由于通常来自心理治疗传统的口述历史所以无法溯源，有些因过于普遍也难以溯源。我们已尽最大努力证实这些技术，如果我们无意中未能标注引用来源，我们对此深表歉意。

附录A　诊断标准

DSM-4

分离性身份障碍（DID）

A. 患者存在两种或两种以上不同的身份或人格状态（每种都有自己相对持久的感知、思维及与环境作用和自身的行为方式）。

B. 至少有两种身份或人格反复控制患者的行为。

C. 无法回忆起个人信息，其程度通常无法用健忘来解释。

D. 障碍不是由于某种物质的直接生理作用所致（例如，酒精中毒期间暂时的意识丧失或混乱行为）或医学情况所致（例如癫痫复杂部分发作）。**注意**：在儿童中，症状不能归因于想象中的玩伴或其他幻想游戏。

（APA，1994，第487页）

其他未特定的分离障碍（DDNOS），亚型1b

该类别包括以不符合任何特定分离障碍标准的分离症状（即意识、记忆、身份或环境感知的通常综合功能的破坏)为主要特征的障碍。DDNOS亚型1b描述如下：

1. 临床表现类似于分离性身份障碍，但不符合该障碍的全部标准。例子包括：(a)没有两种或两种以上不同的人格状态；(b)不会发生个人信息的健忘症。(APA，1994，第490页)

创伤后应激障碍(PTSD)

A. 患者曾体验以下两种情况都存在的创伤性事件：

(1)患者体验、目睹或面对过涉及实际的或被威胁的死亡或严重伤害事件，或对自己或他人身体完整性构成威胁的事件。

(2)患者的反应包括强烈的恐惧、无助或害怕。注意：在儿童中，可能表现为混乱或激动的行为。

B. 创伤性事件以下列一种(或多种)方式持续地重新体验：

(1)反复出现侵入性的对事件的痛苦回忆，包括意象、想法或知觉。注意：在儿童中，可能会反复重演其中表达了创伤的主题或方面。

(2)反复出现令人痛苦的梦境。注意：在儿童中，可能会出现无法识别内容的可怕梦境。

(3)表现或感觉好像创伤性事件反复发生(包括重温体验、错觉、幻觉和分离性闪回事件的感觉，包括那些发生在唤醒或醉酒时的事件)。注意：在儿童中，可能会发生特定于创伤的重演。

(4)暴露于象征或类似创伤性事件某一方面的内在或外在线索时，会产生强烈的心理困扰

(5)暴露于象征或类似创伤性事件某一方面的内在或外在线索时的生理反应

C. 持续回避与创伤相关的刺激和一般反应性麻木(创伤前不存在)，表现为

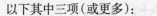

以下其中三项（或更多）：

（1）努力回避与创伤相关的想法、感受或对话

（2）努力回避引起创伤回忆的活动、地点或人

（3）无法回忆创伤的一个重要方面

（4）对重要活动的兴趣或参与明显减少

（5）与他人疏远或疏离的感觉

（6）情感范围受限（例如，无法有爱的感觉）

（7）感觉未来被限缩（例如，不期望有事业、婚姻、孩子或正常的寿命）

D. 唤醒增加的持续症状（在创伤前不存在），表现为以下其中两项（或更多）：

（1）难以入睡或保持入睡状态

（2）易怒或发怒

（3）注意力不集中

（4）过度警觉

（5）夸张的惊吓反应

E. 障碍持续时间（标准B、C和D中的症状）超过1个月。

F. 障碍在社会、职业或其他重要功能领域引起临床上显著的痛苦或损害。

（APA，1994，第427～429页）

复杂性创伤后应激障碍（CPTSD）或其他未特定的极端应激障碍（DESNOS）

　　DSM-IV中并不包括我们提出的这种疾病。然而，它的一些症状包含在DSM-IV的PTSD下的"相关描述性特征和精神障碍"中（APA，1994）。DSM-IV指出，这种"系列症状可能会发生，并且更常见于有关人际应激源（stressor）的联想（association）。例如，童年性虐待或身体虐待、家庭殴打、被劫持为人质、作为战俘被监禁或被关在集中营，受到酷刑）"（APA，1994，第435页）。

A. 调控情感唤醒的变化

（1）长期情绪失调

（2）难以调节愤怒

（3）自我毁灭和自杀行为

（4）在调节性参与方面存在困难

（5）冲动和冒险行为

B. 注意力和意识的变化

（1）健忘症

（2）分离

C. 躯体化（somatization）

D. 长期的性格改变

（1）自我知觉的变化：长期内疚和羞耻；感觉自责、无能和受到永久伤害

（2）对施暴者知觉的变化：采纳扭曲的信念并将施暴者理想化

（3）与他人关系的变化：

（a）无法信任或维持与他人的关系

（b）有再次受害的倾向

（c）有伤害他人的倾向

E. 意义系统的变化

（1）失望和绝望

（2）失去先前维持的信念（Herman，1992；Van der Kolk，1996）

注意：精神疾病诊断与统计手册（DSM）在不断地发展。新版本的DSM-V计划将于2013年出版。届时，分离障碍和PTSD的标准可能至少在一定程度上会发生变化。

DSM-5

分离性身份障碍（DID）

A. 存在2个或更多的以截然不同的人格状态为特征的身份瓦解，这可能在某些文化中被描述为一种被（超自然的力量）占有的经验。身份的瓦解涉及明显的自我感和自我控制感的中断，伴随与情感、行为、意识、记忆、感知、认知和/或感觉运动功能相关的改变。这些体征和症状可以被他人观察到或由个体报告。

B. 回忆日常事件，重要的个人信息和/或创伤性事件时，存在反复的空隙，它们与普通的健忘不一致。

C. 这些症状引起有临床意义的痛苦，或导致社交、职业或其他重要功能方面的损害。

D. 该障碍并非一个广义的可接受的文化或宗教实践的一部分。

注：对于儿童，这些症状不能用假想玩伴或其他幻想的游戏来更好地解释。

E. 这些症状不能归因于某种物质的生理效应（例如，在酒精中毒过程中的黑晕或混乱行为）或其他躯体疾病（例如，复杂部分性癫痫）。

创伤后应激障碍（PTSD）

注：下述诊断标准适用于成人、青少年和6岁以上儿童。

A. 以下述1种（或多种）方式接触于实际的或被威胁的死亡、严重的创伤或性暴力：

1. 直接经历创伤性事件。

2. 亲眼目睹发生在他人身上的创伤性事件。

3. 获悉亲密的家庭成员或亲密的朋友身上发生了创伤性事件,在实际的或被威胁死亡的案例中,创伤性事件必须是暴力的或事故。

4. 反复经历或极端接触于创伤性事件的令人作呕的细节中(例如,急救员收集人体遗骸;警察反复接触虐待儿童的细节)。

注:诊断标准A4不适用于通过电子媒体、电视、电影或图片的接触,除非此接触与工作相关。

B. 在创伤性事件发生后,存在以下1个(或多个)与创伤性事件有关的侵入性症状:

1. 创伤性事件反复的、非自愿的和侵入性的痛苦记忆。

注:6岁以上儿童,可能通过反复玩与创伤性事件有关的主题或某方面内容来表达。

2. 反复做内容和/或情感与创伤性事件相关的痛苦的梦。

注:儿童可能做可怕但不认识内容的梦。

3. 分离性反应(例如闪回),个体的感觉或举动好像创伤性事件重复出现(这种反应可能连续出现,最极端的表现是对目前的环境完全丧失意识)。

注:儿童可能在游戏中重演特定的创伤。

4. 接触于象征或类似创伤性事件某方面的内在或外在线索时,产生强烈或持久的心理痛苦。

5. 对象征或类似创伤性事件某方面的内在或外在线索,产生显著的生理反应。

C. 创伤性事件后开始持续地回避与创伤性事件有关的刺激,具有以下1项或2项情况:

1. 回避或尽量回避关于创伤性事件或与其高度密切相关的痛苦记忆、思想或感觉。

2. 回避或尽量回避能够唤起关于创伤性事件或与其高度相关的痛苦记

忆、思想或感觉的外部提示(人、地点、对话、活动、物体、情景)。

D. 与创伤性事件有关的认知和心境方面的负性改变,在创伤性事件发生后开始或加重,具有以下2项(或更多)情况:

1. 无法记住创伤性事件的某个重要方面(通常是由于分离性遗忘症,而不是诸如脑损伤、酒精、毒品等其他因素所致)。

2. 对自己、他人或世界持续性放大的负性信念和预测(例如,"我很坏""没有人可以信任""世界是绝对危险的""我的整个神经系统永久性地毁坏了")。

3. 由于对创伤性事件的原因或结果持续性的认知歪曲,导致个体责备自己或他人。

4. 持续性的负性情绪状态(例如,害怕、恐惧、愤怒、内疚、羞愧)。

5. 显著地减少对重要活动的兴趣或参与。

6. 与他人脱离或疏远的感觉。

7. 持续地不能体验到正性情绪(例如,不能体验快乐、满足或爱的感觉)。

E. 与创伤性事件有关的警觉或反应性有显著的改变,在创伤性事件发生后开始或加重,具有以下2项(或更多)情况:

1. 激惹的行为和愤怒的爆发(在很少或没有挑衅的情况下),典型表现为对人或物体的言语或身体攻击。

2. 不计后果或自我毁灭的行为。

3. 过度警觉。

4. 过分的惊跳反应。

5. 注意力有问题。

6. 睡眠障碍(例如,难以入睡或难以保持睡眠,或休息不充分的睡眠)。

F. 这种障碍的持续时间(诊断标准B、C、D、E)超过1个月。

G. 这种障碍引起临床上明显的痛苦,或导致社交、职业或其他重要功能方面的损害。

H. 这种障碍不能归因于某种物质（例如，药物或酒精）的生理效应或其他躯体疾病。

标注是否是：

伴分离症状：个体的症状符合创伤后应激障碍的诊断标准。此外，作为对应激源的反应，个体经历了持续性或反复的下列症状之一：

1. **人格解体**：持续地或反复地体验到自己的精神过程或躯体脱离感，似乎自己是一个旁观者（例如，感觉自己在梦中；感觉自我或身体的非现实感或感觉时间过得非常慢）。

2. **现实解体**：持续地或反复地体验到环境的不真实感（例如，个体感觉周围的世界是虚幻的、梦幻般的、遥远的或扭曲的）。

注：使用这一亚型，其分离症状不能归因于某种物质（例如，黑晕，酒精中毒的行为）的生理效应或其他躯体疾病（例如，颞叶癫痫）。

标注如果是：

伴延迟性表达：如果直到事件后至少6个月才符合全部诊断标准（尽管有一些症状的发生和表达可能是立即的）。

附录B 技能训练团体的基本规则

1. **定期参加课程对于你从课程中获得最大收益至关重要。** 如果由于某种原因无法参加,请尽快致电(电话号码)＿＿＿＿＿＿＿并询问你的训练师、给秘书留言或留下语音邮件。你没有义务说明缺课的原因,但如果你能这样做,我们将不胜感激。如果你连续错过三节课或总计错过五节课,你将无法继续该课程。

2. **完成每次课程的家庭作业,** 以便你可以参加课程并学习本课程中提供的技能。请使用手册中提供的空白部分以书面形式完成作业,并带到每次课程中。除非你选择分享,否则课程中的其他人不会阅读你的作业,它们仍是你的私有物。

3. **本课程旨在帮助你掌握特定技能,但不能代替个体治疗。** 本课程有两个目标:(1)指导你应对有关分离及其他与创伤相关的问题;(2)帮助你学习技能,提高你处理困难的能力。因此,本课程的目标不是探索你个人的过去以及分离障碍的原因。我们希望参与者避免与其他参与者讨论他们过去体验或治疗的细节,无论是在课内还是课外,因为这些信息可能会让他人和/或你感到不安。在课程期间继续照常进行你的治疗,并随时提出课程中的问题与你的治疗师进行讨论。

4. **训练师的作用是指导和帮助你掌握技能**，而不是充当你的治疗师。

5. **所有课程都是保密的**，以便每位参与者都感到舒适和安全。不要透露其他参与者的姓名或任何其他识别信息。与外部人员就课程进行的任何讨论都应严格限于你自己的体验和正在学习的技能。但是，你可以与你的个体治疗师开诚布公地交谈，因为你与他讨论的内容是保密的。

6. **不鼓励参与者在课外联系**，因为你不必对其他参与者的需求或危机负责。有时，外部接触可能会在团体成员之间导致冲突，并影响课程。根据你签署的保密协议，不要与任何参与者（或其他任何人）讨论团体中的其他人或他们的问题。如果你在课程之外确实与其他参与者有过接触，我们要求你不要谈论他人或他们的问题。

7. **应积极参与每次课程**，因为这将帮助你更有效地学习，即使你会感到紧张。参与还可以帮助你保持更高的专注度。

8. 如果你需要让自己镇静下来，有临在感，**在课程期间最多可以暂停10分钟**。你需要通知训练师你要去休息，而不是一言不发地离开。你还需要在10分钟内自行返回课程。如果可能，尽量留在课程中，这样你可能更容易让自己临在并平静下来；如果你不能，那就休息一下。如果你觉得10分钟后无法返回团体，请通知训练师你要回家并且能够安全到家。如果你无法控制自己的行为或管理自己的情绪，因而无法参与团体活动，则该课程可能对你来说太令人崩溃了。此外，无节制的行为，例如没完没了的哭泣、尖叫、切换到自己的破坏性部分或伤害自己，都会让其他参与者感到不安。因此，如果你无法控制自己的行为，你将被要求退出课程，直到你能够更好地保持临在且能够控制自身行为。

9. 如果你要暂停，**训练师或其他参与者将不会随着你暂停课程，他们将继续本次课程**。这项规则没有例外。你应该在课程期间对自己负责，并安全及时地到达和离开。

10. **切勿一言不发地突然离开课程**。如果你在训练期间或在休息期间决定不再继续接受训练,请务必通知训练师,向他们保证你可以安全回家。

11. **不允许身体或言语上的恐吓或虐待。**任何此类行为将导致你立即终止课程。你应该能够保持成人状态并尊重自己和他人。如果你在课程期间感到生气或沮丧,请留在座位上。不要提高声音、尖叫或诅咒。不要对他人做出威胁性的肢体动作或手势,或投掷任何种类的物品。

12. **任何类型的自我伤害的武器或工具都不允许在课程中使用,**即使它们被保存在有盖或密封的包里。每个参与者(包括你自己在内)都应该并且需要感到安全。

13. **课程期间禁止使用酒精和药物。**如果你在酒精或药物的影响下参加课程,你将立即被取消该团体的资格。如果你可以不使用,则可以报名参加下一次课程。

14. **如果你需要精神科住院治疗或在训练课程期间因任何其他原因长时间缺课**超过3周(3次课程),那么你必须退学。但是,如果你足够稳定,你可以报名参加下一次课程。如果住院时间少于3周,请与你的训练师、治疗师会面,你们将共同确定你是否能够继续课程。重要的是你要学会找到适合你的学习节奏和挑战。如果你在课程中缺席了5节课,你将需要退出,你可以下次再进入该团体。

15. **如果你对课程有任何疑问,请在课程期间提出。**其他参与者经常有相同或相似的问题,因此你的问题在课程中会受到欢迎,并且通常对其他人有帮助。但是,有时训练师可能会推迟对特定问题的讨论,这具体取决于它与当前主题的匹配程度。

16. **请避免讨论与你在课程中学习的内容无关的任何问题或事项。**这些应该与你的个体治疗师讨论,而不是在课程中讨论。

17. **如果其中一位训练师同时也是你的个体治疗师,**他将尽可能谨慎地对待在个体治疗中获得的你的个人信息。明智的做法是提前与你的治疗师讨论在训练课程中应该及不应该分享的内容。

18. 如果你的个体治疗师不是训练师之一，那么**你必须签署一份信息授权书**，以便训练师和你的治疗师能够为了你的利益进行沟通和协调。除非你愿意签署授权书，否则你不能参加课程，因为治疗方面的协调对你的健康至关重要。

19. 为对你而言很重要的他人（例如伴侣、密友或家人）**举办教育会议**。在教育会议期间，你们将讨论有关分离和复杂性分离障碍以及技能训练主题的一般情况。训练师、你的重要他人或你自己都不会透露或讨论有关你或其他参与者的个人信息。你可以提交你希望让支持你的人更了解的问题或问题列表。我们要求你至少带一个人与你一起参加此次教育会议，但我们知道你可能没有这样的支持者，因此这不是强制性的。无论你是否带人来，我们都强烈建议你参加。

附录C 技能训练团体的参与者合同

1. 我明白参加每一节课很重要，无论是为了我自己还是为了训练课程的成功。因此，我特此承诺参加每次课程，除非我无法控制的情况阻止我参加。如果我不能参加，我会尽快通知训练师，并理解让训练师和参与者知道谁将缺席是一种礼貌。

2. 我明白，如果我在团体课程中连续缺席超过3节课或总计缺席5节课，包括因长期住院或生病等原因，我将不得不离开课程。我明白，如果我准备好了，我将被允许参加下一次课程。

3. 我同意完成我的家庭作业并将它们带到课程中，并尽我所能练习技能。

4. 我同意尽我所能在课堂上开口发言。

5. 我将尊重所有课程参与者和课程中出现的事项的保密性。我不会在课程之外讨论其他成员的个人信息。

6. 我同意在治疗前后至少24小时内不使用酒精或药物（处方药除外，我将按照规定的剂量和时间服用处方药）。

姓名 _____

地址 _____

电话号码

日间（_____）_____

晚间（_____）_____

分机号（_____）_____

联络我的最佳号码：_____日间 _____晚间 _____分机号

电子邮件：_____

签署日

私人治疗师姓名_____

私人治疗师电话号码_____

私人治疗师电子邮件（若有）_____

附录D　技能训练团体最终评估

1. 参加课程的体验如何？

2. 在本课程中，你或你的某些部分学到的最重要的东西是什么？

3. 描述你或你的某些部分对团体感到安全或不安的方式。

4. 你在课程中为自己设定了什么目标？你实现了这些目标（其中的一些）吗？

5. 你关注到自己或自己的某些部分有什么积极的变化吗（如果有）？

6. 你关注到自己或自己的某些部分有什么消极的变化吗？

7. 你是否觉得有时很难参加团体活动？如果是，对你来说有什么困难？团体训练师或参与者能够采取不同的措施帮助你吗？

8. 平均而言,你是否能够利用这些主题和家庭作业练习使自己受益?如果是,请举例说明;如果不是,请详细说明。

9. 列出你在手册中发现的任何特别有用的意象或放松练习,并记下它们对你有帮助的地方。

10. 本课程的哪些内容对你帮助最大?将它们从最有用到最无用进行排序,即从4(最有用)到1(最无用)排序。
____ 家庭作业
____ 新话题以及新情况
____ 练习
____ 与其他参与者分享
注解:

11. 哪些主题对你最有帮助?哪些主题对你最没有帮助?

12. 在课程中,你的很多注意力都集中在提高自己各部分之间的内在共情能力、沟通能力和协作能力上。在这方面,课程中的哪些内容对你最有帮助?哪些内容对你最没有帮助?你是否能够改善内在的共情能力、沟通能力和协作能力?如果是,请描述;如果不是,你是否有一些可能会更有帮助的想法?

13. 你如何看待自己在课程中的参与情况(例如,大体上满意;做得比预测的好;比想象的要难)?

14. 你对其他团体课成员的贡献有什么体验(例如,有帮助、无聊、难以理解、时间太长、参与不够)？如果可以，请详细说明。

15. 平均而言，你如何评价家庭作业的有用性？

○ 优秀

○ 好

○ 还行

○ 差

○ 不一致

注解：

16. 平均而言，你如何评价作业的难度？

○ 超出我的能力范围

○ 困难但大部分情况下都可以完成

○ 刚刚好

○ 容易

○ 太简单了

注解：

17. 你如何评价训练师的专业知识和专业水平？

训练师姓名_____   训练师姓名_____

○ 卓越   ○ 卓越

○ 优秀   ○ 优秀

○ 还行   ○ 还行

○ 差   ○ 差

○ 不一致   ○ 不一致

注解：   注解：

18. 你如何评价训练师的帮助？

训练师姓名_____   训练师姓名_____

- ○ 卓越   ○ 卓越
- ○ 优秀   ○ 优秀
- ○ 还行   ○ 还行
- ○ 差   ○ 差
- ○ 不一致   ○ 不一致

注解：   注解：

19. 对手册或未来课程的建议。

附录E　技能训练课程大纲

入门课 （第34章）	● 介绍训练师和学员（使用你自己选择的破冰练习，并为学员和训练师提供名牌） 　1. 基本规则说明（见附录B） 　2. 如何充分利用技能训练课程 　3. 重要他人教育会议 ● 签订合同（见附录C） ● 回答疑问 ● 家庭作业 　1. 重读本章 　2. 阅读第1章 　3. 请关注你在第一次课程中的感受以及是否有任何顾虑；在下一次课程开始时，请随时提出问题或疑虑
第1章	● 欢迎辞以及对入门课的反思 ● 练习：学会活在当下 ● 主题："分离"是什么 ● 家庭作业 　1. 重读本章 　2. 每天早晚做两次"学会活在当下"练习；或是经你和治疗师一致同意最适合你的同等练习，同样是每天早晚做两次 　3. 完成家庭作业表

第2章	● 欢迎辞以及对上节课的反思 ● 练习:学会活在当下 ● 主题:分离的症状 ● 家庭作业 　1. 重读本章 　2. 完成家庭作业表 　3. 继续每天早晚两次做"学会活在当下"练习(见第一章)
第3章 (本章包含 大量材料, 如在团体 环境中使 用,可分 为多节课 完成)	● 欢迎辞以及对上节课的反思 ● 作业讨论 ● 主题:人格的分离部分 ● 复习有关发展个人锚点的练习 ● 家庭作业 　1. 重读本章 　2. 继续做"学会活在当下"练习 　3. 完成锚点列表 　4. 完成家庭作业表
第4章	● 欢迎辞以及对上节课的反思 ● 作业讨论 ● 休息 ● 主题:复杂性分离障碍中的创伤后应激障碍症状 ● 家庭作业 　1. 重读本章 　2. 完成家庭作业表 　3. 每天至少做一次本章中的减压和治疗练习
第5章	● 欢迎辞以及对上节课的反思 ● 作业讨论 ● 休息 ● 主题:内在体验恐惧症 ● 家庭作业 　1. 重读本章 　2. 完成家庭作业表

续　表

第6章	• 欢迎辞以及对上节课的反思 • 作业讨论 • 休息 • 主题：反思功能 • 家庭作业 　1. 重读本章 　2. 完成家庭作业表 　3. 继续第1、2章中的练习："学会活在当下"和"找到你的'锚点'"
第7章	• 欢迎辞以及对上节课的反思 • 作业讨论 • 主题：与分离部分协作 • 休息 • 家庭作业 　1. 重读本章 　2. 完成家庭作业表 　3. 根据需要咨询你的治疗师，以帮助你与自己的某些部分协作 　4. 继续练习"学会活在当下"练习并练习反思技能
第8章	• 欢迎辞以及对上节课的反思 • 作业讨论 • 主题：内在安全感 • 休息 • 练习：体验内在安全感 • 家庭作业 　1. 重读本章 　2. 每天练习体验内在安全感 　3. 完成家庭作业表
第9章	• 欢迎辞以及对上节课的反思 • 作业讨论 • 锻炼 • 休息 • 主题：睡眠问题 • 家庭作业 　1. 重读本章 　2. 完成家庭作业表

第10章	● 欢迎辞以及对上节课的反思
	● 作业讨论
	● 练习
	● 休息
	● 主题：生活结构
	● 家庭作业
	  1. 重读本章
	  2. 如果需要，继续沿用你的睡眠工具包和就寝规律
	  3. 完成家庭作业表

第11章	● 欢迎辞以及对上节课的反思
	● 作业讨论
	● 主题：闲暇与放松
	● 家庭作业
	  1. 重读本章
	  2. 进行放松练习
	  3. 完成家庭作业表

第12章	● 欢迎辞以及对上节课的反思
	● 作业讨论
	● 主题：生理健康
	● 家庭作业
	  1. 重读本章
	  2. 完成家庭作业表

第13章	● 欢迎辞以及对上节课的反思
	● 作业讨论
	● 主题：饮食问题
	● 家庭作业
	  1. 重读本章
	  2. 完成家庭作业表

续 表

第14章	<ul><li>欢迎辞以及对上节课的反思</li><li>作业讨论</li><li>休息</li><li>主题:有关创伤的刺激与记忆</li><li>商店:关于支持、力量和保护的练习</li><li>家庭作业</li></ul>1. 重读本章 2. 进行"商店"练习 3. 根据需要使用第1章中的"学会活在当下"练习 4. 完成家庭作业表
第15章	<ul><li>欢迎辞以及对上节课的反思</li><li>作业讨论</li><li>休息</li><li>主题:应对触发因素</li><li>家庭作业</li></ul>1. 重读本章 2. 完成家庭作业表
第16章	<ul><li>欢迎辞以及对上节课的反思</li><li>作业讨论</li><li>主题:规划困难时期</li><li>家庭作业</li></ul>1. 重读本章 2. 完成家庭作业表
第17章	<ul><li>欢迎辞以及对上节课的反思</li><li>作业讨论</li><li>主题:情绪及其功能与应对</li><li>正念练习</li><li>家庭作业</li></ul>1. 重读本章 2. 在家进行正念练习 3. 完成家庭作业表

第18章	● 欢迎辞以及对上节课的反思 ● 作业讨论 ● 休息 ● 主题：情绪的调节 ● 家庭作业 　1. 重读本章 　2. 完成家庭作业表
第19章	● 欢迎辞以及对上节课的反思 ● 作业讨论 ● 休息 ● 主题：核心信念 ● 家庭作业 　1. 重读本章 　2. 完成家庭作业表
第20章	● 欢迎辞以及对上节课的反思 ● 作业讨论 ● 休息 ● 主题：认知错误 ● 练习：积极体验的项链 ● 家庭作业 　1. 重读本章 　2. 完成家庭作业表 　3. 练习"积极体验的项链"或其变体
第21章	● 欢迎辞以及对上节课的反思 ● 作业讨论 ● 休息 ● 主题：挑战错误的想法和核心信念 ● 家庭作业 　1. 重读本章 　2. 完成家庭作业表

续 表

第22章	● 欢迎辞以及对上节课的反思 ● 作业讨论 ● 休息 ● 主题：愤怒 ● 家庭作业 　1. 重读本章 　2. 完成家庭作业表
第23章	● 欢迎辞以及对上节课的反思 ● 作业讨论 ● 主题：恐惧 ● 家庭作业 　1. 重读本章 　2. 完成家庭作业表
第24章	● 欢迎辞以及对上节课的反思 ● 作业讨论 ● 休息 ● 主题：羞耻与内疚 ● 家庭作业 　1. 重读本章 　2. 完成家庭作业表
第25章	● 欢迎辞以及对上节课的反思 ● 作业讨论 ● 休息 ● 主题：内心的儿童部分 ● 家庭作业 　1. 重读本章 　2. 完成家庭作业表 　3. 如果合适，可以练习各种形式的融合（请事先咨询你的治 　　疗师）

第26章	● 欢迎辞以及对上节课的反思 ● 作业讨论 ● 休息 ● 主题：自我伤害行为 ● 家庭作业 　1. 重读本章 　2. 完成家庭作业表
第27章	● 欢迎辞以及对上节课的反思 ● 作业讨论 ● 休息 ● 主题：决策与内在协作 ● 练习：为决策创造内在会谈空间 ● 家庭作业 　1. 重读本章 　2. 完成家庭作业表
第28章	● 欢迎辞以及对上节课的反思 ● 作业讨论 ● 休息 ● 主题：健康的关系及创伤对关系的影响 ● 练习：寻找关系的内在共同点 ● 家庭作业 　1. 练习寻找人际关系的内在共同点 　2. 完成家庭作业表
第29章	● 欢迎辞以及对上节课的反思 ● 作业讨论 ● 休息 ● 主题：关系中的冲突 ● 家庭作业 　1. 重读本章 　2. 完成家庭作业表29.1，使用冲突管理技能 　3. 如果你在处理冲突时感到压力，请继续练习内在安全空间、共情及自己各部分之间的协作，以及进行放松练习

续 表

第30章	● 欢迎辞以及对上节课的反思 ● 作业讨论 ● 课间休息 ● 主题:孤立与孤独 ● 家庭作业 　　1.重读本章 　　2.完成家庭作业表
第31章	● 欢迎辞以及对上节课的反思 ● 作业讨论 ● 休息 ● 主题:自信 ● 家庭作业 　　1.重读本章 　　2.完成家庭作业表
第32章	● 欢迎辞以及对上节课的反思 ● 作业讨论 ● 休息 ● 主题:设定个人界限 ● 家庭作业 　　1.重读本章 　　2.完成家庭作业表
告别课 (第35章)	● 欢迎辞以及对上节课的反思(第32章) ● 作业讨论 ● 休息 ● 简短主题:说再见 ● 家庭作业 　　1.完成家庭作业表 　　2.完整的团体评估(可选;见附录D)
告别仪式	● 欢迎辞 ● 上交评估(如果已填写) ● 反思你在团体中的体验以及进步 ● 休息(如果需要) ● 离开仪式 ● 结束

参考文献

Adams, J. (2005). *Boundary issues: Using boundary intelligence to get the intimacy you want and the independence you need in life, love, and work.* New York: Wiley.

Allen, J. G., Fonagy, P., Bateman, A. W. (2008). *Mentalizing in clinical practice.* Washington, DC: American Psychiatric Publishing.

American Psychiatric Association. (1994). *Diagnostic and statistical manual of mental disorders* (4th ed.). Washington, DC: Author.

Artigas, L., & Jarero, I. (2005). El abrazo de la mariposa [The butterfly's embrace]. *Revista de Psicotrauma para Iberoamérica, 4*(1), 30-31.

Bandler, R., & Grinder, J. (1975). *The structure of magic.* Palo Alto, CA: Science and Behavior Books.

Beck, A. T. (1975). *Cognitive therapy and the emotional disorders.* Madison, CT: International Universities Press.

Bernstein, E., & Putnam, F. (1986). Development, reliability, and validity of a dissociation scale. *Journal of Nervous and Mental Disease, 174,* 727-735.

Blum, N., St. John, D., Pfohl, B., Stuart, S., McCormick, B., Allen, J., et al. (2008). Systems Training for Emotional Predictability and Problem Solving (STEPPS) for outpatients with borderline personality disorder: A randomized controlled trial and 1-year follow-up. *American Journal of Psychiatry, 165,* 468-478.

Boon, S. (1997). The treatment of traumatic memories in DID: Indications and contraindications. *Dissociation, 10*, 65-79.

Boon, S. (2003). Directieve en hypnotheraputische interrenties als onderdeel van een fasengerichte behandeling voor vroeger seksueel misbruik. In N. Nicolaï (red.), *Handbook Psychotherapie na seksueel misbruik* (pp. 209-224). Utrecht: De Tijdstroom.

Boon, S., & Drajier, N. (1993). *Multiple personality disorder in the Netherlands.* Amsterdam: Swets & Zeitlinger.

Boon, S., & Draijer, N. (1995). *Screening and diagnostiek van dissociatieve stoornissen* [Screening and diagnostics of dissociative disorders]. Lisse, The Netherlands: Swets & Zeitlinger.

Boon, S., Draijer, N., & Matthess, H. (2006). *Interview voor dissociatieve stoornissen en traumagerelateerde symptomen (IDSTS).* Eerste versie, uitgave in eigen beheer. [Interview for Dissociative Disorders and Trauma-related Symptoms (IDDTS)]. Unpublished manuscript. (Available from Suzette Boon, PhD, at s.boon@altrecht.nl; or Suzette Boon, PhD, Brinkveld TRTC, Oude Arnhemse Weg 260, 3705BK, Zeist, The Netherlands.)

Boon, S., & Van der Hart, O. (1991). De behandeling van de multiple persoonlijkheidsstoornis. In O. van der Hart (red.), *Trauma, Dissociatie & Hypnose* (pp. 159-187). Lisse: Swets & Zeitlinger.

Bos, E. H., Van Wel, E. B., Appelo, M. T., & Verbraak, M. J. (2010). A randomized controlled trial of a Dutch version of systems training for emotional predictability and problem solving for borderline personality disorder. *Journal of Nervous and Mental Disease, 198*, 299-304.

Bowlby, J. (1973). *Attachment and loss: Volume 2. Separation: Anxiety and anger.* New York: Basic Books.

Brand, B. L., Classen, C. C., Lanius, R., Loewenstein, R. J., McNary, S. W., Pain, C., et al. (2009). A naturalistic study of Dissociative Identity Disorder and Dissociative Disorder Not Otherwise Specified patient treatment by community clinicians. *Psychological Trauma: Theory, Research, Practice, and Policy, 1*, 153-171.

Brand, B. L., Classen, C. C., McNary, S. W., & Zaveri, P. (2009). A review of dissociative disorders treatment studies. *Journal of Nervous and Mental Disease, 197*, 646-654.

Braun, B. G. (Ed.). (1986). *Treatment of multiple personality disorder*. Washington, DC: American Psychiatric Press.

Brown, D., Scheflin, A. W., & Hammond, D. C. (1998). *Memory, trauma treatment, and the law*. New York: Norton.

Burns, D. D. (1999). *Feeling good: The new mood therapy* (rev. ed.). New York: Harper.

Carnes, P. (1997). *Sexual anorexia: Overcoming sexual self-hatred*. Center City, MN: Hazelden Publishing.

Chu, J. A. (1998). *Rebuilding shattered lives: The responsible treatment of complex post-traumatic and dissociative disorders*. New York: Wiley.

Cloitre, M., Cohen, L. R., & Koenen, K. C. (2006). *Treating survivors of childhood abuse: Psychotherapy for the interrupted life*. New York: Guilford Press.

Coons, P. M., & Milstein, V. (1990). Self-mutilation associated with dissociative disorders. *Dissociation, 3*(2), 81-87.

Courtois, C. A. (1999). *Recollections of sexual abuse: Treatment principles and guidelines*. New York: Norton.

Dell, P. F. (2002). Dissociative phenomenology of dissociative identity disorder. *Journal of Nervous and Mental Disease, 190*, 10-15.

Dell, P. F. (2006). A new model of Dissociative Identity Disorder. *Psychiatric Clinics of North America, 29*(1), 1-26.

Dorrepaal, E., Thomaes K., & Draijer, N. (2006). Stabilisatiecursus als antwoord op complexe posttraumatische stress-stoornis [Stabilization course as an answer to complex post-traumatic stress disorder. Diagnosis, treatment and research in women abused in childhood with a complex post-traumatic stress disorder]. *Tijdschrift voor Psychiatrie, 48*, 217-222.

Dorrepaal, E., Thomaes, K., & Draijer, N. (2008). *Vroeger en verder: Cursus na een geschiedenis van misbruik of mishandeling* [Earlier and further: Stabilization course as an answer to complex PTSD]. Amsterdam: Pearson Assessment.

Eysenck, M. W. (1992). *Anxiety: The cognitive perspective*. Hove, England: Erlbaum.

Fine, C. G. (1988). Thoughts on the cognitive perceptual substrates of multiple personality disorder. *Dissociation, 1*(4), 5-10.

Fine, C. G. (1996). A cognitively based treatment model for DSM-IV dissociative identity disorder. In L. Michelson & W. J. Ray (Eds.), *Handbook of dissociation:*

Theoretical, empirical, and clinical perspectives (pp. 401-411). New York: Plenum Press.

Fine, C. G., & Comstock, C. (1989). Completion of cognitive schemata and affective realms through temporary blending of personalities. In B. G. Braun (Ed.), Dissociative Disorders 1989-Proceedings of the 6th International Conference on Multiple Personality/Dissociative States (p. 17). Chicago: Rush University.

Fonagy, P., Gergely, G., Jurist, E., & Target, M. (2002). *Affect regulation, mentalization, and the development of the self*. New York: Other Press.

Fonagy, P., & Target, M. (1997). Attachment and reflective function: Their role in self-organization. *Development and Psychopathology, 9*, 679-700.

Follette, V. M., & Pistorello, J. (2007). *Finding life beyond trauma: Using acceptance and commitment therapy to heal from posttraumatic stress and trauma-related problems*. Oakland, CA: New Harbinger Publications.

Ford, J. D., & Russo, E. (2006). Trauma-focused, present-centered, emotional self-regulation approach to integrated treatment for posttraumatic stress and addiction: Trauma Adaptive Recovery Group Education and Therapy (TARGET). *American Journal of Psychotherapy, 60*, 335-355.

Fraser, G. (1991). The dissociation table technique: A strategy for working with ego states in dissociative disorders and ego-state therapy. *Dissociation, 4*, 205-213.

Fraser, G. (2003). Fraser's Dissociative Table Technique revisited, revised: A strategy for working with ego states in dissociative disorders and ego-state therapy. *Journal of Trauma and Dissociation, 4*(4), 5-28.

Goodwin, J. M., & Attias, R. (1993). Eating disorders in survivors of multimodal childhood abuse. In R. P. Kluft & C. G. Fine (Eds.), *Clinical perspectives on multiple personality disorder* (pp. 327-341). Washington, DC: American Psychiatric Press.

Graber, K. (1991). *Ghosts in the bedroom: A guide for partners of incest survivors*. Dearfield Beach, FL: Health Communications.

Gratz, K., & Walsh, B. (2009). *Freedom from selfharm: Overcoming self-injury with DBT and other skills*. Oakland, CA: New Harbinger Publications.

Harris, M. (1998). *Trauma recovery and empowerment: A clinician's guide for working with women in groups*. New York: Free Press.

Hayes, S. C., Folette, V. M., & Linehan, M. M. (Eds.). (2004). *Mindfulness and acceptance: Expanding the cognitive-behavioral tradition*. New York: Guilford.

Hayes, S. C., Wilson, K. G., Gifford, E. V., & Follette, V. M. (1996). Experiential avoidance and behavioral disorders: A functional dimensional approach to diagnosis and treatment. *Journal of Consulting and Clinical Psychology, 64*, 1152-1168.

Herman, J. L. (1992). *Trauma and recovery*. New York: Basic Books.

Horevitz, R., & Loewenstein, R. J. (1994). The rational treatment of multiple personality. In S. J. Lynn & J. W. Rhue (Eds.), *Dissociation: Clinical and theoretical perspectives* (pp. 289-316). New York: Guilford Press.

International Society for the Study of Trauma and Dissociation (ISSTD). (in press). Guidelines for treating dissociative identity disorder in adults, 3rd revision. *Journal of Trauma and Dissociation, 12*.

Jacobson, E. (1974). *Progressive relaxation: A physiological and clinical investigation of muscular states and their significance in psychology and medical practice* (3rd ed.). Chicago: University of Chicago Press.

Janoff-Bulman, R. (1992). *Shattered assumptions: Towards a new psychology of trauma*. New York: Free Press.

Kashdana, T. B., Barrios, V., Forsyth, J. P., & Steger, M. F. (2006). Experiential avoidance as a generalized psychological vulnerability: Comparisons with coping and emotion regulation strategies. *Behaviour Research and Therapy, 44*, 1301-1320.

Kluft, R. P. (Ed.). (1985). *Childhood antecedents of multiple personality*. Washington, DC: American Psychiatric Press.

Kluft, R. P. (1987). First-rank symptoms as a diagnostic clue to multiple personality disorder. *American Journal of Psychiatry, 144*, 293-298.

Kluft, R. P. (1993). Clinical approaches to the integration of personalities. In R. P. Kluft & C. G. Fine (Eds.), *Clinical perspectives on multiple personality disorder* (pp. 101-133). Washington, DC: American Psychiatric Press.

Kluft, R. P. (1999). An overview of the psychotherapy of dissociative identity disorder. *American Journal of Psychotherapy, 53*, 289-319.

Kluft, R. P (2006). Dealing with alters: A pragmatic clinical perspective. *Psychiatric Clinics of North America, 29*, 281-304.

Kluft, R. P. (2007). Applications of innate affect theory to the understanding and treatment of dissociative identity disorder. In E. Vermetten, M. J. Dorahy, & D.

Spiegel (Eds.), *Traumatic dissociation: Neurobiology and treatment* (pp. 301-316). Arlington, VA: American Psychiatric Publishing.

Kluft, R. P., & Fine, C. G. (Eds.). (1993). *Clinical perspectives on multiple personality disorder.* Washington, DC: American Psychiatric Press.

Krakauer, S. Y. (2001). *Treating dissociative identity disorder: The power of the collective heart.* Philadephia: Brunner-Routledge.

Lanius, R. A., Vermetten, E., Loewenstein, R. J., Brand, B., Schmahl, C., Bremner, J. D., et al. (2010). Emotion modulation in PTSD: Clinical and neurobiological evidence for a dissociative subtype. *American Journal of Psychiatry, 167,* 640-647.

Lehrer, J. (2009). *How we decide.* New York: Houghton Mifflin Harcourt.

Linden, A. (2008). *Boundaries in human relationships: How to be separate and connected.* Williston, VT: Crown House Publishing.

Linehan, M. M. (1993). *Skills training manual for treating borderline personality disorder.* New York: Guilford Press.

Loewenstein, G. F., Weber, E. U., Hsee, C. K., & Welch, N. (2001). Risk as feelings. *Psychological Bulletin, 127,* 267-286.

Loewenstein, R. J. (1991). An office mental status examination for complex chronic dissociative symptoms and multiple personality disorder. *Psychiatric Clinics of North America, 14,* 567-604.

Lynd, H. (1958). *On shame and the search for identity.* New York: Harcourt.

Maltz, W. (2001). *The sexual healing journey: A guide for survivors of sexual abuse* (2nd ed.). New York: Harper Collins Publishers.

Mann, L., & Tan, C. (1993). The hassled decision maker: The effects of perceived time pressure on information processing in decision making. *Australian Journal of Management, 18,* 197-209.

McCullough, L., Kuhn, N., Andrews, S., Kaplan, A., Wolf, J., Hurley, C. L., et al. (2003). *Treating affect phobia: A manual for short-term dynamic psychotherapy.* New York: Guilford Press.

McLean, P. D., (1985). Brain evolution relating to family, play, and the separation call. *Archives of General Psychiatry, 42,* 405-417.

Michelson, L., & Ray, W. J. (Eds.). (1996). *Handbook of dissociation: Theoretical, empirical, and clinical perspectives.* New York: Plenum Press.

Miller, D. (1994). *Women who hurt themselves: A book of hope and understanding.* New York: Basic Books.

Najavits, (2002). *Seeking safety: A treatment manual for PTSD and substance abuse.* New York: Guilford Press.

Nathanson, D. L. (1992). *Shame and pride: Affect, sex, and the birth of the self.* New York: Norton.

Nijenhuis, E. R. S., Spinhoven, P., Van Dyck, R., Van der Hart, O., & Vanderlinden, J. (1996). The development and psychometric characteristics of the Somatoform Dissociation Questionnaire (SDQ-20). *Joural of Nervous and Mental Disease, 184,* 688-694.

Ogden, P., Minton K., & Pain C. (2006). *Trauma and the body: A sensorimotor approach to psychotherapy.* New York: Norton.

O'Shea, K. (2009). EMDR friendly preparation methods for adults and children. In R. Shapiro (Ed.), *EMDR solutions II: For depression, eating disorders, performance, and more* (pp. 289-312). New York: Norton.

Panksepp, J. (1998). *Affective neuroscience: The foundations of human and animal emotions.* New York: Oxford University Press.

Paterson, R. J. (2000). *The assertiveness workbook: How to express your ideas and stand up for yourself at work and in relationships.* Oakland, CA: New Harbinger Publications.

Pelcovitz, D., Van der Kolk, B. A., Roth, S., Mandel, F., Kaplan, S., & Resick, P. (1997). Development of a criteria set and a structured interview for the disorders of extreme stress (SIDES). *Journal of Traumatic Stress, 10,* 3-16.

Phelps, S., & Austin, A. (2002). *The assertive woman.* San Luis Obispo, CA: Impact Publications.

Putnam, F. W. (1989). *Diagnosis and treatment of multiple personality disorder.* New York: Guilford.

Putnam, F. W. (1997). *Dissociation in children and adolescents: A developmental perspective.* New York: Guilford Press.

Ross, C. A. (1989). *Multiple personality disorder: Diagnosis, clinical features, and treatment.* Toronto, Canada: Wiley.

Ross, C. A. (1997). *Dissociative identity disorder: Diagnosis, clinical features, and treatment*. New York: Wiley.

Ross, C. A., Heber, S., Norton, G. R., Anderson, B., Anderson, G., & Barchet, P. (1989). The Dissociative Disorders Interview Schedule: A structured interview. *Dissociation, 2*, 169-189.

Rothbaum, B., Foa, E., & Hembree, E. (2007). *Reclaiming your life from a traumatic experience: A prolonged exposure treatment program workbook.* New York: Oxford University Press.

Schmidt, S. J. (2009). *The Developmental Needs Meeting Strategy: An ego state therapy for healing adults with childhood trauma and attachment wounds.* San Antonio, TX: DNMS Institute.

Schore, A. (2001). The effects of a secure attachment relationship on right brain development, affect regulation, and infant mental health. *Infant Mental Health Journal, 22*, 7-66.

Siegel, D. J. (1999). *The developing mind: Toward a neurobiology of interpersonal experience.* New York: Guilford Press.

Slade, A. (1999). Attachment theory and research: Implications for the theory and practice of individual psychotherapy with adults. In J. Cassidy & P. R. Shaver (Eds.), *Handbook of attachment: Theory, research and clinical applications* (pp. 575-594). New York: Guilford.

Steele, K., Dorahy, M., Van der Hart, O., & Nijenhuis, E. R. S. (2009). Dissociation versus alterations in consciousness: Related but different concepts. In P. F. Dell & J. A. O'Neil (Eds.), *Dissociation and the dissociative disorders: DSM-V and beyond* (pp. 155-170). New York: Routledge.

Steele, K., & Van der Hart, O. (2009). Treating dissociation. In C. A. Courtois & J. D. Ford (Eds.), *Treating complex traumatic stress disorders* (pp. 145-165). New York: Guilford Press.

Steele, K., Van der Hart, O., & Nijenhuis, E. R. S. (2001). Dependency in the treatment of complex posttraumatic stress disorder and dissociative disorders. *Journal of Trauma and Dissociation, 2*(4), 79-116.

Steele, K., Van der Hart, O., & Nijenhuis, E. R. S. (2005). Phase-oriented treatment of structural dissociation in complex traumatization: Overcoming trauma-related phobias. *Journal of Trauma and Dissociation, 6*(3), 11-53.

Steinberg, M. (1994). *Structured clinical interview for DSM-IV dissociative disorders, revised*. Washington, DC: American Psychiatric Press.

Steinberg, M. (1995). *Handbook for the assessment of dissociation: A clinical guide*. Washington, DC: American Psychiatric Press.

Tomkins, S. S. (1963). *Affect/imagery/consciousness: Vol. 2. The negative affects*. New York: Springer.

Tracy, J. L., Robins, R. W., & Tangney, J. P. (Eds.). (2007). *The self-conscious emotions: Theory and research*. New York: Guilford Press.

Van Derbur, M. (2004). *Miss America by day: Lessons learned from ultimate betrayals and unconditional love*. Denver, CO: Oak Hill Ridge Press.

Van der Hart, O. (2009, November). *Haunted and harassed: Perception, memory, and decision-making in the dissociative patient: The 2009 Pierre Janet Memorial Lecture*. Paper presented at the International Society for the Study of Trauma and Dissociation 26th Annual Conference, Washington, DC.

Van der Hart, O., & Boon, S. (1997). Treatment strategies for complex dissociative disorders: Two Dutch case examples. *Dissociation, 10*, 157-165.

Van der Hart, O., Boon, S., Friedman, B., & Mierop, V. (1992). De reactivering van traumatische herinneringen. *Dth, 12*(1), 12-55.

Van der Hart, O., Steele, K., Boon, S., & Brown, P. (1993). The treatment of traumatic memories: Synthesis, realization, and integration. *Dissociation, 6*(2/3), 162-180.

Van der Hart, O., Nijenhuis, E. R. S., & Solomon, R. (2010). Dissociation of the personality in complex trauma-related disorders and EMDR: Theoretical considerations. *Journal of EMDR Practice and Research, 4*, 76-92.

Van der Hart, O., Nijenhuis, E. R. S., & Steele, K. (2005). Dissociation: An under-recognized feature of complex PTSD. *Journal of Traumatic Stress, 18*, 413-424.

Van der Hart, O., Nijenhuis, E. R. S., & Steele, K. (2006). *The haunted self: Structural dissociation and the treatment of chronic traumatization*. New York/London: Norton.

Van der Hart, O., & Steele, K. (1997). Time distortions in dissociative identity disorder: Janetian concepts and treatment. *Dissociation, 10*, 91-103.

Van der Hart, O., Van der Kolk, B. A., & Boon, S. (1998). Treatment of dissociative disorders. In J. D. Bremner & C. R. Marmar (Eds.), *Trauma, memory, and dissociation* (pp. 253-283). Washington, DC: American Psychiatric Press.

Van der Kolk, B. A. (1996). The complexity of adaptation to trauma: Self-regulation, stimulus discrimination, and characterological development. In B. A. van der Kolk, A. C. McFarlane, & L. Weiseath (Eds.), *Traumatic stress: The effects of overwhelming experience on mind, body, and society* (pp. 182-213). New York: Guilford Press.

Vanderlinden, J., & Vandereycken, W. (1997). *Trauma, dissociation, and impulse control in eating disorders*. Bristol, PA: Brunner/Mazel.

Vermilyea, E. G. (2007). *Growing beyond survival: A self-help toolkit for managing traumatic stress*. Baltimore, MD: Sidran Press.

Waller, N. G., Putnam, F. W., & Carlson, E. B. (1996). Types of dissociation and dissociative types: A taxonomic analysis of dissociative experiences. *Psychological Methods, 1*, 300-321.

Westen, D., Novotny, C. M., & Thompson-Brenner, H. (2004). The empirical status of empirically supported psychotherapies: Assumptions, findings and reporting in controlled clinical trials. *Psychological Bulletin, 130*, 631-663.

Williams, M. B., & Poijula, S. (2002). *The PTSD workbook: Simple, effective techniques for overcoming" posttraumatic stress symptoms*. Oakland, CA: New Harbinger Publications.

Wolfsdorf, B. A., & Zlotnick, C. (2001). Affect management in group therapy for women with posttraumatic stress disorder and histories of childhood sexual abuse. *Journal of Clinical Psychology, 57*, 169-181.

World Health Organization. (1992). *The ICD-10 classification of mental and behavioural disorders*. Geneva: Author.

Wright, P. (1974). The harassed decision maker: Time pressures, distractions, and the use of evidence. *Journal of Applied Psychology, 59*, 555-561.

Zlotnick, C., Shea, T. M., Rosen, K., Simpson, E., Mulrenin, K., Begin, A., et al. (1997). An affect-management group for survivors of sexual abuse with PTSD. *Journal of Traumatic Stress, 10*, 425-436.